国家重点研发计划：老年常见临床问题防控技术综合示范研究（编号：2020YFC2008900）

老年常见疾病园艺治疗

LAONIAN CHANGJIAN JIBING YUANYI ZHILIAO

主　编　王　亮　李树华　朱　平

副主编　王天天　程代玉　谢金凤　周　辉　李春霖
涂　玲　陶　笙　郭玉松

顾　问　邱贵兴　潘长玉　陶天遵　谭映军　邢小平

编　者（以姓氏笔画为序）
丁晓磊　于　龙　马金奎　王　芳　王　蕾
王亚真　王曙霞　尹香君　叶妱阳　巩　珍
朱冰冰　朱怀真　刘　莹　刘　雪　齐秦甲子
汤玉萌　孙　杨　孙　沛　孙　晶　纪冉冉
苏　轮　苏心悦　李　蕊　李妍妍　李树华
李新英　肖　军　肖　漓　吴亚娟　吴国辉
张　丽　张　明　张　燕　张　璐　张子旋
张金花　陈文文　陈叶姿　陈亚育　陈鹏卉
范永霞　林松栩　林晨涛　罗展鹏　郑媛媛
孟晓云　胡　超　侯艳红　晁文静　徐　峰
郭　聪　浦云蓉　诸禹圻　黄光红　黄诺涛
黄靖雅　曹海虹　戚贵舒　戚晓慧　龚文平
彭　聪　韩　悦　程　鹏　程代玉　程志洋
谢　涵　谢金凤　翟武杰　颜　倩　魏　滕
魏艳荣

河南科学技术出版社
· 郑州 ·

内容提要

园艺治疗是老年疾病的一种辅助性治疗方法，在许多发达国家的老龄医疗服务机构已盛行多年，而在我国，老年医学科起步晚，开展园艺治疗还是一项创新性的工作。本书主编团队结合近年开展园艺治疗的方法和经验编写此书，内容涵盖老年医学和园艺治疗的发展，老年医学科常见心血管、呼吸、消化、神经、内分泌、风湿免疫系统等25种慢性疾病的病因分析、诊断、治疗，重点讲解园艺治疗在辅助患者治疗康复过程中的实施方案，旨在为从事老年慢性病治疗工作者提供切实可行的园艺辅助治疗方法。本书通俗易懂，便于学习和掌握，适合老年医学科、社区及养老机构医护人员使用参考。

图书在版编目（CIP）数据

老年常见疾病园艺治疗/王亮，李树华，朱平主编．—郑州：河南科学技术出版社，2024.1

ISBN 978-7-5725-1302-2

Ⅰ.①老… Ⅱ.①王… ②李… ③朱… Ⅲ.①园艺-辅助疗法 Ⅳ.①R459.9

中国国家版本馆CIP数据核字（2023）第171572号

出版发行： 河南科学技术出版社
北京名医世纪文化传媒有限公司
地址：北京市丰台区万丰路316号万开基地B座115室　　邮编：100161
电话：010-63863186　010-63863168

策划编辑： 张利峰
责任编辑： 张利峰　郭春喜
责任审读： 周晓洲
责任校对： 龚利霞
封面设计： 龙　岩
版式设计： 崔刚工作室
责任印制： 程晋荣
印　　刷： 河南瑞之光印刷股份有限公司
经　　销： 全国新华书店、医学书店、网店
开　　本： 787 mm×1092 mm　1/16　　**印张：** 11　　**字数：** 251千字
版　　次： 2024年1月第1版　　2024年1月第1次印刷
定　　价： 88.00元

前 言

随着我国人口老龄化，老年人群慢性疾病、亚健康等成为越来越严重的社会问题，获得身心的疗愈已成为人们的一种渴望，人们往往会选择通过亲近自然的方式达到这种目的。

许多发达国家的卫生医疗机构，从医院到养老院开展园艺治疗，利用园艺活动作为治疗患者的一种手段。多种研究发现，园艺疗法不仅能够增强患者的免疫力，也能唤起记忆力，对老年慢性病患者身心健康具有很大的帮助作用。

园艺治疗作为一种辅助性的治疗方法，借由实际接触和运用园艺材料，通过维护、美化盆栽或庭园植物，接触自然环境而纾解压力与复健心灵。园艺活动具有较强的自主性，可以充分发挥参与者的想象力，拓展创意空间。通过肢体活动和观赏植物给人的五感刺激（视觉、嗅觉、听觉、味觉、触觉），让参与者感受到植物对人体身心健康的积极作用，深化对生命的理解，用植物的生命影响人的生命。老年医学与园艺疗法的结合，是解放军总医院第八医学中心老年医学科在老年慢性病疗愈方面的创新性探索。作为日常疾病诊疗的一种辅助治疗模式，园艺疗法将融合东方与植物文化睿智，进一步提高老年患者的康复能力，对治疗效果起到积极作用，促进老年患者的身心康复，创新老年科打造“骨内外科一体化，手术康复一体化，中西医一体化，医护患一体化，医学与人文一体化，医学与自然一体化，医学与科技一体化，医学与艺术一体化”，开创老年医学学科建设的新局面。

我国的园艺治疗起步较晚，但近年来发展较快，取得了长足的进步。解放军总医院第八医学中心老年医学科与清华大学建筑学院管理学系李树华教授团队自 2021 年 7 月开始共同在医院病房开展园艺治疗，得到八中心军地住院患者的赞赏及好评。我们结合这两年开展园艺治疗的实践活动，总结了老年常见病以西医为主体的医疗加园艺疗法为补充的综合治疗康复方法，编成首部《老年常见疾病园艺治疗》一书。希望本书对推广园艺治疗在老年医学科常见慢性疾病中的应用起到促进作用。

王 亮

2023 年 5 月

目 录

第 1 章　老年医学现状与进展

老年医学是为老年人提供生理、功能、心理和社会等全方位的医疗保健服务，提升治疗的全面性和完整性。诊治患者以高龄老人居多，往往患有多种慢性疾病，且服用多种药物。要求医师不仅需要实时更新多学科知识，还需要具备良好沟通能力、团队协作能力、人文关怀能力，以应对老年人全人照护服务需求的长期性、多样性和复杂性。解放军总医院第八医学中心（老年医学科）将原干部科和创新骨内科交叉融合形成以老年多系统慢性病和骨病非手术诊疗全程一体化的综合管理学科。专家团队涉及多学科多领域，包括心血管、骨科、呼吸、内分泌、风湿、骨内科、血液、中医、康复、营养、心理等。其诊疗模式从“以疾病为中心”转向“以患者为中心”，从慢性病治疗模式转向失能预防模式，不以治愈疾病为主要目标，而是为老年人提供全面的治疗和护理，尽可能维持或改善老年人的身体功能，维护心理健康，提高自理能力和生活质量。

老年医学科住院患者有以下特点。

1. 住院患者多高龄，平均年龄 80 岁以上。

2. 住院患者患多种疾病，入院诊断不局限于一个科室，涉及多学科多专业，住院医师书写病历复杂。

3. 老年患者用药种类繁多，涉及多系统多器官用药，要求医师掌握知识全面，迫切需要药师参与。

4. 老年患者多伴理解力、听力下降，老年痴呆等，交流困难。

5. 需要耐心和较强沟通能力，积极与家属、陪护沟通。

6. 住院老年卧床患者多、失能残疾多，易合并各种感染（特别是院内感染，一旦感染，病情重，抗生素级别高），还有血栓、压疮等。

7. 一级护理、病危、病重、临终患者多。

8. 意外状况多，值班医师和护士辛苦。

9. 护理工作量大，操作多，涉及气管切开患者护理，卧床患者护理多，鼻饲、吸痰、导尿多。

10. 老年营养不良、抑郁、焦虑、失眠、便秘、尿频等情况非常普遍。

11. 老年患者意外情况多，患者多合并认知障碍，自行拔出尿管导致尿道损伤、尿道出血，自行拔出胃管、输液器，夜里自己上厕所跌倒导致骨折，甚至跌倒脑出血死亡。老年科床单、被罩也比别的科用量大，各种意外情况都会发生，医护值夜班辛苦忙碌。

12. 老年患者及家属面对生命终点时的痛苦和焦虑，也需要医护特别关注。

13. 老年患者孤独、寂寞等心理问题非常普遍。

作为老年医学科医护人员，需要具备爱心、慈悲心、进取心、事业心等，需要具备人文情怀、奉献精神、艺术修养、创新精神等，需要多维度、全角度、全方位面对疾病的能力，从多种疾病诊治、危重患者救治，到预防、健康教育、中医、康复、护理、照护、营养、运动、心理等，需要深刻理解生命与死亡。总之，面对老年医学等于面对生命的终极课题，老年医学是哲学，老年医学也是艺术。

老年医学科诊治的高龄老人往往患有多种疾病，服用多种药物。很多传统医学领域高科技诊断治疗手段不适用于老年科患者，如各种手术、胃镜、肠镜、气管镜、机器人手术等，高龄老人多不能耐受，不能实施。同时，老年人多伴有或多或少的心理问题，抑郁、焦虑、失眠等。老年医学领域基础及临床专家应致力于探索高龄患者的新业务、新技术，创新研发针对高龄患者的诊断及治疗模式。

老年医学科坚持整合、融合理念，将人作为一个整体，而不是分解成各个器官和系统来看待，追求对老年患者的整体疗愈，创新性探索"绿色医学"(园艺治疗等)在老年多种慢性病方面的影响，融合中、西文化，融合"白色医学"和"绿色医学"，探索自然环境与老年慢性病疗愈的关系。

老年医学科近年来开展园艺治疗，是通过植物、植物的生长环境及与植物相关的各种活动，维持和恢复患者身体与精神功能，提高生活质量的有效治疗方法。强调完整的治疗即从内在因素到外在因素进行全面考虑，强调人体本身的自愈能力，运用人体与生俱来的免疫力维护或恢复健康；强调良好的医患关系，医者具有同情心、医德，而患者也有同理心、病德，两者是同一战线上的同盟。

园艺治疗采集患者的健康信息，分析、评估健康状况，并选择园艺疗法、心理学及康复医学等手段，分析老年性疾病、精神性疾病及慢性病等人群的身心健康状况和行为特征，运用芳香花卉、药用植物及其他花草树木等刺激患者的嗅觉、味觉和视觉等感官，进行心理、生理和精神等康养服务；运用花卉、盆景、园艺、冥想等操作疗法，进行生理、心理、认知、社交等方面的疗愈服务，为老年患者提供园艺绿色服务。

老年医学科三要素：第一要素为医学科学；第二要素为人文科学；第三要素为爱与陪伴。园艺治疗、人文科学和爱与陪伴给老年医学注入新的活力，让老年医学事业的明天更美好。

（王　亮）

第 2 章　园艺治疗的现状和进展

园艺疗法(horticulture therapy,园艺治疗)是一种辅助性的治疗方法,借由实际接触和运用园艺材料,维护美化植物或盆栽和庭园,接触自然环境而纾解压力与复健心灵。园艺疗法可运用在医疗和康复医学方面,如老年病医院、老年医学科、养老院、社区或家庭。

国外许多发达国家的卫生医疗机构,从医院到养老院开展"园艺治疗",利用园艺活动来作为治疗患者的一种手段。多项研究发现,"园艺疗法"对老年慢性病患者身心健康具有很大的帮助作用。

早在 1699 年,一位叫李那托·麦加的人就在《英国庭园》中对园艺的治疗效果记述道:在闲暇时,您不妨在庭园中挖挖坑,静坐一会儿,拔拔草,这会使您永葆身心健康,这样的好方法除此之外别无他途。1792 年,精神病医院约克收容所致力于利用自然力量进行治疗作为治疗的一环,他们还对患者导入了同兔、鸡玩耍及庭园管理的方法。19 世纪初,北苏格兰的精神科医师让一患者在自己的农场进行劳动后大大提高了治疗效果;19 世纪中叶的精神病院中通过种植花木使患者病情得以减轻或完全治愈。

"园艺疗法"在美国卫生医疗机构日趋流行,各机构实施这些方案的费用各不相同。一些医院花大笔钱专门建立了功能齐全的花园,而一些医院只是花钱为患者购买盆栽土壤、种子及聘请一些有创意的志愿者。埃尔姆赫斯纪念医院(Elmhurst Memorial Healthcare)位于美国伊利诺伊州东北部城市埃尔姆赫斯特,这家医院从 2009 年开始给康复患者提供"园艺疗法"。园艺活动像水耕种植(无土栽培)等被列入治疗计划中,每周为患者提供两次这样的活动。位于加利福尼亚州纳帕谷(Napa)的纳帕谷医院(Napa Valley Hospice)为体弱患者和老年患者提供每周一次的"园艺疗法"。这些患者能够在医院户外进行种植、除草、修剪花草等活动。据该医院的治疗方案协调员安妮·麦克明(Anne McMinn)介绍,这些活动不仅能够增强患者的身体力量和精力,也能够唤起记忆力,因为记忆在像花园这种"非威胁"性的地方更容易产生。位于北卡罗来纳州教堂山(Chapel Hill)的"橘郡强暴危机中心"(The Orange County Rape Crisis Center)为患者提供一种园艺治疗方案,以修剪植物来摆脱不良情绪,已经成为该医院团体治疗的一项重要组成部分。

俄勒冈州波特兰市的"莱加西医疗服务"(Legacy Health System)是一家非营利性机构,经营着五家医院,园艺疗法已经成为这五家医院不可或缺的保健医疗服务的一个组成部分。该机构园艺疗法始于 1991 年的"星期四花园俱乐部"计划,一项与老年痴呆症的患者家居护理有关的项目,让老年痴呆症的患者进行社会性的植物种植活动,如在花园或是在室内进行除草或者栽培植物。该机构园艺治疗方案协调员特雷西亚·哈森(Teresia Hazen)表示:"很快,我们清楚地发现:当他们在自然中忙碌时,患者的焦虑和神志恍惚减少了,注意力也集中了。"在"莱加西伊曼纽尔医疗中心(Legacy Emanuel Medical Center)",烧伤患者会定期到一个专门为他们设计的花园里面活动。花园的设计能够刺激患者的感觉，并提供一个舒适的环境。路径穿越一个“常年花园”，一个“芳香花园”和一个“喷泉花园”。路边提供有座位区和凉亭。“莱加西医疗服务”首席执行官乔治·布朗(George Brown)说：“大多数医院都有修剪整齐的灌木和地面，不同的是我们这里的花园已经成为治疗患者的空间的一部分，患者在这里进进出出。”

我国的园艺疗法起步较晚，但近年来发展较快，取得了长足的进步。2000 年，清华大学教授李树华首次系统介绍了园艺疗法的概念、历史、现状等，比较了英国、美国、日本三国园艺疗法的现状，归纳了园艺疗法在现代社会与人生活中对人们精神、社会、身体及技能等方面的功效，以及园艺疗法的手法与实施步骤。几年之后，李树华教授开展了园艺疗法的实践活动，以北京海淀区 40 位老年人为研究对象，测定试验前后，老年人心情、脉搏、血压，观察对老年人身心健康的影响。结果表明，园艺活动对老年人身心健康有一定的改善作用。目前我国已经在一些大学开设了园艺疗法方面的课程，园艺疗法在未来提高人们的生活品质、缓解生存压力、环境保护等方面具有重要的意义。

随着城市化快速发展，人们的生活方式、价值观越来越多样化，与此同时人口老龄化、亚健康等成为越来越严重的社会问题，获得身心的疗愈已成为人们的一种渴望，人们往往会选择通过亲近自然的方式达到这种目的。以西医为主体的现代医学称为白色医学，将园艺疗法称为绿色医学，绿色医学可以作为白色医学的补充，起到互补互促的作用，这将成为现代人的一种健康生活方式。

（李树华）

第3章 园艺治疗在老年医学康养方面的应用案例

2021年，是解放军总医院第八医学中心老年医学科不平凡的一年。在王亮主任的带领下，老年医学的创新之路迈开了新的步伐。从人文医学的理念出发，践行“有时治愈，常常帮助，总是安慰”的现代医学理念，用专业的医学知识结合老年患者的特点和需求，融入爱和陪伴的心灵呵护，向患者传递他们心中浓浓的情，深深的爱，助力老年患者的健康和幸福生活。

解放军总医院第八医学中心老年医学科的园艺治疗已持续开展近一年的时间，开展约20期，包含“花艺设计”“芳香疗法”“植物画活动”“压花”“植物书签制作”“花叙时光”“银为有你，三生有杏”“微景观”“元宵节花灯制作”“香薰蜡牌制作”“三八妇女节主题插花”等活动，颇受医患的欢迎。园艺治疗是通过唤醒五官六感的知觉感受，用心、眼、耳、鼻、口、身等身体器官，真实而自然地觉察环境，发现过去不曾或许久遗忘的美好感知。任何一种活动或体验，都会包含一个以上的感官知觉。通过融入、体验、共鸣、分享等过程，让患者获得身心的满足，增加信心，启发创意，具有健康促进效益和身心疗愈，缓解压力的效果。还可以和患者的主治医师进行个案目标讨论，以期达到园艺治疗的良好效果。在老年患者的康复过程中能够舒解压力、复健心灵，对健康人群和亚健康状态人群也有减轻压力、陶冶情操、提高生活品质的作用。

植物画活动

一叶知秋，用植物的叶子作画，在肢体活动的同时，激发参与者的创造力、想象力，提高专注力。同时伴有芳香体验，用嗅觉增强参与者的感知，唤起美好感受，用植物的香气传递能量，增强信心。

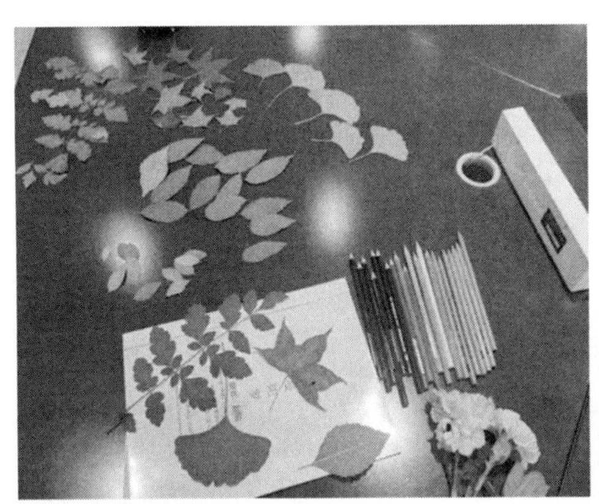

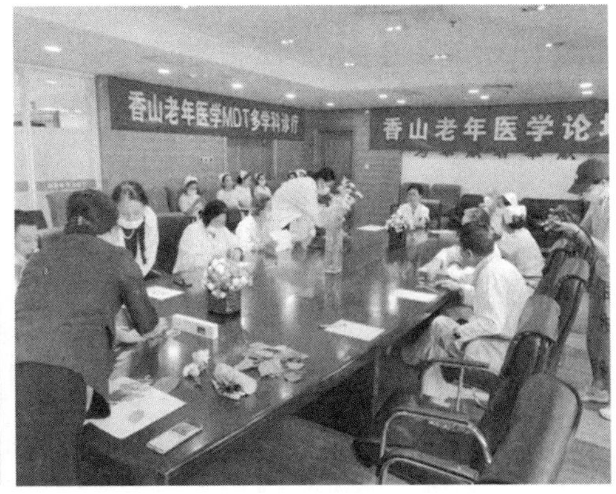

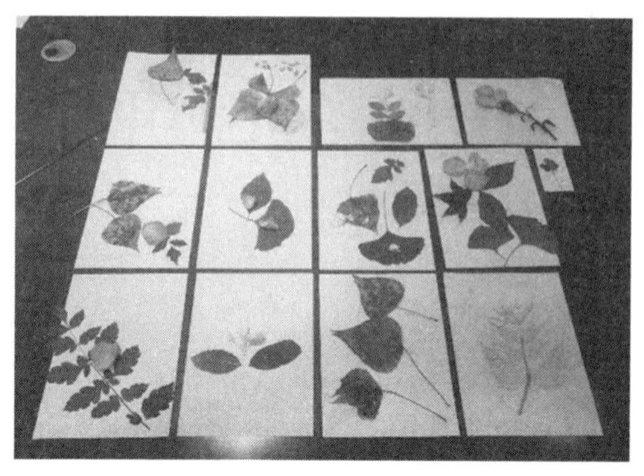

压花和植物书签制作活动

压花是园艺疗法中的常见活动，通过这一活动，可以引导参与者接近大自然，发现和留住生活中的美好，收藏生命的感动。植物书签也是园艺疗法的手工制作内容之一，用干花和永生花制作书签，新颖美好，有特别的意义。

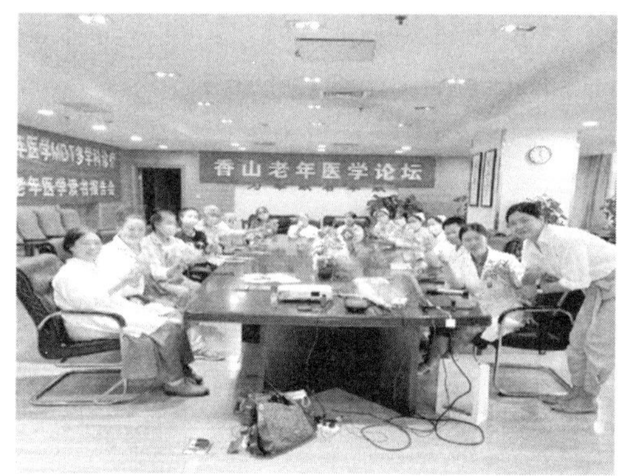

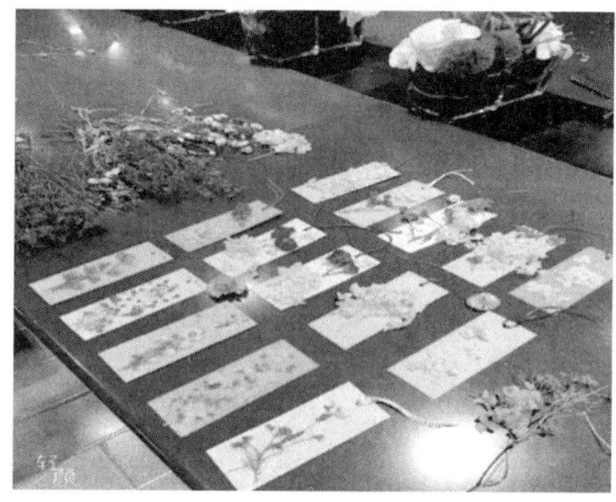

用银杏叶和永生花制作花束

以银杏、玫瑰为主题，是园艺疗法活动中的又一项手工制作内容，学习了银杏、玫瑰和花束的制作方法，参与者乐在其中，提升自我价值感和希望感。

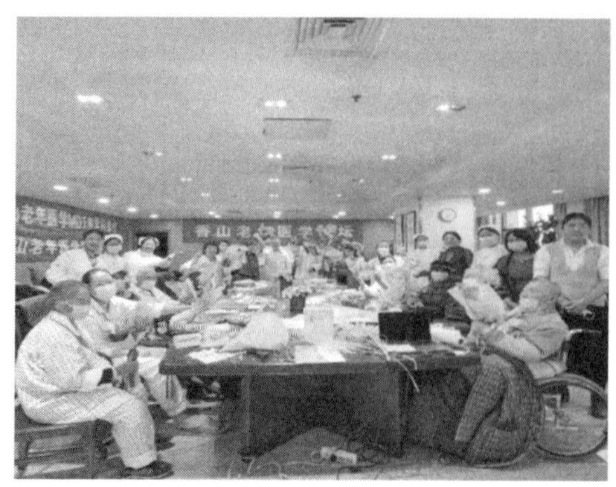

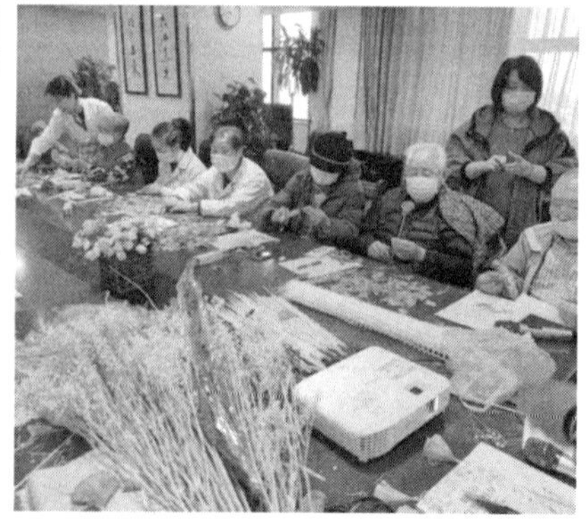

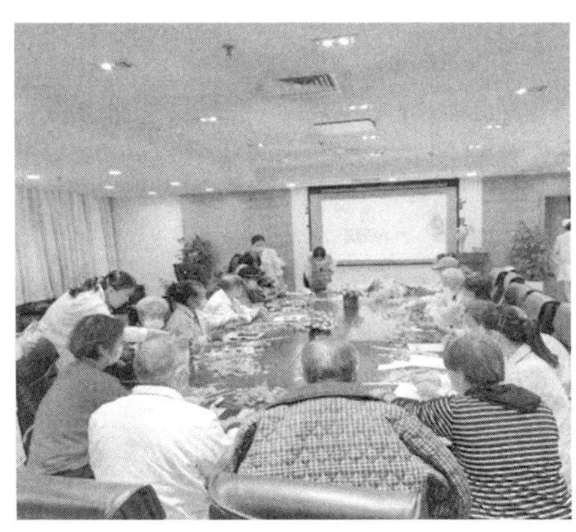

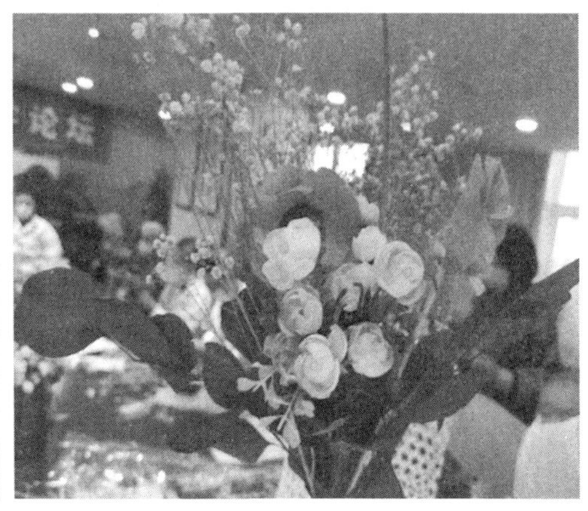

微景观

微景观是干花压花作品的另一种形式，在制作过程中参与者锻炼了思维和手指的灵活性，提高了审美和艺术水平，体会到园艺疗法让生活更美好。

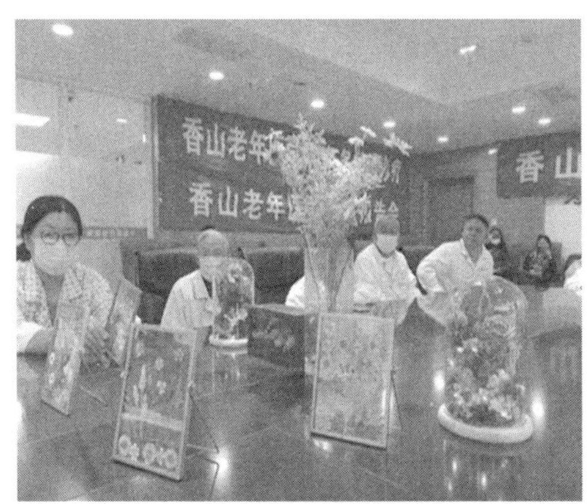

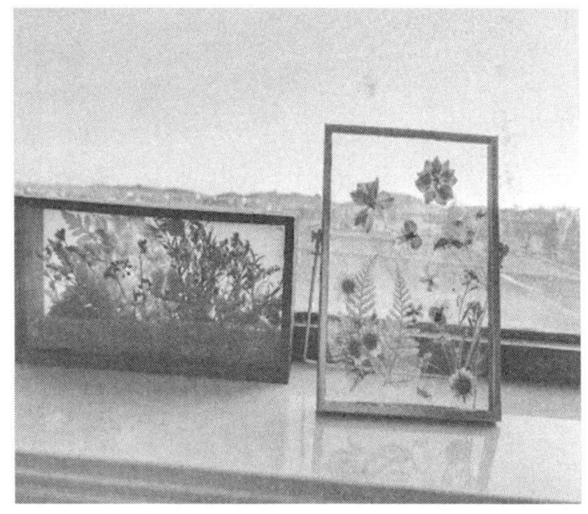

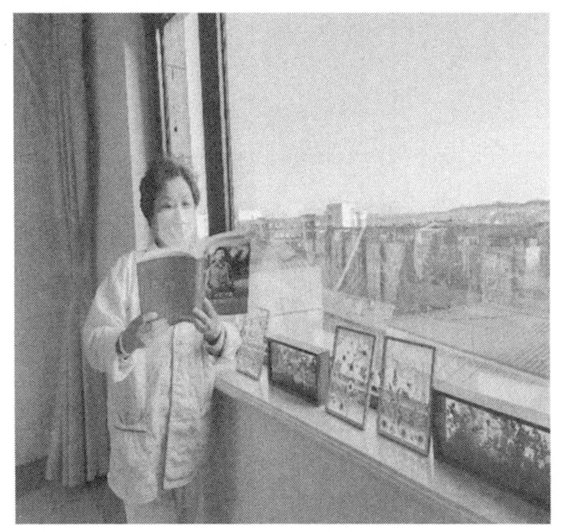

园艺主题的元宵节花灯制作活动

“花灯寄寓，凝万千心愿，祝山月常新”。将元宵节的赏灯文化与园艺活动结合，进行压花花灯制作并设计、制作灯谜签悬挂，以植物花卉为图案制作花灯，建立人与植物更多的联接方式，享受大自然带给人们的福祉，增添节日的喜庆气氛。

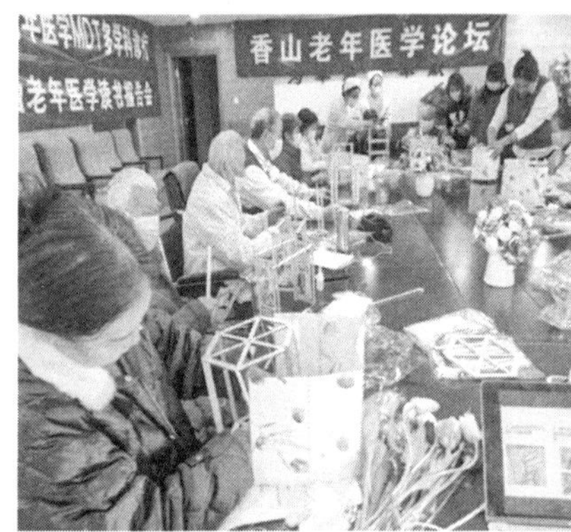

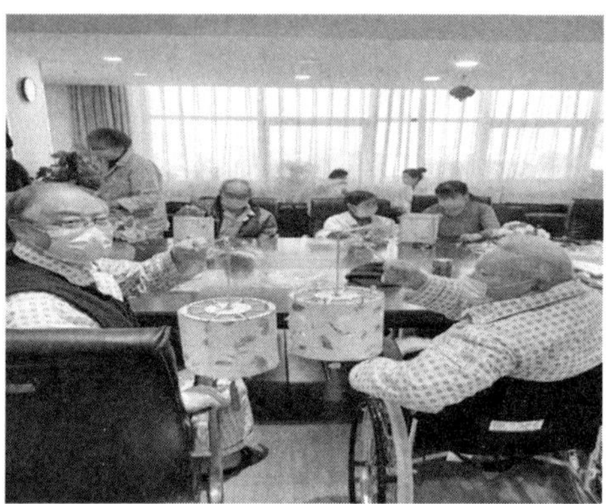

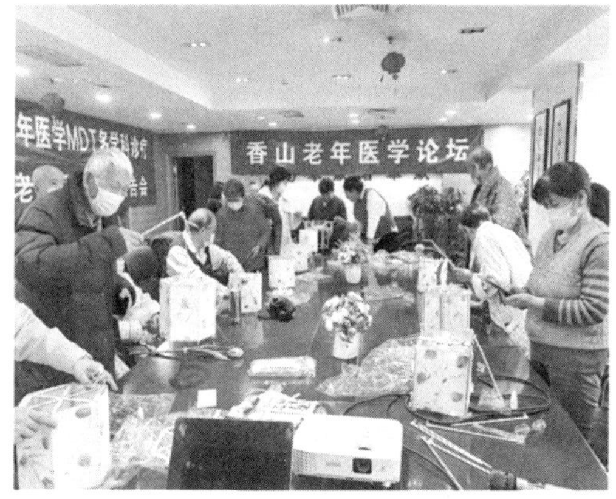

香薰蜡牌制作活动

“与你相遇，与你香遇”，在香气和美感中感受美好，疗愈身心，学习技艺，专注当下，缓解情绪，提高艺术审美能力。

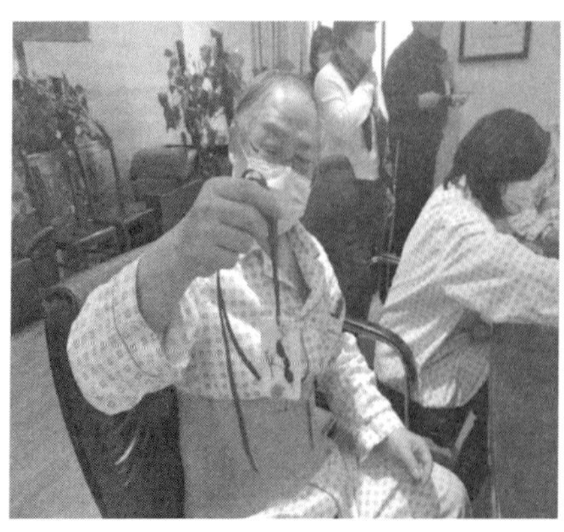

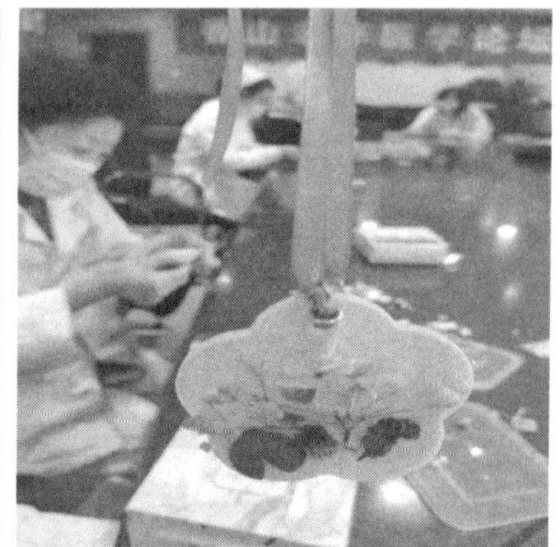

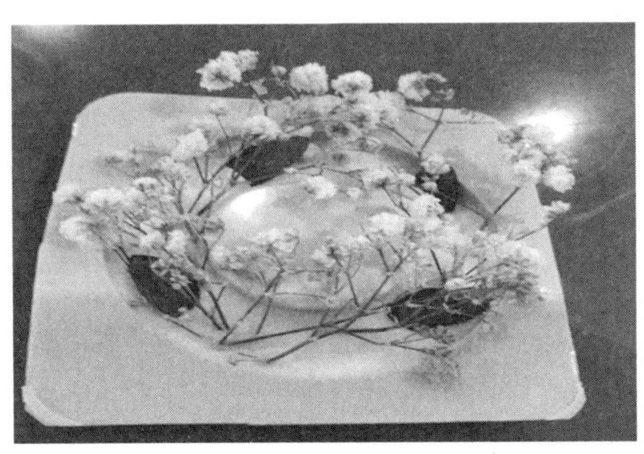

插花活动

所插的花材，或枝，或花，或叶，均不带根，只是植物体上的一部分，根据一定的构思来选材，遵循一定的创作法则，插成一个优美的形体（造型），借此表达一种主题，传递一种感情和情趣，使人看后赏心悦目，获得精神上的美感和愉快。打开视觉、嗅觉、触觉感知，加强人际交流，愉悦心情，疗愈身心，在鲜花的香气和自己的作品中享受自然之美、生活之美，提高参与者对生活品质的理解和认识。

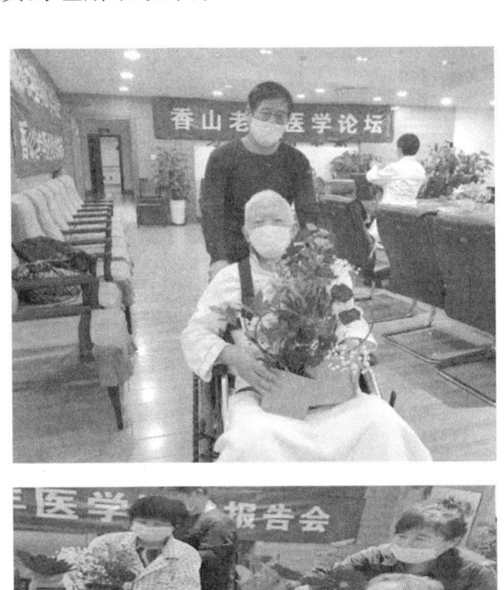

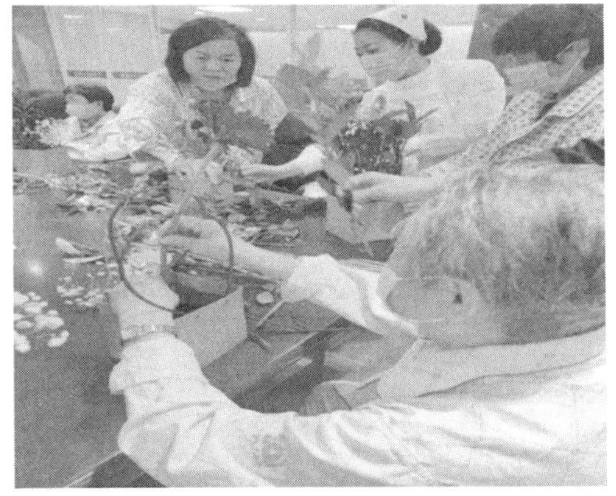

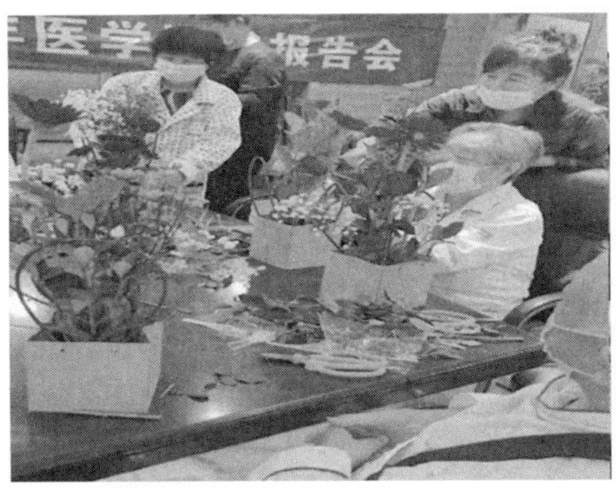

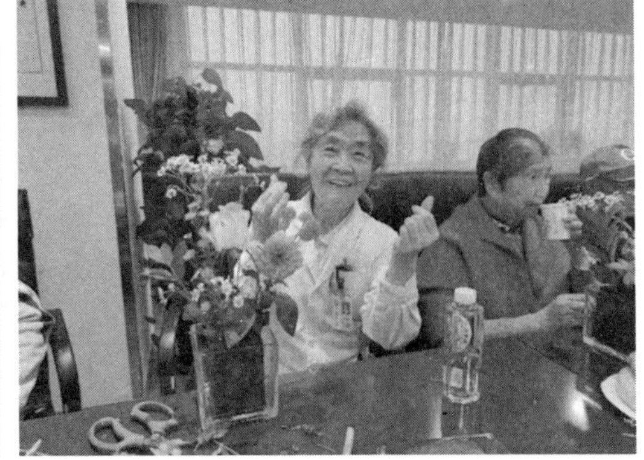

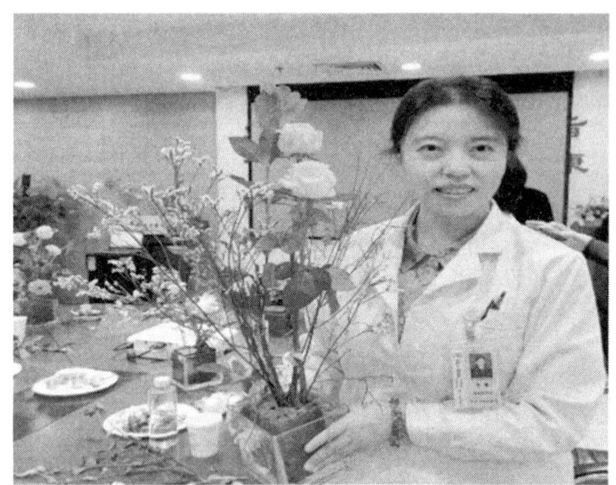

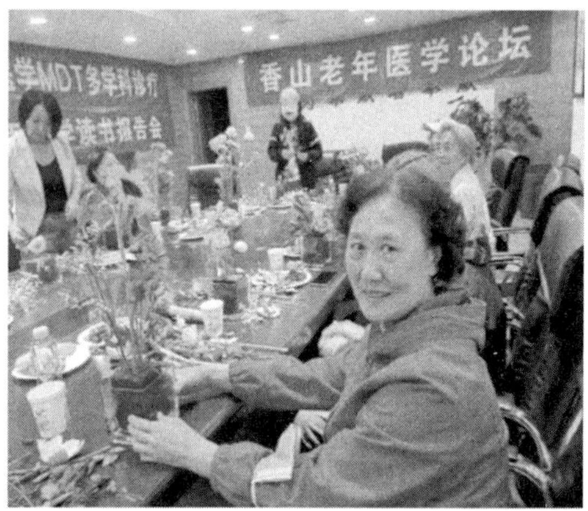

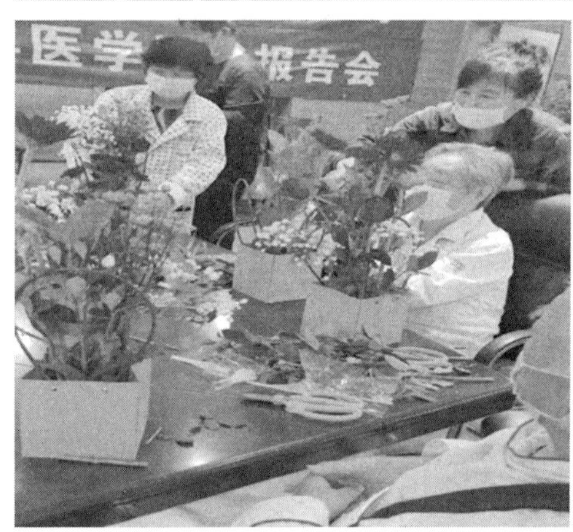

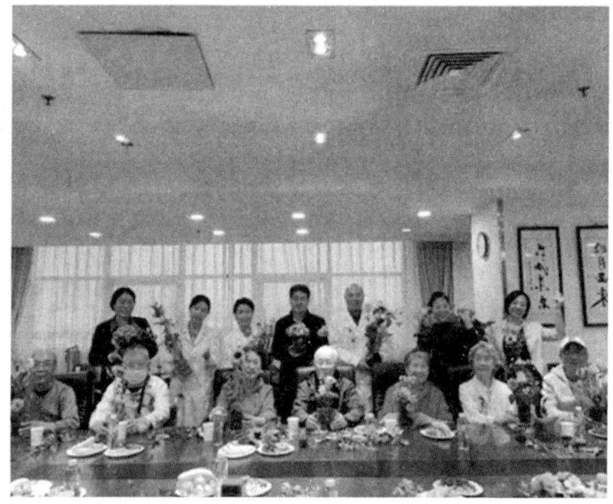

森林治疗活动

走进百望山森林公园，认识森林里的小花，留住树叶的痕迹，大自然是最好的医师。

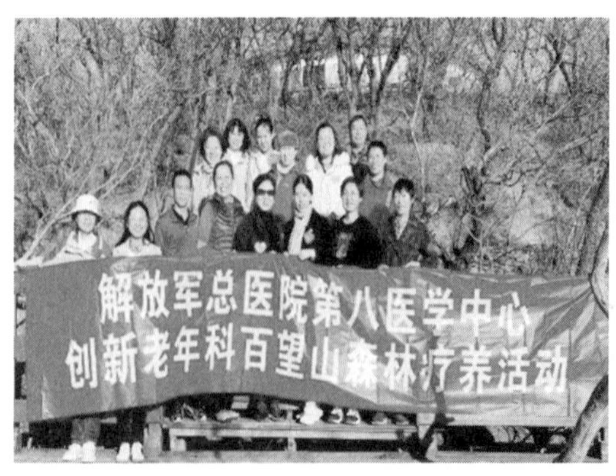

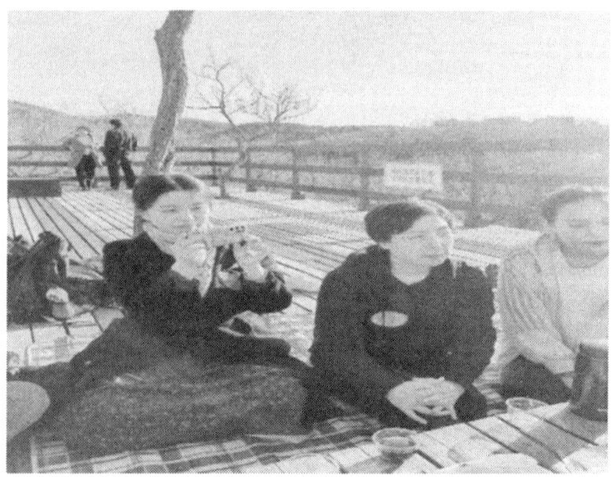

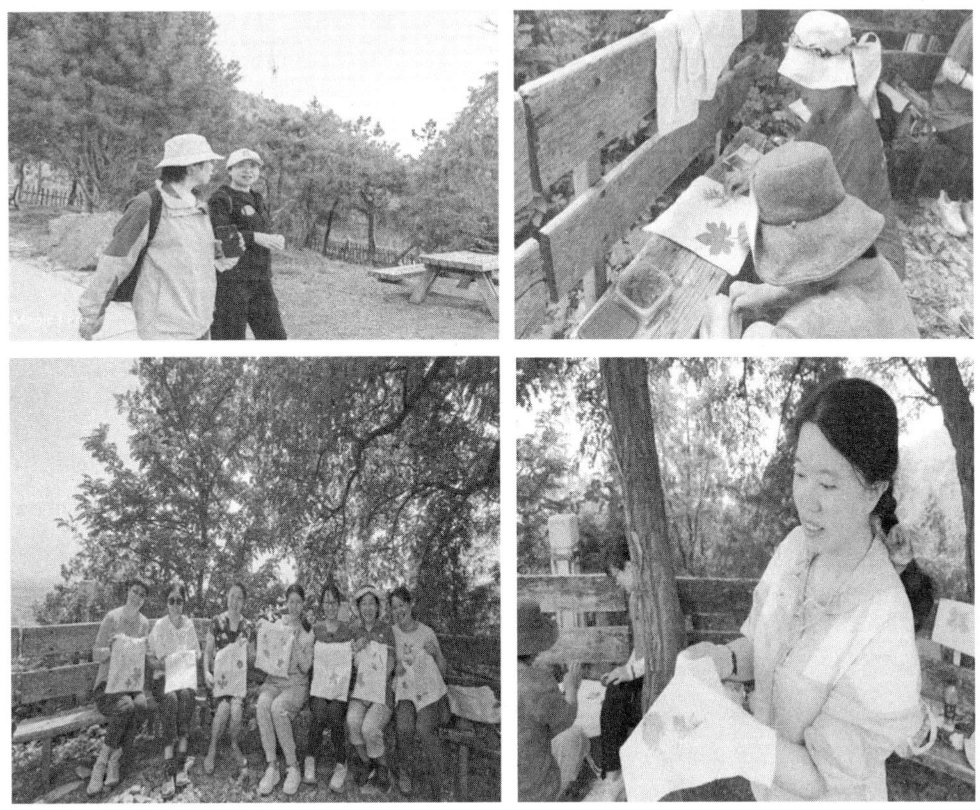

花草油画创作

老年医学科为患者精心准备了油画创作所需要的颜料、画板、调色板、画笔等材料。在油画的创作过程中，伴随着美妙的音乐，触动人的心灵，是人们彼此心灵沟通的溶化剂，也是我们解除疲劳、愉悦身心最好的方式之一，给生活增添色彩，使心灵得到净化，更让我们的生活充满阳光。

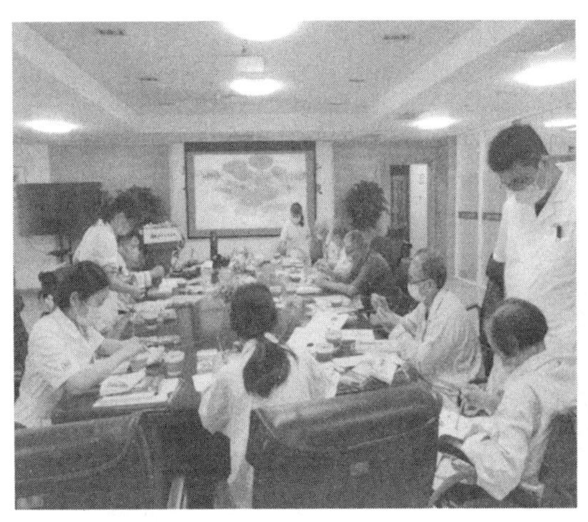

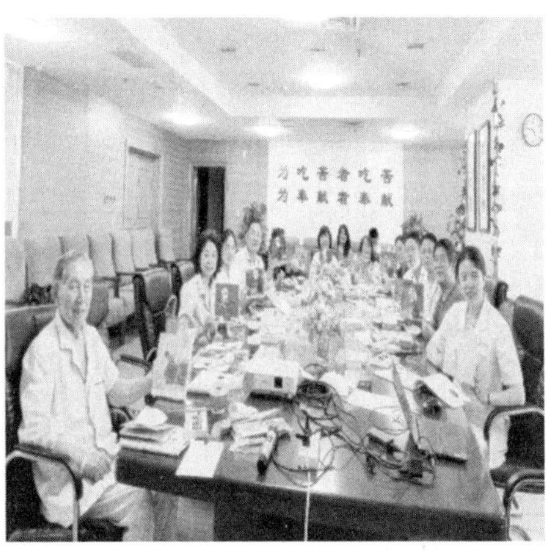

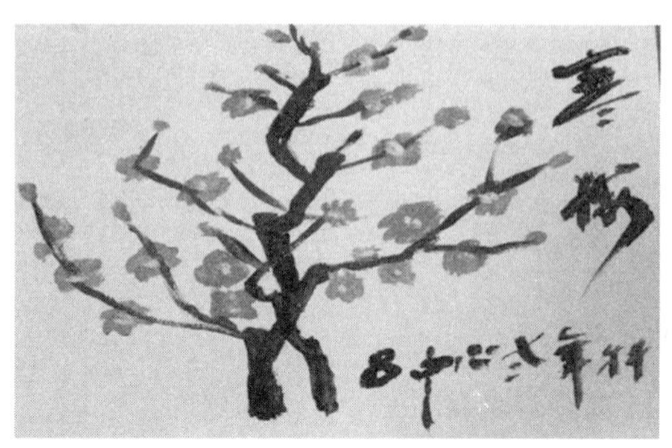

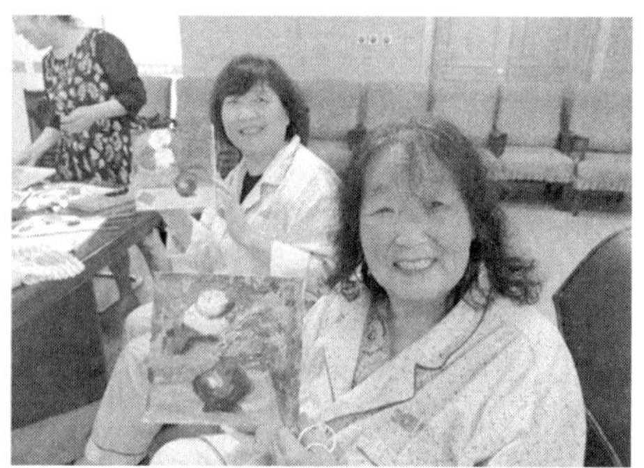

书法创作

老年医学科为患者准备书法创作所需要的笔墨纸砚等工具，伴随着轻柔缓和的音乐，患者随心创作，在练习书法的过程中，可以修身养性、调心静气，陶冶情操。线条的粗细、曲直、墨痕的轻重坚柔、光润带色都能传达出作者内心的情感，是作者的个性风貌和精神意志的表现。

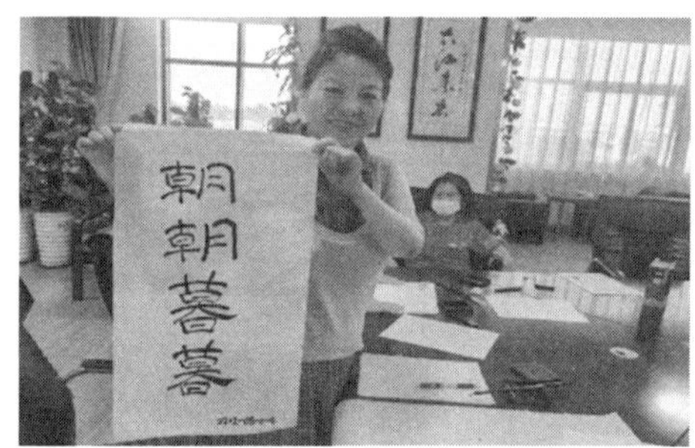

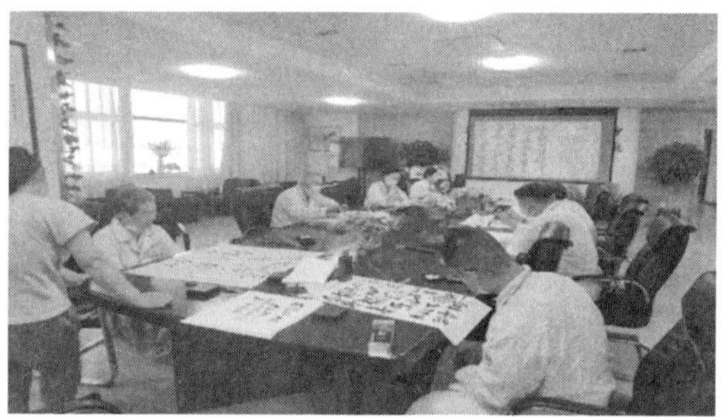

百草园园林康养活动

【进入园林，认识植物】主题游园会，第一次和清华园林老师一起带着老年科患者走进“百草园”，认识了最古老的白皮松、大叶松、“藕断丝连”的杜仲、“轻轻一碰就发抖”的紫薇、“鱼儿一吃就会醉过去”的醉鱼草，“古代女子扎秀发”的玉簪，“分成两半”的银杏叶，“像鸡爪一样”的鸡爪槭，当然，还有梵·高笔下的鸢尾花。中医文化长廊让我们阅览了各种中草药彩绘及药性，墙上青石板雕刻了阴阳五行，神农尝百草、黄帝内经，华佗、扁鹊、张仲景等古代医学典故。小桥流水、亭台楼阁、水流潺潺，诗情画意，带给我们住院患者一次难忘的心灵之旅。

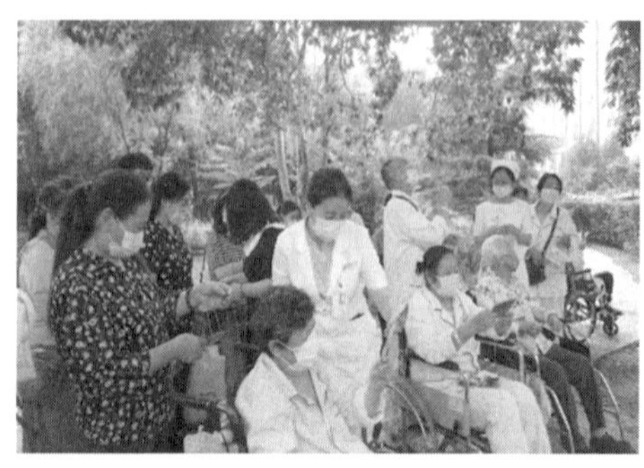

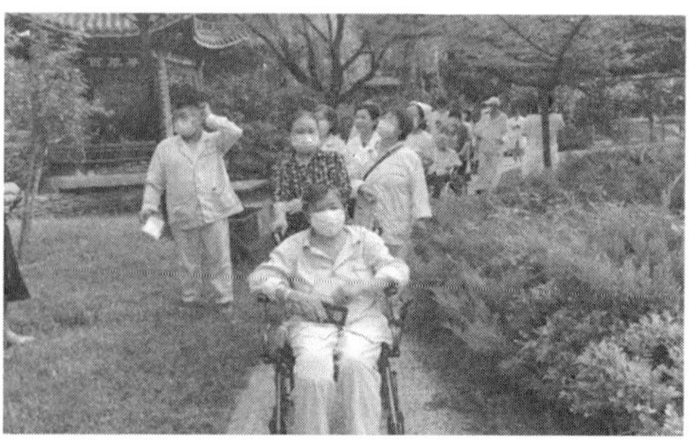

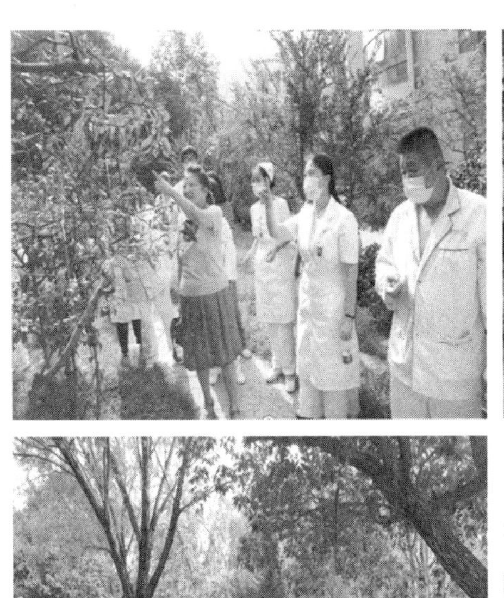

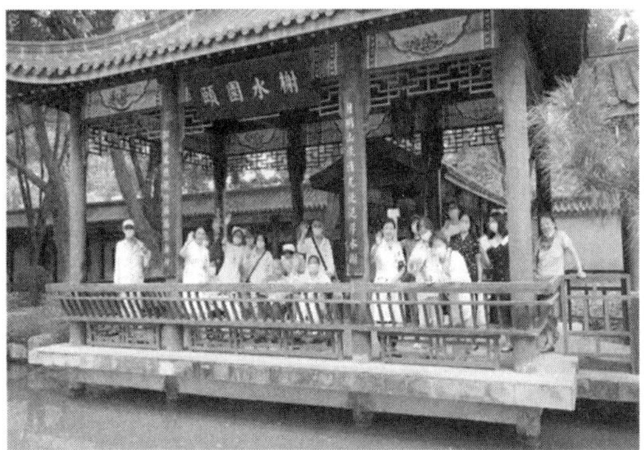

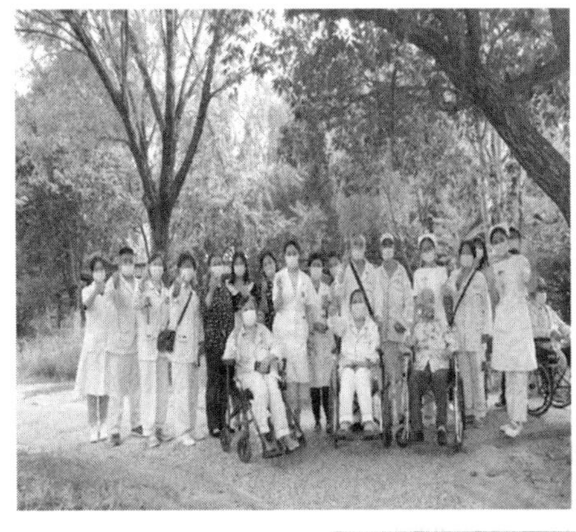

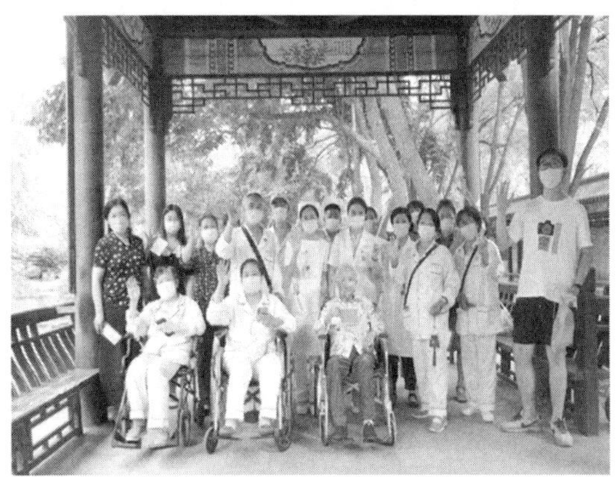

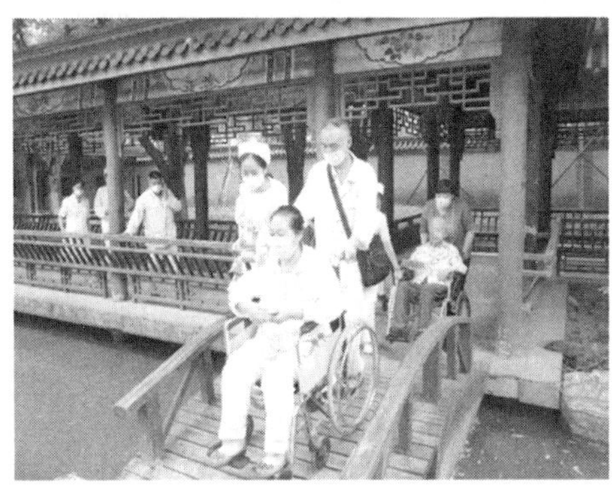

（王　亮　程代玉　谢金凤　郭　聪　纪冉冉）

第 4 章　心血管系统常见疾病园艺治疗方案

第一节　高 血 压

高血压是危害老年人健康的重要慢性疾病之一，发病率高达 50%～60%，且随年龄的增加其发病率有显著升高。值得注意的是，高血压对心、脑、肾血管的危害非常大，容易引发动脉硬化、冠心病、脑卒中、心力衰竭、肾衰竭等疾病，是老年人致残甚至致死的主要因素之一。高血压可在临床上分为原发性高血压和继发性高血压，其中前者是一种以血压升高为主要临床表现而病因尚未明确的独立疾病，占所有高血压患者的 90%以上；后者又称为症状性高血压，其病因明确，高血压仅是该种疾病的临床表现之一，血压可暂时性或持久性升高。因此，在本节中将重点讨论原发性高血压。

原发性高血压指的是在未使用高血压药物治疗的情况下，非同日 3 次测量，收缩压≥140 mmHg 和(或)舒张压≥90 mmHg，伴或不伴有心、脑、肾等器官功能损害的临床综合征，通常简称为高血压。

一、病因

原发性高血压是多因素，尤其是遗传和环境因素，共同作用的结果。

1. 遗传因素　原发性高血压有遗传学基础或伴有遗传生化异常。父母均有高血压，女子发病概率高达 46%，约 60%高血压患者有高血压家族史。

2. 环境因素

(1)膳食：高盐、大量饮酒、膳食中过多的饱和脂肪酸或脂肪酸与不饱和脂肪酸的比值较高均可使血压升高；而膳食中充足的钾、钙、优质蛋白可对抗血压的升高。

(2)精神应激：不同的经济条件、职业分工及各种负性事件与高血压的发生有关。人在长时间精神紧张、压力、焦虑或长期噪声环境、视觉刺激下均可导致血压升高。

(3)吸烟：可使交感神经末梢释放去甲肾上腺素增加而使血压升高，同时可以通过氧化应激损害一氧化氮介导的血管收缩引起血压增高。

(4)其他因素：超重和肥胖是血压升高的重要危险因素。一般采用 BMI 衡量超重和肥胖程度，BMI＝体重(kg)/[身高(m)]^2，成年人 18～23.9 kg/m^2 为正常范围，BMI 指数＞ 24 kg/m^2 者高血压患病风险高于正常人。

二、发病机制

1. 神经机制　各种原因引起大脑皮质下神经中枢功能发生变化，去甲肾上腺素、肾上腺素、多巴胺、血管升压素、脑啡肽和肾素-血管紧张素系统等神经递质的清除、灭活能力随着年龄增加而减弱，且其活性异常，最终使交感神经系统活性亢进，血浆儿茶酚胺浓度升高，阻力小动脉收缩增强，从而导致血压升高。

2. 肾机制　老年人随着年龄增加，有效肾单位逐渐下降，引起肾性水钠潴留，增加心排血量，通过全身血流自身调节使外周血管阻力和血压升高。

3. 血管机制　各种原因的日积月累可引起大小动脉结构和功能的变化，如动脉内膜增厚、脂质浸润、炎性细胞浸润、钙盐沉积、中层弹性纤维丧失等，从而导致动脉粥样硬化僵硬、弹性减低、舒张期顺应性下降，动脉越僵硬，心脏射血时遇到阻力越大，产生脉搏速度越快，收缩压就越高。血管弹性和顺应性下降会使收缩期储备能量减少，舒张期血流会减少，从而导致舒张期血压降低。因此，老年人多为收缩压增高明显，而舒张压增高不明显甚至会降低，从而导致脉压明显增大。同时老年人心脏瓣膜老化常引起主动脉瓣关闭不全，也会引起舒张压降低。

4. 胰岛素抵抗机制　老年人随着年龄增加，胰岛素抵抗逐渐加重，引起胰岛素高于正常水平，从而导致动脉血管硬化收缩从而引起血压升高。

5. 不良生活方式的影响　过多摄入食盐和脂肪，吸烟，饮酒，缺少运动等不良生活方式均会引起血压增高，且随年龄增大而增强。

三、分类和分级

1. 分类　按舒张压是否高分 2 类。

(1)单纯性收缩型高血压：收缩压≥140 mmHg，舒张压< 90 mmHg。

(2)混合型高血压：收缩压≥140 mmHg，舒张压≥90 mmHg。

2. 分级　按血压高低分 3 级。

1 级高血压：收缩压 140～159 mmHg 和(或)舒张压 90～99 mmHg 的患者。

2 级高血压：收缩压 160～179 mmHg 和(或)舒张压 100～109 mmHg 的患者。

3 级高血压：收缩压≥180 mmHg 和(或)舒张压≥110 mmHg 的患者。

四、临床表现

1. 症状

(1)肢体麻木：常见手指、足趾麻木或皮肤如蚁行感或项背肌肉紧张、酸痛。

(2)烦躁、心悸、失眠：性情多较急躁、遇事敏感，易激动。心悸、失眠较常见，失眠多为入睡困难或早醒、睡眠不实、噩梦多、易惊醒。注意力容易分散，近期记忆减退，常很难记住近期的事情，而对过去的事如童年时代的事情却记忆犹新。

(3)头痛：多为持续性钝痛或搏动性胀痛，甚至有炸裂样剧痛。常在早晨睡醒时发生、起床活动及饭后逐渐减轻。疼痛部位多在太阳穴和后脑勺。

(4)头晕：有些是一过性的，常在突然下蹲或起立时出现。有些是持续性的，头部有持续性的沉闷不适感。

(5)心脑肾等重要脏器功能障碍：急进型高血压和高血压危重症，多会在短期内发生严重的心、脑、肾等器官的损害和病变，如神志不清、抽搐、呕吐、卒中、心肌梗死、心力衰竭、肾衰竭等。

2. 特征

(1)老年人高血压多以收缩压增高为主,脉压>60 mmHg,血压波动较大:老年人大小血管动脉粥样硬化僵硬随增龄而加重,其弹性和顺应性随增龄而下降,从而导致年龄越大收缩压越高,舒张期血压越低,从而导致脉压就越大。老年人压力感受器敏感性降低,自我调控血压能力下降,血压波动大。动脉硬化是收缩压增高、脉压增大的重要原因。还与神经、内分泌和血管调节能力降低等有关。

(2)体位性低血压和餐后低血压:神经、内分泌和血管调节能力随增龄而降低,调控血压能力差,容易发生体位性低血压。除服用降压药外,同时服用治疗前列腺增生及帕金森药物也会影响血压,外加久坐进餐血液循环不畅,进食过饱胃肠淤血等更容易引起餐后低血压。

(3)合并慢性病多:高血压是动脉粥样硬化的主要危险因素之一,老年人高血压常伴动脉粥样硬化性疾病,如冠心病、外周血管病、脑卒中等,同时多伴有糖尿病、高脂血症、慢性阻塞性肺疾病、前列腺增生、关节炎、老年痴呆等。

(4)心力衰竭和肾衰竭:老年人常合并糖尿病、高脂血症,与高血压共同作用动脉内膜损伤、脂质沉积,动脉粥样硬化,从而容易导致冠心病、脑卒中、肾功能不全。且老年人脏器功能随增龄而下降,其代偿能力差,更容易发生心力衰竭和肾衰竭。

(5)服用药物种类多:容易相互影响。老年人病种多,合并用药多,多渠道配药多,慢性病多,常需要长期用药,容易相互影响,不良反应也会多。

(6)对治疗反应的个体差异较大:老年人脂肪组织增加,肌肉减少,体内水分减少,肝、肾、胃、肠功能下降,都会影响药物的吸收、转化、分布、代谢,从而会引起药物作用差异较大。

五、辅助检查

1. 基本项目　血生化(血钾、空腹血糖、血清总胆固醇、三酰甘油、高密度脂蛋白胆固醇、低密度脂蛋白胆固醇、尿酸和肌酐);全血细胞计数、血红蛋白和血细胞比容;尿液分析(尿蛋白、尿糖和尿沉渣镜检);心电图。

2. 推荐项目　24 小时动态血压监测、超声心动图、颈动脉超声、餐后 2 小时血糖、血同型半胱氨酸、尿白蛋白定量、尿蛋白定量、眼底、胸片、脉搏波传导速度及踝臂血压指数等。

3. 选择项目　对疑似继发性高血压的患者,根据需要可以选择以下检查项目:血浆肾素活性、血和尿醛固酮、血和尿皮质醇、血游离甲氧基肾上腺素及甲氧基去甲肾上腺素、血和尿儿茶酚胺、动脉造影、肾和肾上腺超声、CT 或 MRI、睡眠呼吸监测等。对有并发症的高血压患者,应进行相应的心、脑、肾功能检查。

六、诊断

在未使用降压药的情况下,在医院诊室采用经标准的汞柱式或电子血压计,测量安静休息坐位时上臂肱动脉部位血压,非同日测量 3 次,收缩压均≥140 mmHg 和(或)舒张压均≥90 mmHg,或在家自测血压收缩压均≥135 mmHg,舒张压均≥85 mmHg,可诊断为高血压。既往有高血压病史,目前正在服用降压药,且血压控制在正常范围内,也可诊断为高血压,但同时得注意是否合并继发性高血压。高血压主要针对患者的血压水平、心脑肾等靶器官受损程度及年龄等重要危险因素进行评估。

七、治疗

1. 治疗原则

(1)非药物治疗：适合于各型高血压患者，尤其是对 1 级高血压，如无糖尿病、靶器官损害者，即以此为主，它与药物治疗同等重要，包括合理膳食、减轻体重、运动、练气功、保持健康心理状态、戒烟等。

(2)降压药物治疗：原发性高血压诊断一旦确立，常需终身治疗。治疗宜使血压降至正常范围内。对于中青年患者，高血压合并糖尿病或肾病的患者，宜降至 130/85 mmHg 以下。当血压得到满意控制后可逐步减少降压药的剂量，但不可突然停药以免发生停药综合征。选择药物时要注意遵循个体化原则，既能有效控制血压，适宜长期治疗，又没有不良反应，不影响生活质量。主要药物有利尿药、受体阻滞药、钙通道阻滞药、血管紧张素转化酶抑制药、α 受体阻滞药、血管紧张素Ⅱ受体阻滞药及上述药物的复方制剂。

2. 降压目标　常规血压控制在 140/90 mmHg 以下。高龄老人控制在 150/90 mmHg 以下(年龄＞80 岁为高龄)。合并糖尿病和心衰的患者血压控制在 130/80 mmHg 以下，不建议低于 120/60 mmHg。机体许多脏器的供血需要血压的支持，血压不是越低越好，特别是舒张压不宜低于 60 mmHg，因为血压过低会引起脏器缺血。

3. 健康生活方式　适量补充蛋白质，减少脂肪(＜25 g/d)和钠盐的摄入(＜6 g/d)，适当运动，充足睡眠，良好乐观心态等有利于防治高血压。

4. 健康知识教育　提高健康的意识，坚持科学治疗高血压的依从性，夯实三级防治。

(1)第一级：健康促进、远离疾病(未病先防)。

(2)第二级：早发现、早治疗(既病防变)。

(3)第三级：康复与防止复发(病后防复)。

5. 合理使用降压药　老年人多主张联合多种类型降压药，既能增强降压效果又能减少不良反应。药物的使用应遵循四项原则，即小剂量开始，优先选择长效制剂，联合用药及个体化。

(1)降压药物种类

①利尿药：适用于轻、中度高血压，对单纯收缩压高血压、合并肥胖或者糖尿病、更年期女性、合并心力衰竭、老年人高血压等具有较强的降压效果。代表药物有氢氯噻嗪、氨苯蝶啶等。降压起效较为平稳，持续时间较长，作用较为持久，主要通过排钠，减少细胞外容量，降低外周血管压力。

②β 受体阻滞药：适用于不同程度的高血压患者，对心率较快的中、青年或者合并心绞痛与慢性心衰者效果较好。代表药物有普萘洛尔、美托洛尔等。降压起效较强且迅速，主要通过抑制肾素-血管紧张素-醛固酮系统，抑制心肌的收缩力和减慢心率。

③钙通道阻滞药：对老年患者、合并糖尿病、冠心病或者外周血管病等患者具有较好疗效。代表药物有硝苯地平、维拉帕米等。降压起效迅速，疗效和幅度变化均较强，患者间个体差异较小，与其他类型的降压药联合治疗可明显增强降压疗效，主要通过阻滞钙离子进入平滑肌细胞，减弱兴奋-收缩偶联，降低阻力血管的收缩反应。

④血管紧张素转换酶抑制药：对伴有心衰、心肌梗死、房颤、蛋白尿、糖尿病肾病等高血压患者效果较好。代表药物有卡托普利、雷米普利等。降压起效缓慢，然而低钠饮食或者联合利尿药使用可使起效迅速并增强疗效，主要通过抑制循环和组织内血管紧张素转换酶的活性，减

少了血管紧张素Ⅱ的生成，同时可通过抑制激肽酶的活性，减少了激肽酶的降解。

⑤血管紧张素Ⅱ受体阻滞药：该药物的适用对象与血管紧张素转换酶抑制药相同，但该类药物不良反应较少，且不易引起刺激性干咳，持续治疗的依从性较高。代表药物有氯沙坦、缬沙坦等。降压起效缓慢，但较为持久且平稳，主要通过阻断血管紧张素Ⅱ的血管收缩、水钠潴留和重构作用。

⑥其他：脑啡肽酶抑制药沙库巴曲和血管紧张素受体拮抗药缬沙坦复方制剂，用于高血压、心力衰竭低排血量者，纠正心功能不全。

(2)注意事项：老年人宜采用逐渐缓慢降压法，谨防过快过猛。老年人的神经、内分泌和血管调节能力差，合并慢性病多，多脏器功能低下或受损，过快过猛的降压会引起重要脏器的供血灌注不足，从而加重重要脏器功能损害。初始治疗宜从最小有效剂量开始；宜选择长效制剂；强调联合降压治疗，如选用一种或两种不同作用机制的长效降压药，也可选择两种或三种降压药的联合治疗，也可选择单药治疗基础上加用合适的复方降压药物治疗。使用两种药物联合治疗或单片复方制剂治疗，其血压仍未达标，可以选择增加药物剂量，也可以加用第三种降压药物。例如，普利类/沙坦类药物加钙拮抗药，普利类/沙坦类药物加钙拮抗药加噻嗪类利尿药三种药物联合使用。若多药联合且足量未能较好控制血压，应警惕除外继发性因素。

高血压患者不论是否有症状，越早开始治疗并控制越好，临床获益越大。老年人脏器功能随增龄增大而衰退，对血压的波动更加敏感，特别是收缩压升高，更容易引起脏器功能衰竭，多种药物合用更容易出现不良反应从而加重脏器功能的损害，更容易出现高血压脑病、脑卒中、急性冠脉综合征、急性心肌梗死、心力衰竭、肾衰竭等严重并发症，预后较差，随时会有生命危险。

八、预防

高血压是一种可防可控的疾病，对血压130～139/85～89 mmHg正常高值阶段、超重/肥胖、长期高盐饮食、过量饮酒者应进行重点干预，定期健康体检，积极控制危险因素。针对高血压患者，应定期随访和测量血压，尤其注意清晨血压的管理，积极治疗高血压(药物治疗与生活方式干预并举)，减缓靶器官损害，预防心脑肾并发症的发生，降低致残率及死亡率。

九、园林康养方案

1. *环境疗法* 高血压的致病因素主要是遗传和环境，其中环境因素占60%。有流行病学资料显示，长期精神紧张、受环境噪声及不良视觉刺激的人更易患高血压病。其原因是人处于不良环境中肾上腺素分泌增多，导致心跳加快，血压升高。舒适的自然环境有益于缓解因不良环境、嘈杂、精神应激引起的头痛、失眠及血压升高，促进高级神经活动，特别是大脑皮质功能的正常，因此起到不同程度的降压效果。良好环境中的高浓度的负氧离子能够增加组织氧化过程，调节神经反射，增进体液循环、改善细胞功能，从而减轻炎症反应，同时增加皮肤温度，扩张周围毛细血管，起到降压作用。此外，优美的景观还可以使大脑皮质兴奋灶发生转移，从而调节和改善神经系统功能，消除紧张和心理矛盾，稳定情绪，改善睡眠，对因脑力体力过度紧张或心理失衡引起的某些心身疾病有良好的作用，对高血压患者具有明显的降压作用。可以选择在海滨、矿泉、森林及风景优美、气候温和、植被丰富、空气湿润清新、负氧离子浓度较高地方作为高血压的疗养康复场所。

2. 气候疗法　是利用疗养区的自然气候因素或景观人工改造的微小气候的物理、化学、生物作用，对人体疾病进行防治的方法。有益于高血压患者的气候类型、特点如表 4-1 所示。

表 4-1　气候疗法特点

气候类型	特点	适用症状
山地气候	氧分压低、太阳辐射强、日平均气温低、空气清新等	晚期高血压患者
海滨气候	太阳辐射反应强、湿度和风速大、空气清洁等，且能进行海水浴	Ⅰ～Ⅱ期高血压
湖滨(江滨)气候	空气湿润，夏季较凉爽、冬季无严寒、空气清新、含有大量负离子的特点，与海滨气候有相似之处，但日光辐射、反射和风速均不过于强烈，气候刺激性较小	适应证广

老年高血压患者可以在适宜的气候条件下进行空气浴和海水浴。空气浴是利用寒冷刺激使神经、血管、呼吸及内分泌系统得到锻炼。空气浴后，人们会感到精神振奋，情绪平静，心脏每次的搏出量增加，脉搏变慢，呼吸缓而深，对心血管疾病有一定作用。海水浴则主要是利用海水中含有的多量的盐类，还有多种微量元素及氧气、氮气、碳酸气和硫化氢等，对机体起到是温度、化学和机械作用。海水的温度对循环系统有良好的锻炼和强壮作用；海水的化学作用能改善皮肤血液循环；海水的机械作用能提高心血管功能。海水浴适用于早期高血压，Ⅱ～Ⅲ期高血压则禁忌使用。老年高血压患者也可以进行适当的日光浴，对钙吸收有良好的促进作用。

3. 森林疗法　森林中负氧离子浓度高，对人体及其他生物的生命有着十分重要的影响。负氧离子作用于机体的神经、血液、呼吸、循环系统，可以调节大脑皮质兴奋，抑制自主神经功能，起到镇静、催眠、降压、增进食欲等作用；同时森林舒适的气候，可以改善神经系统的功能，促进血液循环，增强大脑的智力活动，使人心情舒畅、安定情绪、消除疲劳、缓解压力、增进整体身心健康。森林疗法是一种有潜力的辅助治疗手段。循证医学证据表明，森林环境可以通过减少交感神经活动，增加副交感神经活动，从而起到降压效果。还有研究表明，森林疗法可以将血压降低到最佳范围，并可能防止具有高血压的患者发展为临床高血压。森林疗法多选择在由多种常绿植物组成的混交林中进行，要求环境幽静，周围视野开阔，地形起伏不大，坡度不陡，有较大的森林面积和稳定的森林环境。可以在疗养周期内安排 20 天进行森林疗法，在晴朗天气的上午 9 点进行。选择在患者自然放松身心情况下，进行森林浴，森林散步，气功锻炼和放松训练等活动。此外，竹林疗法作为森林疗法的一种也具有降压的功效：实验发现，人们每天上午观看竹林景观 15 分钟，下午竹林漫步 15 分钟，3 天的疗程结束后，心率和血压下降，血氧浓度升高。研究发现，森林浴或森林活动可使血压下降或预防高血压。森林浴可以通过抑制肾素-血管紧张素系统，下调炎症反应，从而对心血管疾病起到预防作用，对于健康志愿者、亚健康人群或是患病人群都能起到调节血压的作用。兰峰等研究发现，森林浴能改善血管舒张功能，血液中的总胆固醇、高密度脂蛋白、颈总动脉内中膜厚度、动脉弹性度均得以明显改善。除此之外，也建议高血压患者在森林环境中进行一些活动。气功是我国一种独特的健身运动，主要内容关注姿势、呼吸和意念三方面。深长呼吸的形成，加大了胸腔负担，增加回心血量，从而促进了血液循环。气功锻炼具有稳定血压，巩固疗效的功效。放松训练也有益于降低血压。有研究表明，放松治疗的患者血压较单纯药物治疗组有显著的降压效果。放松训练可使全身肌肉处于松弛状态、骨骼肌紧张水平下降，血管紧张度下降，同时缓解小动脉痉挛状态，并消除患者的紧张心理，有助于降低血压。

4. *矿泉疗法* 是指利用矿泉水来预防和治疗疾病的一种方法，浴用水温 37～39℃氡泉、碳酸泉、硫化氢泉、碳酸氢钠泉、氯化物泉，水温 34～36℃的单纯温泉，或饮用碳酸土类泉、石膏泉有良好的降压效果。温水浴时通常使用全身浸浴，治疗时为避免影响心脏功能，浴水高度只要求达到心区以下。温水浴可使神经末梢血管扩张、脉搏加快、血压下降，能降低神经系统兴奋性，对高血压有一定的治疗效果。同时矿泉水中钙离子、镁离子能抑制大脑皮质兴奋性，可平衡中枢神经系统兴奋和抑制过程，对自主神经系统起到调整交感和副交感之间的平衡，故有调节血压的作用。矿泉疗法的娱乐性也优于其他运动，且具新奇感，所以能激发患者自信心，振奋精神，促进患者康复，鼓励积极参与其他康复治疗。表 4-2 是一些矿泉的特点、功效、使用方法及适用症状。

表 4-2　矿泉的特点、功效

矿泉类型	特点	功效	使用方法	适用症状
氡泉	1000ml 水中氡的含量在 2 毫微居里以上的泉水		水温 37～38℃，每日 1 次，每次 15 分钟，15～20 次为 1 个疗程	心血管疾病
碳酸泉	1000ml 水中含游离碳酸 0.5～1g 的矿泉	可使周围循环血量增加，血压下降，组织营养改善，并能促进消化和排泄	水温 35～36℃，疗程后期可降至 33～32℃，每日 1 次，每次 7～12 分钟，15～20 次为 1 个疗程	Ⅰ～Ⅱ期高血压
硫化氢泉	1000ml 水中，含硫量在 2mg 以上的矿泉	使皮肤硫平衡改善及皮肤营养代谢状况好转		Ⅰ～Ⅱ期高血压

5. *园艺疗法* 是通过植物、植物的生长环境，以及和植物相关的各种活动，维持和恢复人们身体与精神功能，提高生活质量的有效方法。研究表明，大部分园艺疗法活动都可以起到降低心率、血压的作用。室内植物干预可以提高整体身心健康。一些园艺操作活动可以适当地锻炼老年人的身体(图 4-1)，减轻高血压症状。园艺操作活动如挖土、施肥、除草、耙地等可以锻炼到下肢；修剪、混土、播种、浇水等可以锻炼到上肢。此外，园艺活动还可以提升情绪，缓解

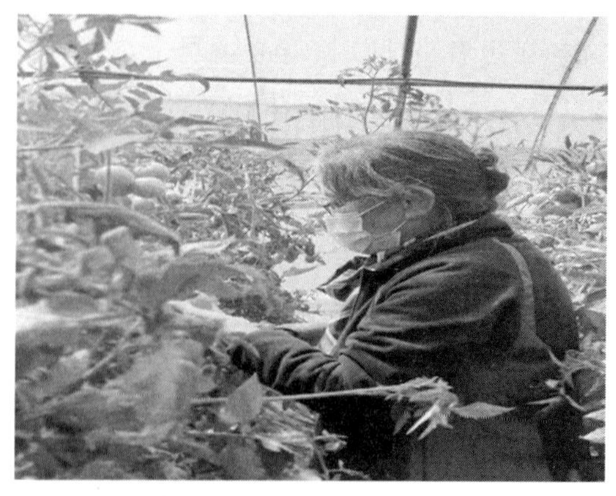

图 4-1　老年人通过园艺疗法锻炼身体

压力，对高血压康复有利。需要注意的是，需针对患者情况选择适当强度的园艺疗法活动。对于高血压患者来说，要注意避免血压突然升高，因为这可能导致动脉瘤破裂、脑出血等，甚至残疾或死亡，所以在活动时一定注意避免运动负荷量过度增加或时间间隔过短造成疲劳。

6. *芳香疗法*　核心是从人体生理功能和心理平衡两方面起到降压的作用，与心身疾病治疗原则相合。芳香疗法结合调整饮食习惯和生活方式可以长久地降低血压。

(1)理疗级精油对血压的调节作用：可以通过舒缓情绪，放松心情，使动脉血管舒张，以及清理血管及斑块，血液循环畅通，以利于血压下降。

稳定血压。柠檬、茶树清理血管，对血脂、尿酸都有较好的清理作用，有利于血压下降；乳香有修复和抗血管老化；马郁兰、薰衣草、岩兰草、香蜂草均能舒缓情绪，通过镇静安眠、扩张血管达到降压作用；香叶天竺葵中香叶天竺葵醇(geraniol)和柠檬醛(citronellal)，据报道具有抗氧化和抗炎特性。这些特性可能有助于降低心血管疾病的风险。此外，香叶天竺葵精油也被认为具有放松和镇静的效果。柠檬、薰衣草或茶树、香叶天竺葵精油每种 2～3 滴加入 10ml 基础油内涂抹后背，每天 1～3 次(欧洲神经学杂志)。

(2)结合中医也是不错的选择

①乳香 2 滴和尤加利 1 滴加入 5ml 基础油中每天早、晚 2 次，涂于两只手腕脉搏跳动处。

②早上用茶树精油 2 滴、香蜂草 1 滴、天竺葵 2 滴加入 10ml 基础油中自上而下涂抹双侧耳后降压沟 40～100 次和按太冲穴、曲池穴 2 分钟，晚上换成薰衣草 2 滴、岩兰草 1 滴、马郁兰 2 滴加入 10ml 基础油中涂抹耳后降压沟与太冲穴和曲池穴(所有精油都要稀释使用)。

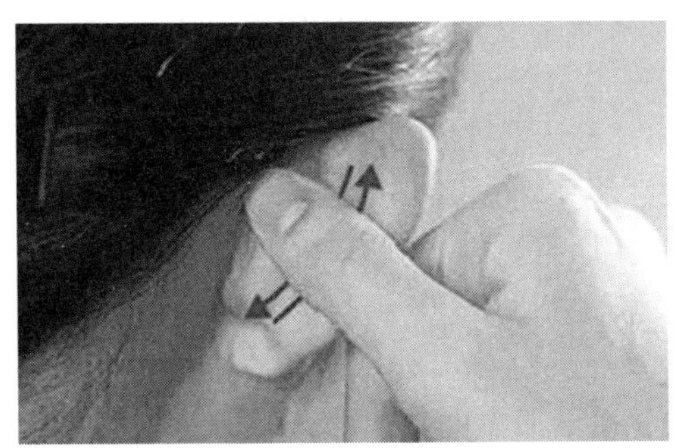

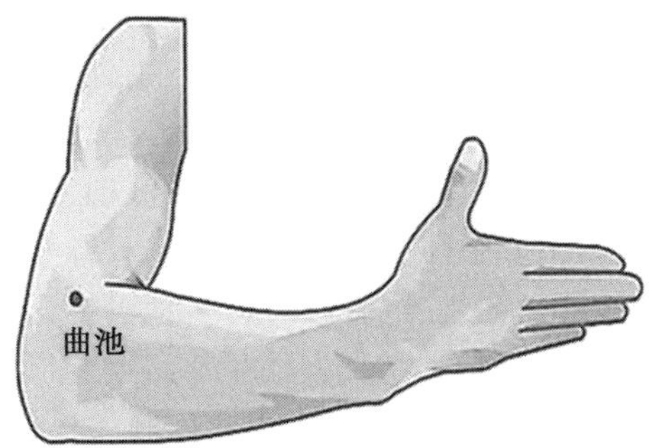

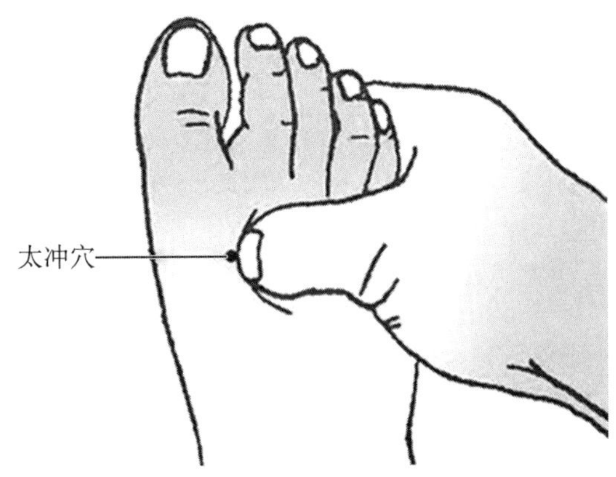

(3)精油安全使用范围

①过敏是永远的。包括薰衣草精油。所以使用前咨询您的医师并做过敏试验(在耳后稀释后涂抹一些24小时后使用)。

②所有精油不是以多为好,有时一滴也可达到作用。

③精油是易燃物,应远离火源。

④小朋友最好不要自己配制精油。

⑤2－5岁,0.5%～1%,就是10ml里加1～2滴精油;5－12岁,0.5%～2%,就是10ml里加1～4滴精油;成年人,3%以下,就是10ml里加最多6滴精油。

⑥在反复使用时加大基础油量来配比多种精油,如果是在急性期、特殊治疗期加大剂量要咨询您的医师,最大剂量不超过8%。特殊含酮类比较高的精油使用不得超过2%。

再次提醒使用前咨询您的医师!

(4)失眠:失眠可增加心血管事件发生风险,是影响血压稳定的重要因素,薰衣草2滴、岩兰草1滴,蓝胶尤加利1滴。加入香薰机1～2滴,临睡前香薰。

在芳香疗愈里纯露也是不错的选择。真正薰衣草、香蜂草纯露、茉莉纯露、乳香纯露、没药纯露选用其中三款比例可以相同直接喷洒全身,可以让神经放松和血管舒张。如果是有机纯露可以配比饮用,比例是5ml加500ml水饮用。

高血压患者除了应坚持药物治疗外,经常用中药泡茶饮用也能起到很好的辅助治疗作用。茶类型、功效和饮用方法如表4-3所示。

7. *饮食疗法* 高血压的发生除与年龄、遗传等因素有关外,饮食因素在高血压发病中的作用不容小觑,如高盐饮食、低钾饮食、能量摄入过多、饮食模式不合理等。因此,饮食疗法是高血压的重要防治措施之一。饮食疗法是通过机体摄入特定的饮食来达到治疗和辅助治疗疾病的一种方法。高血压患者应采取低钠、低动物性脂肪、低胆固醇饮食,体重超重者还应控制食量,肥胖者高血压发病率比正常体重者显著增高,体重减轻有利于血压降至正常。日常饮食中应减少脂肪和糖类的摄入量,多食粗粮,少食动物性脂肪,以维持热能动态平衡,保持标准体重(表4-4)。还应保持良好的生活习惯,吸烟容易导致高血压、动脉硬化、心绞痛、血管栓塞等疾病,建议老年患者戒烟,可以起到延长寿命,改善生活质量的作用。

表4-3 中药泡茶饮功效、饮用方法

茶类型	功效	饮用方法
三七花	质脆易碎,气微,味甘,微苦,降血脂、降血压、抗癌,提高心肌供氧能力,增强机体免疫功能,三七花的功效突出,在高血压群体中广为使用	直接泡水喝
菊花茶	所有的菊花应为甘菊,其味不苦,尤以苏杭一带所生的大白菊或小白菊最佳	每次用3g左右泡茶饮用,每日3次
嘉德牛蒡茶	牛蒡根中的膳食纤维具有吸附钠的作用,并随粪便排出体外,使体内钠的含量降低;牛蒡根中钙的含量是根茎蔬菜中最高的,钙具有把钠导入尿液并排出体外的作用;牛蒡根中所含的牛蒡苷能使血管扩张,达至血压下降的效果	每天5～8g,不与其他茶混饮,泡发的茶片最后食掉最佳

（续　表）

茶类型	功效	饮用方法
山楂茶	山楂所含的成分可以助消化、扩张血管、降低血糖、降低血压，经常饮用山楂茶，对于治疗高血压具有明显的辅助疗效	每天数次用鲜嫩山楂果1～2 枚泡茶饮用
荷叶茶	荷叶的浸剂和煎剂具有扩张血管、清热解暑、减肥去脂及降血压之效	用鲜荷叶 1/2 张洗净，切碎，加适量的水，煮沸放凉后代茶饮用
槐花茶	将槐树生长的花蕾摘下晾干后，用开水浸泡后当茶饮用，有收缩血管、止血等功效，对高血压患者具有独特的治疗效果	每天饮用数次

表 4-4　常见营养素的功效

类型	功效	推荐食物
蛋白质	研究表明，动物蛋白质可能对脑血管有保护作用，且大部分高血压患者都存在蛋白质摄入不足的问题。高血压患者应适当补充蛋白质，尤其是牛奶为完全蛋白质，含人体所需的 8 种必需氨基酸，且牛奶脂肪中胆固醇含量相对较低，所含的酪蛋白易于消化、吸收，含钙量特别丰富，是老年人的理想补品	牛奶、鱼类、禽类、瘦肉等
脂肪	高血压患者需要控制脂肪摄入量，尤其是动物脂肪摄入量。植物脂肪多含不饱和脂肪酸，可降低血胆固醇，膳食中不饱和脂肪酸与饱和脂肪酸比值＞1 时，降低血压效果好	蔬菜
胆固醇	高血压患者需要控制胆固醇摄入量，胆固醇摄入量应限制在 300mg 以内	忌食动物脂肪、动物内脏、脑髓、肥肉、贝类等
钠	食盐的摄入量与高血压的发生有显著相关性，会导致血压升高。低盐饮食是高血压患者应遵循的膳食原则，每日食盐摄入量应控制在 3～5g，严重的高血压患者则每日用食盐 1～2g	忌食过咸食物及腌制品等含钠高的食物
钾	高血压患者补充钾盐可使血压下降，并能提高限钠饮食疗法的降压效果。高血压患者除了在医师的指导下服用含钾制剂外，还可多吃含钾高的食物	西红柿、菠菜、香蕉、橘子及其他蔬菜和水果
钙	钙与许多疾病，特别是老年人常见的骨质疏松和高血压的发生有密切关系，高钙膳食能够通过干扰肠道脂质代谢从而降低血脂水平。老年患者应多食含钙丰富的食物，以达到降脂降压的目的	牛奶、鱼类、虾类、核桃、大枣、木耳、紫菜等
膳食纤维	膳食纤维可以影响人体内胆固醇代谢，有利于预防动脉硬化，此外其通便功能对降低体重也有一定帮助	粗粮、杂粮、蔬菜和水果，尤其是绿叶蔬菜，如油菜、白菜、空心菜、芹菜等

其他一些推荐高血压患者食用的水果、蔬菜如表 4-5 所示。

表 4-5　推荐高血压患者食用的蔬菜干果

类型	特点	功效
核桃	核桃科，落叶灌木。品种多，坚果。果仁蛋白质、脂肪含量极高，含油率 60%以上，为木本油料作物，有很高的医疗价值	能降低胆固醇、软化血管、改善心血管循环功能
芦笋	又名石刁柏，百合科天门冬属，多年生草本植物。嫩茎作蔬菜用，加工罐头，是一种高档营养保健蔬菜，为世界十大名菜之一。含丰富的蛋白质、维生素，钙和铁远高于一般的蔬菜和水果	对高血压、脑出血、心脏病有良好的治疗和预防作用
魔芋	别名鬼芋，天南星科，多年生草本植物。地下球茎富含淀粉和果胶、甘露聚糖、不饱和脂肪酸，常制作高纤维低热能美容保健食品，可入药	降低人体血液中的胆固醇、减肥，对高血压有一定的疗效
发菜	蓝藻门念珠藻科念珠藻属藻类植物。墨绿色细长发丝状，营养成分高于蛋和肉类，有较高的医用价值	对高血压有显著疗效
荠菜	十字花科，一年生草本植物。茎叶可食，全草可入药	主治高血压等
莼菜	别名马蹄草、水芹，睡莲科，多年生宿根草本植物。食用嫩茎、叶，营养价值高，也有很高的药用价值	有降血压作用

国内外研究证实，DASH (dietary approaches to stop hypertension)饮食(图 4-2)、地中海饮食(图 4-3)等平衡膳食模式具有预防或治疗高血压的作用，尤其是 DASH 饮食被诸多国家高血压防治指南所推荐。DASH 饮食，又称终止高血压膳食疗法，是由 1995 年美国的一项大型高血压防治计划 (Dietary Approaches to Stop Hypertension) 发展而来的饮食。其强调全谷物、蔬菜、水果和低脂奶的摄入，减少钠、红肉、饱和脂肪、胆固醇和反式脂肪酸含量较多食物的摄入。研究发现，坚持此饮食模式 8 周后，高血压患者收缩压和舒张压均有所下降，有降低血压的作用。该膳食模式营养特点是低脂肪、低胆固醇、低钠、高钙、高钾、高镁及高膳食纤维，同时由于大量的全谷物、蔬菜和水果，植物化学物质摄入较多，因此非常适合高血压患者采用。

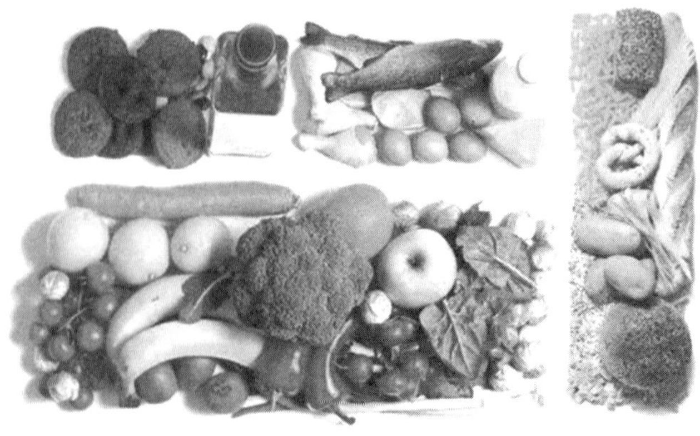

图 4-2　DASH 饮食

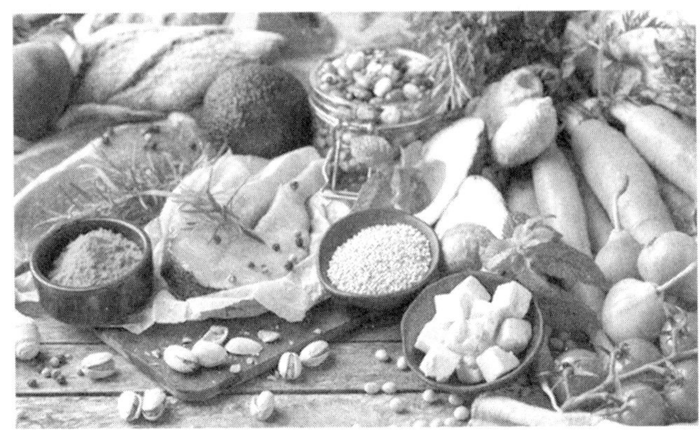

图 4-3　地中海饮食

地中海饮食泛指地中海沿岸南欧各国以蔬菜、水果、鱼类、五谷杂粮、豆类和橄榄油为主的饮食。许多研究表明，地中海饮食可降低罹患心脏病的风险。从营养学角度上看，地中海饮食富含单不饱和脂肪酸和膳食纤维，饱和脂肪含量低；富含抗氧化剂和植物化学物质及钙、磷、镁等矿物质。地中海饮食以植物来源的食物为主，包含大量的谷物、蔬菜和水果，有益于高血压患者降低血压。

（王亚真　颜　倩　程　鹏　诸禹圻　曹海虹）

参考文献

[1] 孙宁玲. 中国高血压防治指南（2018 年修订版）的重要修改及点评[J]. 中华心血管病杂志（网络版），2019(1):5.

[2] Al Ghorani H, Götzinger F, Böhm M, et al. Arterial hypertension-Clinical trials update 2021[J]. Nutr Metab Cardiovasc Dis, 2022, 32(1):21-31.

[3] Lee JH, Kim KI, Cho MC. Current status and therapeutic considerations of hypertension in the elderly [J]. Korean J Intern Med, 2019, 34(4):687-695.

[4] Wermelt JA, Schunkert H. Management der arteriellen Hypertonie [Management of arterial hypertension] [J]. Herz, 2017, 42(5):515-526.

[5] 李树华. 园艺疗法概论[M]. 北京：中国林业出版社，2011:9.

[6] 单守勤，于善良. 疗养康复指南[M]. 北京：人民卫生出版社，2020:145-146.

[7] 温佑君，肯园芳疗师团队. 芳疗实证全书[M]. 北京：中信出版社，2016:426.

[8] 派翠西亚・戴维斯. 芳香疗法大百科[M]. 北京：中信出版社，2013:334-335.

[9] 温佑君，张锡宗. 芳疗养生：养生静心的 45 例芳香疗法[M]. 北京：中国友谊出版公司，2009:110.

[10] 张卫明，袁昌齐，张茹云，等. 芳香疗法和芳疗植物[M]. 南京：东南大学出版社，2009:45.

[11] 尹秉安、勾幼卿. 实用疗养康复指南[M]. 哈尔滨：黑龙江科学技术出版社，1991:23-26.

[12] 张林. 中国疗养旅游指南[M]. 西安：陕西旅游出版社，1988:85-128.

[13] 吴洪生. 果树和蔬菜的药用功能[J]. 中药研究与信息，2000(12):46-48. DOI:10.13313/j.issn.1673-4890.2000.12.018.

[14] 董莹莹. 近年非药物疗法治疗高血压进展[J]. 中医学报,2010,25(2):365-366. DOI:10. 16368/j. issn. 1674-8999. 2010. 02. 072.

[15] 孙金琳. 抗高血压药用植物的国外研究近况[J]. 国外医药(植物药分册),1995(6):243-247.

[16] 张志杰. 刘春龙,冯亚男,等. 温泉水疗对改善胸段不完全性脊髓损伤患者肌痉挛的疗效观察[J]. 中国康复理论与实践,2009,15(5):472-473.

[17] 陈灏珠. 实用内科学[M]. 10 版. 北京:人民卫生出版社,1997:1284.

[18] 叶任高,陈再英. 内科学[M]. 6 版. 北京:人民卫生出版社,2004:248.

[19] 陈望衡. 环境美学[M]. 武汉:武汉大学出版社,2007:135-140.

[20] 林金明,宋冠群,赵利霞,等. 环境、健康与负氧离子[M]. 北京:化学工业出版社,2006:106-119.

[21] 洪忠新,丁冰杰. 平衡膳食是防治原发性高血压病的基石[J]. 中国全科医学,2017,20(3):283-289.

[22] Sacks F M,Obarzanek E,Windhauser M M,et al. Rationale and design of the Dietary Approaches to Stop Hypertension trial (DASH). A multicenter controlled-feeding study of dietary patterns to lower blood pressure [J]. Ann Epidemiol,1995,5 (2):108-118.

[23] Harsha D W,Lin P H,Obarzanke E,et al. Dietary approaches to stop hypertension:a summary of study results. DASH Collaborative Research Group [J]. J Am Diet Assoc,1999,99 (8Suppl):S35-39.

[24] Petersson S D,Philippou E. Mediterranean diet,cognitive function,and dementia:a systematic review of the evidence [J]. Adv Nutr,2016,7 (5):889-904.

[25] Song C,Ikei H,Kobayashi M,et al. Effect of forest walking on autonomic nervous system activity in middle-aged hypertensive individuals:A pilot study[J]. International Journal of Environmental Research and Public Health,2015,12(3):2687-2699.

[26] Ochiai H,Ikei H,Song C,et al. Physiological and psychological effects of forest therapy on middle-aged males with high-normal blood pressure[J]. International Journal of Environmental Research and Public Health,2015,12(3):2532-2542.

[27] 贾伟,王思惠,刘力然. 我国智慧养老的运行困境与解决对策[J]. 中国信息界,2014,13(11):56-60.

[28] Ideno Y,Hayashi K,Abe Y,et al. Blood pressure-lowering effect of Shinrin-yoku (Forest bathing):a systematic review and meta-analysis[J]. BMC Complement Altern Med,2017,17(1):409.

[29] Ochiai H,Ikei H,Song C,et al. Physiological and psychological effects of forest therapy on middle-aged males with high-nor-mal blood pressure [J]. Int J Environ Res Public Health,2015,12(3):2532-2542.

[30] Li Q,Otsuka T,Kobayashi M,et al. Acute effects of walking in forest environments on cardiovascular and metabolic parameters [J]. Eur J Appl Physiol,2011,111(11):2845-2853.

[31] 崔文欣. 浅谈高血压对心脏的影响[J]. 健康必读,2012,11(11):56-57.

[32] 兰峰,郑洲,曹婷嫣. 森林浴对军队高血压患者血管功能及相关因素的影响[J]. 中国疗养医学,2017,26(4):340-342.

[33] 雷海清,支英豪,张冰,等. 森林康养对老年高血压患者血压及相关因素的影响[J]. 西部林业科学,2020,49(1):46-52. DOI:10. 16473/j. cnki. xblykx1972. 2020. 01. 08.

[34] 赵小宇,马铁,孙克南. 浅谈森林浴与森林浴场设计 [J]. 河北林业科技,2014,3(3):47-49.

[35] 郑洲,莫东平,兰峰,等. 森林浴对高血压病患者血压、血脂及心脏功能的影响[J]. 中国疗养医学,2017,26(05):449-451. DOI:10. 13517/j. cnki. ccm. 2017. 05. 001.

[36] Galloway M T,Jokl P. Aging successfully:the importance of physical activity in maintaining health and function[J]. JAAOS-Journal of the American Academy of Orthopaedic Surgeons,2000,8(1):37-44.

[37] Park S A,Lee K S,Son K C. Determining exercise intensities of gardening tasks as a physical activity using metabolic equivalents in older adults[J]. HortScience,2011,46(12):1706-1710.

[38] Zeng C,Lyu B,Deng S,et al. Benefits of a three-day bamboo forest therapy session on the physiological

responses of university students[J]. International Journal of Environmental Research and Public Health, 2020,17(9):3238.

[39] 陈春玲,吴菲,马艺鸣,等.插花活动对孤寡老人身心健康的影响效应[J].西北大学学报(自然科学版),2020,50(6):914-922. DOI:10.16152/j.cnki.xdxbzr.2020-06-006.

[40] 魏钰,董知洋,虞雯,等.四种不同园艺疗法活动对孤寡老人的身心健康效益研究[J].西北大学学报(自然科学版),2020,50(6):923-933. DOI:10.16152/j.cnki.xdxbzr.2020-06-007.

[41] Raanaas R K, Patil G G, Hartig T. Effects of an indoor foliage plant intervention on patient well-being during a residential rehabilitation program[J]. HortScience, 2010, 45(3):387-392.

[42] 郭延峰,赵娟.老年人照护实用辅助疗法[M].北京:科学出版社,2021:113-114.

第二节　冠状动脉粥样硬化性心脏病

冠状动脉粥样硬化性心脏病简称冠状动脉性心脏病或冠心病,有时又被称为缺血性心脏病或冠状动脉病,指在冠状动脉发生粥样硬化病理基础上的血管腔狭窄或阻塞,导致心肌缺血、缺氧而引起的心脏病。冠心病已成为危害人们身心健康的一种多发病和常见病。《中国卫生健康统计年鉴 2019》,2018 年中国城市居民冠心病死亡率为 120.18/10 万,农村居民冠心病死亡率为 128.24/10 万。老年人冠心病的患病率和死亡率明显高于年轻人,且冠心病致死者的年龄大多在 65 岁以上。随着生活水平的提高,冠心病已成为老年心血管病患者的主要死亡原因。从发病地区分布上看,北方高于南方,城市高于农村,职业分布上脑力劳动者高于体力劳动者,性别上一般男性多于女性,老年期后男女患病率接近。

临床工作中,不稳定性心绞痛如能及时识别与治疗,绝大多数患者的症状将趋于稳定,甚至消失,否则极易发展为心肌梗死或心源性猝死,需要及时识别和规范处置。此外,避免简单依据某项检查或检验结果,给老年人戴上“冠心病、心绞痛、心肌梗死”帽子,增加患者精神负担。

一、病因及危险因素

目前研究可知,冠心病发病的如下基本原因均可引起冠状动脉缺血性改变。①冠状动脉粥样硬化病变引起管腔狭窄;②冠状动脉内血栓阻塞;③冠状动脉血管痉挛;④高同型半胱氨酸血症;⑤血管内皮功能的不稳定性;⑥心肌内微血管病变。

1. 基本病因　冠心病的基本病因是冠状动脉粥样硬化。冠心病一般在动脉粥样硬化的基础上发病,粥样硬化斑块可导致血管管腔严重狭窄,也可以合并发生血管痉挛或斑块破裂并继发局部血栓形成,部分或完全阻断血流,引起相应的心肌缺血或者坏死。冠状动脉粥样硬化的直接原因目前尚不清楚。

2. 危险因素　危险因素包括高血压、脂代谢紊乱、糖尿病、吸烟、饮酒、缺少运动、早发心血管疾病家族史、增龄和肥胖等。因我国与西方国家存在人种、社会经济环境、饮食习惯等诸多差异,因此冠心病的危险因素也有所不同,同时,临床不少冠心病患者并没有上述危险因素存在。

(1)不可干预因素:包括性别、年龄、种族、家族史及基因的类型等。

(2)可干预危险因素:包括血脂异常(如高胆固醇血症、高低密度载脂蛋白血症、低高密度载脂蛋白血症、高三酰甘油血症等)、高血压、糖尿病、吸烟、超重或肥胖、体力活动缺乏、环境因素和性格类型等。

二、分型

1979 年，WHO 根据冠状动脉病变的部位、范围和程度，以及临床特点，将本病分为 5 型：①隐匿性或无症状性心肌缺血；②心绞痛；③心肌梗死；④缺血性心肌病；⑤猝死。

临床通常将冠心病分为稳定型心绞痛及急性冠脉综合征两大类。急性冠脉综合征又可根据 ST 段是否抬高，进一步分为 ST 段抬高型急性冠脉综合征和非 ST 段抬高型急性冠脉综合征。其中 ST 段抬高型急性冠脉综合征主要是指 ST 段抬高型急性心肌梗死，非 ST 段抬高型急性冠脉综合征包括不稳定型心绞痛和非 ST 段抬高型急性心肌梗死。

三、临床表现

1. 隐匿性或无症状性心肌缺血　心肌缺血症状较为常见。老年人对疼痛的敏感性下降，往往胸痛症状轻微，甚至无症状。部分老年冠心病患者冠状动脉侧支循环的建立也会导致无症状心肌缺血的发生。

2. 心绞痛　是一种主观症状，其诊断主要依靠症状。

(1)不典型心绞痛：许多老年患者心绞痛发作时，疼痛部位不典型，可以出现在从牙齿至上腹部之间的任何部位，且疼痛程度多比中青年人轻。部分患者的疼痛可发生于头颈部、咽喉和下颌部，还有部分是以牙痛、颈痛、肩背痛等为首发症状。

(2)典型的心绞痛：有典型症状者不到 40%，最常见的症状是气短、呼吸困难，呕吐、乏力、晕厥，急性意识丧失或迷走神经兴奋等非疼痛症状。但程度较轻，持续时间较短，短则数分钟，长则 10 分钟以上，且会有无症状心肌缺血的发生。典型的心绞痛症状一般有以下 6 个特点。

①诱因常为劳累和激动。

②部位为胸骨后上中段或咽喉部(可放射至心前区、下颌、左肩、左上肢和后背)。

③范围一般为巴掌大小，一般不会是很局限的某一点的疼痛。

④性质是压榨感、紧缩感、沉重感或憋闷感，而非针刺或刀割的锐性疼痛。

⑤缓解方式有休息或舌下含服硝酸甘油等药物。

⑥持续时间为数分钟到十多分钟，一般不超过 30 分钟。

3. 心肌梗死　约半数以上的急性心肌梗死患者在起病前 1～2 天或 1～2 周有前驱症状，最常见的是在心绞痛的基础上相关的症状加重，发作时间延长，对硝酸甘油的效果变差，或者既往无心绞痛者，突然出现较长时间的心绞痛症状。

4. 缺血性心肌病　有明确的心肌坏死或者心肌缺血证据；心脏显著扩大；心功能不全的临床表现或者实验室依据。

5. 猝死　约有 1/3 的患者首次发作冠心病表现为猝死。

四、实验室检查

1. 心电图　最常见的心电图异常表现是非特异性 ST-T 改变伴或不伴有陈旧性的 Q 波心肌梗死。不稳定型心绞痛患者心电图常表现为暂时性 ST 段改变(压低或抬高)或 T 波倒置。急性心肌梗死的心电图特征为坏死型 Q 波形成、损伤型 ST 段移位(压低或抬高)、缺血型 T 波改变(高尖或深倒)。老年冠心病患者心电图表现不典型，心肌梗死时心电图通常表现为传导阻滞。24 小时动态心电图(Holter)检查如有特征性的 ST-T 变化则对诊断有价值，尤其是对于无症状心肌缺血。

2. 心肌标志物　最常用的心肌标志物包括肌酸激酶(CK)及其同工酶(CK-MB)、人肌红蛋白、肌钙蛋白 T 或 I(cTnT 或 cTnI),以及乳酸脱氢酶(LDH)等。由于老年冠状动脉粥样硬化患者的症状及其心电图不典型,因此对心肌损伤标志物的检查尤为重要。

3. 运动心电图检查　老年患者静息心电图中的 ST-T 异常降低了运动试验心电图异常的特异性,但是运动试验的持续时间比 ST 段下降更为重要。

4. 超声心动图　可检出缺血或梗死区室壁节段性运动减弱、消失、矛盾运动,甚至膨出,还可以评价心室的收缩功能。

5. 核素检查　核素检查能显示心肌缺血或坏死的部位和范围。

6. 冠状动脉造影　是确定冠状动脉粥样硬化存在和程度的金标准,能显示冠状动脉病变部位、严重程度及侧支循环建立情况。

五、诊断

冠心病的诊断主要依据各种相关的危险因素、临床症状、体征和辅助检查的结果进行综合判断,其中辅助检查发现心肌缺血或冠状动脉阻塞的证据,以及心肌损伤标志物判定是否有心肌坏死。心肌缺血最常用的检查方法包括常规心电图和心电图负荷试验、核素心肌显像。有创性检查有冠状动脉造影和血管内超声等。但是冠状动脉造影正常不能完全否定冠心病。

根据典型的临床表现,特征性心电图演变及血清生物标志物的动态变化,可做出正确诊断。心电图表现为 ST 段抬高者诊断为 ST 段抬高型心肌梗死;心电图无 ST 段抬高者诊断为非 ST 段抬高型心肌梗死。老年人突然心力衰竭、休克或严重心律失常,也要想到本病的可能。表现不典型的常需与急腹症、肺梗死、夹层动脉瘤等鉴别。

六、治疗

1. 生活习惯改变　尽量避免诱发冠心病的因素,戒烟限酒,低脂低盐饮食,适当体育锻炼,控制体重,调整生活和工作量等。

2. 药物治疗　是所有治疗的基础,包括抗血栓,减轻心肌氧耗,缓解心绞痛,调脂稳定斑块等,旨在缓解症状、减少心绞痛的发作及心肌梗死、延缓冠状动脉粥样硬化病变的发展,以及减少冠心病死亡。

(1)硝酸酯类药物:为稳定型心绞痛的常用药,是非内皮依赖性血管扩张药,可显著降低心肌的需氧量并改善心肌灌注,代表药物有硝酸甘油、硝酸异山梨酯等。心绞痛发作时可舌下含服或使用气雾剂。对于急性心肌梗死或者不稳定型心绞痛,可先静脉给药,待患者病情稳定、症状改善后换成口服或皮肤贴剂,疼痛症状完全消失后可以停药。

(2)抗血栓药物:包括抗血小板和抗凝药物,其中抗血小板药物通过抑制环氧化酶与血栓烷 A_2 的合成,从而抑制血小板聚集,代表药物有阿司匹林、氯吡格雷等。阿司匹林为首选药物,一般无禁忌证者应服用,但其对胃肠道有刺激作用,胃肠道溃疡患者应该慎用。抗凝药物常用于不稳定型心绞痛和心肌梗死的急性期,代表药物有普通肝素、低分子肝素等。

(3)溶血栓药:常用于急性心肌梗死发作,可通过溶解冠状动脉阻塞处血栓,恢复血流,代表药物有链激酶、尿激酶等。

(4)β 受体阻滞药:常作为冠心病的一线用药,通过抑制 β 肾上腺素能受体,减慢心率、降低心肌收缩力和血压，既能改善缺血也可预防心肌梗死，代表药物有美托洛尔、比索洛尔和兼有 α 受体阻滞作用的卡维地洛、阿罗洛尔等。但对于伴有哮喘、慢性气管炎及外周血管疾病等患者禁忌或者慎用。

(5)钙通道阻断药：可阻止钙离子进入细胞内，同时也可抑制心肌细胞对钙离子的利用，常用于稳定型心绞痛和冠脉痉挛引起的心绞痛伴有高血压的患者，代表药物有维拉帕米、硝苯地平控释剂、氨氯地平等。

(6)肾素血管紧张素系统抑制药：该药物主要应用于稳定性心绞痛伴有高血压、心衰、左心室收缩功能不全和糖尿病患者，可显著降低冠心病患者的心血管死亡及非致死性心肌梗死等风险，代表药物有依那普利、贝那普利和雷米普利等。若患者出现明显的干咳不良反应，可改用血管紧张素Ⅱ受体拮抗药。

(7)调脂药：调脂常在调整患者生活习惯基础上添加，可显著降低总胆固醇和低密度脂蛋白胆固醇，也可抗炎、延缓板块的进展，适用于所有冠心病患者，代表药物有洛伐他汀和普伐他汀等。

(8)中成药：推荐稳定型心绞痛患者见以下表现时，可在西医常规治疗基础上，加用相应中成药治疗。

气短乏力，口唇紫暗，舌暗淡(气虚血瘀证)时，推荐使用通心络胶囊或脑心通胶囊；口唇紫暗、舌紫暗或暗红，舌苔厚腻(痰瘀互结证)时，推荐使用丹蒌片；胸胁胀满，口唇紫暗，舌紫暗或暗红(气滞血瘀证)时，推荐使用麝香保心丸或复方丹参滴丸；口唇紫暗，舌紫暗或暗红(心血瘀阻证)时，推荐使用丹红注射液或红花注射液；心肌梗死后稳定性心绞痛患者的二级预防，推荐使用芪参益气滴丸。

3. 血供重建治疗

(1)经皮冠状动脉介入治疗：适用于药物控制不良的稳定型心绞痛、不稳定型心绞痛及心肌梗死患者。经皮冠状动脉腔内成形术应用特制的带气囊导管，经外周动脉送到冠脉狭窄处，充盈气囊，可扩张狭窄的管腔，改善血流，并在已扩开的狭窄处放置支架，预防再狭窄。还可结合血栓抽吸术、旋磨术。

(2)冠状动脉旁路移植术：通过恢复心肌血流的灌注，缓解胸痛和局部缺血、改善患者的生活质量，并可延长患者的生命。适用于严重冠状动脉病变的患者，不能接受介入治疗或治疗后复发的患者，以及心肌梗死后心绞痛，或出现室壁瘤、二尖瓣关闭不全、室间隔穿孔等并发症时，在治疗并发症的同时，应该行冠状动脉旁路移植术。

七、园林康养方案

1. 环境疗法　选择风景优美、气候宜人、植被丰富、负氧离子浓度较高的场所，进行日光浴和空气浴。日光浴是利用日光对机体进行锻炼和治疗的一种方法，其中的紫外线能刺激血液再生，增强机体免疫功能，改善糖代谢过程，降低血中胆固醇，改善心肌营养等作用。日光浴可以根据疗养地地区、气候、季节和日光照射强度及身体情况选择时间，夏季以上午 9:00—11:00，下午 3:00—4:00 为宜，春秋季以上午 11:00—12:00 为宜。宜选择间歇全身照射法，每天 1 次或 2 天 1 次。空气浴则宜选择凉爽空气浴法，利用寒冷刺激而锻炼神经、血管、呼吸及内分泌系统，使得患者精神振奋，情绪平静，心脏每次的搏出量增加，脉搏变慢，呼吸缓而深，对心血管疾病有一定作用。

2. 森林疗法　可以提高心血管功能，使血管扩张，降低血压，调节人体功能，还可以缓解压力、调节冠心病患者情绪，增进整体身心健康。以散步、爬山、练太极拳、做操等方式进行森林浴，每日 1～2 次，每次 30～60 分钟。适当的运动锻炼可以提高心肌利用氧气的能力，降低心肌耗氧，促进冠状动脉侧支循环形成，改善冠状动脉扩张能力。

3. *矿泉疗法*　浴用水温 37～38℃碳酸泉、氡泉等，每日 1 次，每次 10～15 分钟，15～20 次为 1 个疗程。碳酸泉作用于人体，可使周围循环血量增加，血压下降，组织营养改善，并能促进消化和排泄，适用于早期冠心病。轻度冠心病患者可以浴用水温 34～36℃的不感温浴。浴用温泉时需要注意冠心病患者禁忌使用超过 37～38℃的矿泉，因为温度过高，血液循环加快，会增加心脏和血管的负担。除了浴用之外，还可以适量饮用含有二氧化碳的土类泉或石膏泉水，冠心病患者禁忌饮用硫化氢泉水。

4. *园艺疗法*　可以缓解压力，改善情绪，从而对冠心病起到改善作用。冠心病患者的行为特点是动机强烈、争强好胜、时间紧迫感强、常表现不耐烦；当胸痛发作产生濒死感时又多有紧张、焦虑、抑郁和压抑情绪；过重的精神负担引起神经内分泌系统功能紊乱从而加重病情。美国专家曾对心肌梗死患者的心理活动及其对疾病预后的影响作过比较系统的观察分析认为，冠心病患者心理上的压力和精神上的紧张情绪对病死率有明显影响。让冠心病患者调理情绪，心胸开阔，时刻保持心态平和，避免性情急躁，可以避免冠心病心绞痛的发作。此外，研究发现，园艺疗法过程中轻度到中度的活动强度可以改善冠心病患者的情感福祉，降低死亡率。园艺疗法活动如参观温室和刺激五感等可以通过调节迷走神经等降低心率，对改善冠心病有益。

5. *芳香疗法*　芳香疗法可以作为一种辅助疗法缓解冠心病，但是需要谨慎使用以下精油，最好由专业芳疗师为患者进行芳香浴和按摩来治疗。对心脏有益的精油有龙脑、大蒜、薰衣草、马郁兰、欧薄荷、玫瑰和迷迭香等(图 4-4)，都具有滋养心脏，强化心肌的作用；还可以使用一些有助于减轻循环不良的精油，如黑胡椒、杜松、马郁兰、迷迭香、大蒜等。

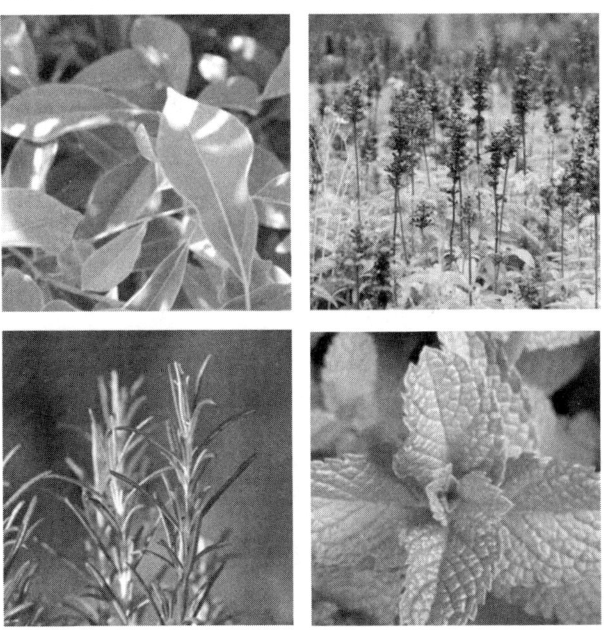

图 4-4　龙脑、薰衣草、迷迭香、欧薄荷等植物精油对心脏有益

(1)薰衣草精油15滴+永久花精油16滴+阿密茴精油6滴+芹菜精油5滴+柠檬精油6滴+依兰精油2滴混合成复方精油放入一个深色瓶子中每次取其18滴加入30ml椰子油中涂抹后背,每日3次。

(2)迷迭香精油1滴+马郁兰精油3滴,全身浸浴在滴入精油的温水中15分钟,同时嗅吸芳香蒸汽。

(3)橙花精油3滴+香蜂草精油2滴,将精油滴入盛有清水的香薰灯中,待热力释放出芳香后深深嗅吸。

(4)黑胡椒精油3滴+杜松精油2滴+马郁兰精油2滴+甜杏仁油15ml,按摩足部,每日2次。

(5)胸闷、胸痛,乳香或香蜂草各2滴涂于胸前和后背。

(6)马郁兰、乳香各2滴涂抹胸部。

(7)薄荷、野橘各1~2滴滴于掌心熏吸。

(8)心悸心慌:选用马郁兰、乳香或依兰、香蜂草各2滴涂抹胸部膻中穴、神门穴、内关穴按揉2分钟。

(9)玫瑰精油有活血化瘀的作用,催进血液循环,强化血管弹性,使用玫瑰精油事先一定咨询医师与您用药是否有冲突。玫瑰精油1滴、乳香精油4滴加入10ml基础油内涂抹膻中穴、心俞每日早晚2次。

(10)特别注意:迷迭香精油1%~2%的剂量是降血压强心提神醒脑作用,而3%时就有升高血压作用。迷迭香精油2滴马郁兰3滴,泡浴。

6. *饮食疗法* 饮食与冠心病的发生率也有密切关系。冠心病患者应选择易消化、高维生素的清淡饮食,控制高糖、高脂、高胆固醇、高盐食物,主张少食多餐。高脂、高胆固醇食物可加速冠状动脉粥样硬化的发生与发展,因此应控制饮食中脂肪和胆固醇的摄入。饮食以低脂、低钠、低热能、易消化为原则,补充钾、钙及优质蛋白质,减少脂肪摄入,多食新鲜蔬菜和水果,如四棱豆等,对冠心病有良好疗效。便秘会导致血压升高、增加心脏负担,从而诱发心绞痛、心肌梗死,甚至发生猝死。所以应保持大便通畅,鼓励患者定时排便,可多吃香蕉、薯类、芹菜等粗纤维食物。此外,糖尿病会加速、加重冠状动脉粥样斑块的形成和演变,增加冠心病死亡风险,因此患者需要积极控制血糖。冠心病患者还需要停止吸烟,包括主动吸烟和被动吸烟。研究表明,吸烟可通过损伤内皮,触发冠心病形成,诱发斑块不稳定,加速粥样病变进展。世界卫生组织调查结果显示,由吸烟导致的冠心病病死率约为20%,戒烟可以有效降低冠心病发生率。

(苏　轮　肖　军　汤玉萌　诸禹圻)

参考文献

[1] 林果为,王吉耀,葛均波.实用内科学[M].北京:人民卫生出版社,2017:964-997.

[2] 肖军.临床诊疗中的心绞痛之问[J].中国保健营养,2018(380):60-63.

[3] 肖军,王洪叶,王德水,等.早期气管插管行机械通气在急性重症左心衰竭抢救中的价值[J].中华保健医学杂志,2012,14(3):203-205.

[4] 肖军，王洪叶，季春燕，等. 主动脉内球囊反搏术在急性心肌梗死相关动脉近端病变患者中的应用效果[J]. 中国循证心血管医学杂志，2011，3(4)：272-274.
[5] 单守勤，于善良. 疗养康复指南[M]. 北京：人民卫生出版社，2020：135-137.
[6] 张卫明，袁昌齐，张茹云，等. 芳香疗法和芳疗植物[M]. 南京：东南大学出版社，2009：46-47.
[7] 尹秉安，勾幼卿. 实用疗养康复指南[M]. 哈尔滨：黑龙江科学技术出版社，1991：34-36.
[8] 张林. 中国疗养旅游指南[M]. 西安：陕西旅游出版社，1988：85-128.
[9] 康晓凤，李峥. 冠心病康复护理的研究进展[J]. 中华护理杂志，2004(6)：45-48.
[10] Wilk C, Turkoski B. Progressive muscle relaxation in cardiac rehabilitation: a pilot study. Rehabil Nurs2001，26(6)：238-242.
[11] 冠心病稳定型心绞痛中医诊疗指南[J]. 中医杂志，2019，60(21)：1880-1890. DOI：10. 13288/j. 11-2166/r. 2019. 21. 015.
[12] 卢玉兰. 综合护理干预对冠心病患者临床疗效的影响[J]. 护理实践与研究，2010，7(24)：39-41.
[13] 万虹. 高血压冠心病的生活防治与康复[M]. 北京：军事医学科学出版社，2000：49-57.
[14] 黎英，金剑. 昆明温泉地区自然疗养因子对高血压病患者血压的影响[J]. 中国疗养医学，2014，23(2)：120-121. DOI：10. 13517/j. cnki. ccm. 2014. 02. 031.
[15] 派翠西亚・戴维斯. 芳香疗法大百科[M]. 北京：中信出版社，2013：329.
[16] Go A S，Mozaffarian D，Roger V L，et al. Executive summary：heart disease and stroke statistics-2013 update：a report from the American Heart Association[J]. Circulation，2013，12(71)：143-152. DOI：10. 1161/CIR. 0b013e318282ab8f.
[17] Hong Y J，Jeong M H，CHOI Y H，et al. Plaque characteristics in culprit lesions and inflammatory status in diabetic acute coronary syndrome patients[J]. JACC Cardiovasc Imaging，2009，2(3)：339-349. DOI：10. 1016/j. jcmg. 2008. 10. 017.
[18] Wichrowski M，Whiteson J，Haas F，et al. Effects of horticultural therapy on mood and heart rate in patients participating in an inpatient cardiopulmonary rehabilitation program[J]. Journal of Cardiopulmonary Rehabilitation and Prevention，2005，25(5)：270-274.
[19] 吴洪生. 果树和蔬菜的药用功能[J]. 中药研究与信息，2000(12)：46-48. DOI：10. 13313/j. issn. 1673-4890. 2000. 12. 018.
[20] Galloway M T，Jokl P. Aging successfully：the importance of physical activity in maintaining health and function[J]. JAAOS-Journal of the American Academy of Orthopaedic Surgeons，2000，8(1)：37-44.
[21] Shiue I. Gardening is beneficial for adult mental health：Scottish Health Survey，2012-2013[J]. Scandinavian Journal of Occupational Therapy，2016，23(4)：320-325.

第三节　心律失常

心律失常(arrhythmia)是由于窦房结激动异常或激动产生于窦房结以外，激动的传导缓慢、阻滞或经异常通道传导，即心脏活动的起源和(或)传导障碍导致心脏搏动的频率和(或)节律异常。根据发生原理分为冲动形成异常和冲动传导异常，其中冲动形成异常分为窦性心律失常与异位心律失常；冲动传导异常分为生理性、病理性及房室间传导途径异常。心律失常是心血管疾病中重要的一组疾病。它可单独发病，亦可与其他心血管病伴发。其预后与心律失常的病因、诱因、演变趋势、是否导致严重血流动力障碍有关，可突然发作而致猝死，亦可持续累及心脏而致其衰竭。

心血管疾病(cardiovascular disease，CVD)是 21 世纪我国面临的主要公共健康问题之一。2015 年世界心律失常大会上提出，我国心血管疾病的发病率呈上升趋势，其中心律失常患者有2000万人左右，心房纤颤者约有800万人，大量心律失常患者急需治疗。我国每年死于心脏性猝死的约54万人，且88%由心律失常所致，而发病者的成功救治率低于1%。随人口老龄化及现代社会生活方式的转变，心律失常已经成为全球性的健康问题。

一、发生机制

心脏传导系统(cardiac conducting system，CCS)是由窦房结、房室结、房室束、左右束支及浦肯野纤维等构成。CCS产生并传导冲动，维持心脏的正常收缩，使心房肌和心室肌的收缩达到相互协调。研究发现：心脏传导系统病变与致死性心律失常关系密切。

Arutunyan等认为，心肌缺血时诱发的室性心律失常与折返激动和细胞内钙离子增加引起的触发活动关系密切。在老年人群中传导阻滞也比较常见，考虑与老年人群心肌细胞褐色萎缩、发生淀粉样变性、冠状动脉粥样硬化及束支传导系统发生退行性变关系密切。老年人随年龄的增长窦房结起搏细胞减少，P细胞功能衰减，使其起搏功能出现生理性降低，易出现窦性心动过缓。加之老年人对化学感受器和压力感受器的反应性降低以及迷走神经张力增加、起搏点固有频率的降低均有关。

二、病因

导致心律失常的原因非常多，其中基础疾病是重要原因之一。冠心病是引起老年心律失常的主要原因。老年人群室性心律失常及复杂性心律失常发生率高，在很大程度上与器质性心脏病发病率高相关。临床观察证明，90%以上的急性心肌梗死患者存在各种心律失常的心电图改变，且猝死的患者中100%均有恶性心律失常的改变。心功能减退及血液流变学异常是老年冠心病患者发生室性心律失常的重要原因，病死率较高。常因冠状动脉粥样硬化病变引起管腔狭窄，或血栓阻塞、血管痉挛、高同型半胱氨酸血症、血管内皮功能的不稳定性、心肌内微血管病变等均可因冠状动脉的缺血引起病理性心律失常，且随病变血管数量的增多、程度加重及年龄增长而加剧。

室性心律失常的发生率和严重程度与高血压左心室肥厚密切相关。室性期前收缩可能与外周血压增高、左心室壁压力负荷增加有关，其中舒张功能受损或左心室肥厚更加重这一因素。高血压病患者房性心律失常的发生率明显高于室性心律失常。高血压病是非风湿性心脏瓣膜病心房纤颤及室上性心律失常发生的主要病因之一。高血压患者常伴有肾素-血管紧张素系统的激活，其主要有效成分血管紧张素Ⅱ可降低构成心房细胞缝隙连接的Cx43和Cx40蛋白的表达。可引起心房扩张及压力增高，使心房肌细胞发生电紊乱，从而诱发房性心律失常的发生及持续。

糖尿病、高脂血症是临床常见的代谢性疾病，外周动脉硬化、心脑肾血管损害是该病患者常见并发症，也是当前糖尿病患者死亡的主要原因。通过对2型糖尿病合并冠心病患者进行心电图研究显示糖尿病患者可导致心电图QT离散度发生变化，是导致心律失常发生的原因之一。

肺心病及胸科手术亦是引起心律失常的常见原因，此类患者可因长期低氧血症、反复肺部感染、心肌慢性缺氧缺血病变、血流动力学改变，或肺叶切除术中或术后，心律失常发生率高，而且以房性心律失常为多。

老年心律失常与中青年不同，因各脏器生理功能低下，反应迟缓，表达能力减低，常常发生与多种疾病、多种内环境紊乱和外界因素改变有关。许多是在体检平静心电图或24小时动态心电图检查时发现异常情况，对临床判断和治疗非常有指导意义。其他可见心律失常发生病因及诱因：老年风湿性瓣膜病、退行性瓣膜病；先天性心脏病(少见)；扩张型心肌病；肥厚性心肌病(少见)、贫血、甲状腺功能异常(甲亢性心肌病)、出血或闭塞性脑血管疾病(脑心缺血综合征)、胸科手术中或术后、胆囊术中(胆心综合征的牵拉反应)、鼾症和睡眠呼吸暂停综合征的低氧状态;或因紧张、恐惧、过度兴奋引起心脏自律神经调整功能紊乱,均可出现病理性或功能性、快速性或缓慢性心律失常。

对于气候变化、精神受刺激后情绪发生较大波动、运动速度过快或超负荷量、暴饮暴食、低血糖反应、电解质紊乱(高血钾、低血钾、低血钙)、药物反应(抗心律失常药物、洋地黄类药物)、不良嗜好(吸烟、酗酒)、饮用浓茶或咖啡等危险因素,均可诱发不同类型的心律失常,有的甚至导致严重后果。应加强对老年人多种危险因素的高度重视。

三、诊断标准

24 小时动态心电图记录是发现老年患者有症状或无症状心律失常和心肌缺血的最佳检测方法之一。

1. 窦性心律失常　P 波在Ⅰ、Ⅱ、aVF 导联上直立、aVR 导联上倒置,P-R 时限 0.12～0.20 秒,频率范围 60～100 次/分。成人窦性心律中频率＞100 次/分为窦性心动过速,＜60 次/分为窦性心动过缓。

2. 房性期前收缩　提前出现的、激动起源于除窦房结以外的其他心房部位。P-R 时限 0.12～0.20 秒,＜5 次/分为偶发房性期前收缩,＞5 次/分为频发房性期前收缩。

3. 房性心动过速　连续出现 3 次或以上的房性期前收缩。

4. 心房扑动　基线、P 波消失,代之以形态、振幅、间距相似的锯齿样 F 波,在Ⅱ、Ⅲ、aVF、V1、V2 导联明显,F 波的频率为 250～350 bpm。

5. 心房纤颤　P 波消失,代之以小而不规则的基线波动,形态与振幅均变化不定的 f 波,频率为 350～600 bpm。

6. 室性期前收缩　提前出现的 QRS 波宽大畸形,时限＞0.12 秒,其前无 P 波或 P 波在其中或其后,T 波、ST 段与 QRS 主波方向相反,常存在完全性代偿间歇。＞5 次/分为频发室性期前收缩,＜5 次/分为偶发室性期前收缩。

7. 室性心动过速　连续 3 个或以上室性期前收缩。

8. 房室传导阻滞

(1)一度房室传导阻滞:P-R 间期＞0.20 秒,每个心房冲动都能传至心室。

(2)二度房室传导阻滞:包括Ⅰ型(P-R 间期逐渐延长至心搏脱漏)、Ⅱ型(P-R 间期固定下传,心搏传一漏一)。

(3)三度房室传导阻滞:全部心房冲动均不能下传至心室,心房与心室激动各自为政、互不相关。

9. 室内传导阻滞

(1)右束支传导阻滞:QRS 时限≥0.12 秒。V1-V2 导联呈 rsR′,R′波粗钝,V5、V6 导联呈 qRS,S 波宽阔。且 T 波与 QRS 主波方向相反。

(2)左束支传导阻滞:QRS 时限≥0.12 秒,V5、V6 导联 R 波宽大,顶部有切迹或粗钝,其前方无 q 波,V1、V2 导联成宽阔的 QS 波或 rS 波形,V5、V6 导联 T 波与 QRS 主波方向相反。

10. 病窦综合征　是由窦房结病变导致其功能减退,产生快-慢综合征的多种心律失常,如窦性心动过缓和快速性房性心律失常交替出现;窦性停搏或窦房传导阻滞;P-P 间期＞2 秒以上，期间无 P 波，而且所失去的 P 波在时间上与正常 P-P 间隔不成倍数关系。或长间歇后反复出现交界区逸搏或逸搏心律、室性逸搏或逸搏心律。

四、典型案例

下述心电图、心律失常的出现，均为 24 小时动态心电图检查发现，与前面描述老年人的易患危险因素有明确的关系。

1. 患者男性，68 岁，因在外执行保健任务，未进午餐，傍晚出现明显饥饿感，快速饱餐两大碗热汤面后，感觉腹胀难忍，伴胸闷、全身出汗，当即测血压 85/50 mmHg，心率 46 次/分，急诊心电图提示：窦性心动过缓，考虑急性胃扩张。给予胃肠减压，静脉补液治疗（图 4-5）。

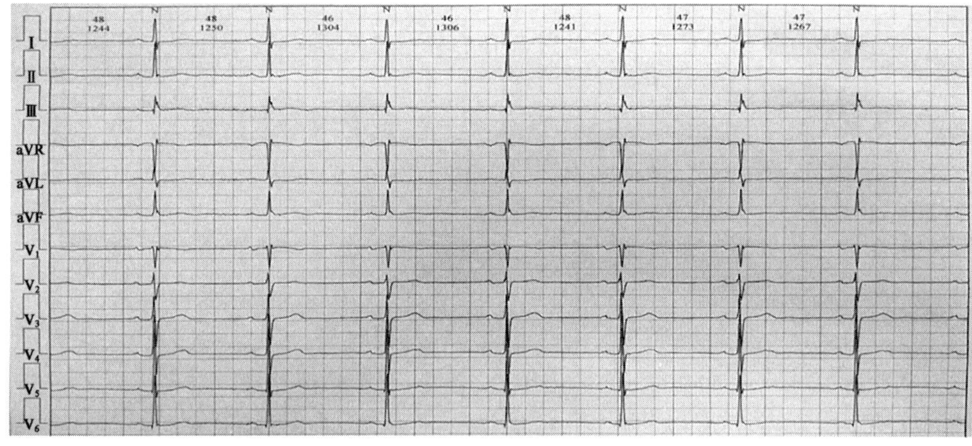

图 4-5　窦性心动过缓

2. 患者女性 72 岁，在动态心电图检查期间，中餐进食少量，下午 5 点左右饮咖啡约 200ml，5 分钟后出现明显心慌，出汗，全身无力，自行含化巧克力 10 分钟后症状缓解，考虑为低血糖反应。心电图回放显示症状出现时点为：窦性心动过速，心室率 148 次/分（图 4-6）。

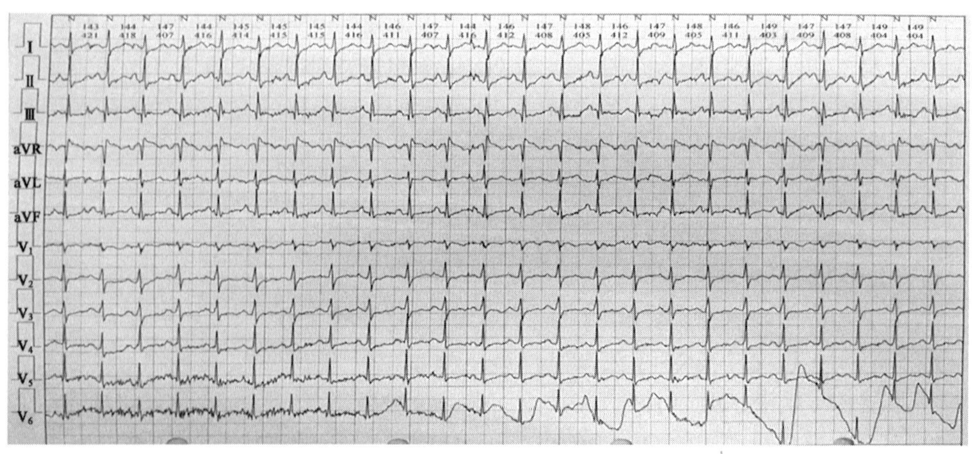

图 4-6　窦性心动过速

五、诊断

心律失常的确诊主要依据心电图、病史及体征进行初步判断，其中病史包括详细询问发作时心率与节律的变化、起止时间及持续时间，有无低血压、昏厥、抽搐、心绞痛或者心力衰竭等表现，以及既往发作的诱因、频率与治疗的经过等，利于判断心律失常的性质。

六、治疗

依据患者的症状、心律失常的类型及机体内血流动力学的变化判断选择治疗方案。治疗一般包含有发作时心律失常的控制、去除病因病灶、改良基质、预防复发等几个方面。治疗方法上可分为非药物治疗和药物治疗。

1. 非药物治疗方法　包括压迫眼球、按摩颈动脉窦、捏鼻用力呼气和屏气等反射性兴奋迷走神经的方法；电复律、电除颤、心脏起搏器植入和消融术等电学治疗方法；外科手术等。

(1)反射性兴奋迷走神经方法可用于终止多数阵发性室上性心动过速，可在药物治疗前或同时采用。

(2)电复律和电除颤分别用于终止异位快速心律失常发作和心室扑动、心室颤动。

(3)心脏起搏器多用于治疗窦房结功能障碍、房室传导阻滞等缓慢性心律失常。

(4)导管消融术可以根治多种室上性心动过速，如预激综合征、房室折返性心动过速等。

(5)外科手术治疗目前主要是用于治疗心房纤颤合并其他心脏病需要开胸手术者。

2. 常用抗心律失常药物　现临床应用的抗心律失常药物已近 50 余种，至今还没有统一的分类标准。大多数学者同意根据药物对心脏的不同作用原理将抗心律失常药物分以下四类，以指导临床合理用药，其中Ⅰ类药又分为 A、B、C 三个亚类。

(1)Ⅰ类：即钠通道阻滞药。

ⅠA 类：适度阻滞钠通道，属此类的有奎尼丁等。

ⅠB 类：轻度阻滞钠通道，属此类的有利多卡因等。

ⅠC 类：明显阻滞钠通道，属此类的有普罗帕酮等。

(2)Ⅱ类：为 β 肾上腺素受体阻断药，因阻断 β 受体而有效，代表性药物为普萘洛尔。

(3)Ⅲ类：是选择地延长复极过程的药物，属此类的有胺碘酮。

(4)Ⅳ类：即钙通道阻滞药。它们阻滞钙通道而抑制钙离子内流，代表性药有维拉帕米。

长期服用抗心律失常药均有不同程度的不良反应，严重的可引起室性心律失常或心脏传导阻滞而致命。因此，临床应用时应严格掌握适应证，注意不良反应，以便随时应急。

七、健康指导

1. 生活要规律，保证充足的睡眠。

2. 居住环境力求清幽，避免喧闹，多种花草，有利于怡养性情。

3. 注意劳逸结合，根据自身的情况选择合适的体育锻炼，如散步、太极拳、气功等，节制房事，预防感冒。

4. 尽力保持标准体重，勿贪饮食，因为发胖会使心脏负荷加重。

5. 注意季节、时令、气候的变化，因为寒冷、闷热的天气，以及对疾病影响较大的节气，如立春、夏至、立冬、冬至等容易诱发或加重心律失常，应提前做好防护，分别采取保暖，通风、降温等措施。

6. 饮食以易消化、清淡、营养丰富、少食多餐、低盐低脂、高蛋白、多种维生素、清洁卫生、冷热合适、定时定量为原则，心律失常患者禁忌浓茶、咖啡、香烟、烈酒、煎炸及过咸、过甜、过黏食品，少食细粮、松花蛋、动物内脏，兼有水肿者，应限制饮水量。

7. 精神情志的正常与否，同心律失常发生关系密切，设法消除紧张、恐惧、忧虑、烦恼、愤怒等不良情绪刺激，保持正常心态。

8. 患者除日常口服药外，还应备有医师开具的应急药品，如普萘洛尔、速效救心丸、硝苯地平、阿托品等。

八、园林康养方案

1. 心律失常与高血压、冠心病紧密相关，因此前文"高血压"与"冠心病"章节所提到的园林治疗方案，也可用于心律失常患者的疗养康复。

2. 患者发生心律失常后易感到恶心，有呕吐现象，食欲降低。饮食上应选择以高蛋白、高纤维、富含维生素、易消化的食物，患者还应该戒烟戒酒。患者还可以吃一些药膳。药膳是在中医理论指导下，按照中医性味功能与适宜的食物调配而成的。例如，荜茇粥方是由荜茇、胡椒、桂心各一份，米三份组成，有增加心肌营养性血流量，降血脂、血压，抗心肌缺血、抗心律失常作用。

（孙　沛　张　明　吴国辉　诸禹圻　胡　超）

参考文献

[1] 马长生. 心房颤动——临床实践与治疗进展[M]. 北京：人民卫生出版社，2005：57.

[2] 李也菇. 研究动态心电图在老年冠心病患者心肌缺血和心律失常生理诊断中的价值[J]. 中国医药指南，2016(1)：64-65.

[3] 陈天佳，赵力. 老年人心律失常的动态心电图特点及其临床意义[J]. 中国老年学杂志，2004(9)：783-784.

[4] Koyak Z，Achterbergh RC，de Geoot JR，et al. Postoperative arrhythmias in adults with congenital heart disease：incidence and risk factors [J]. Int J Cardiol，2013，(18)：1905.

[5] 李颖，姜玉容，吕建琼，等. 动态心电图在老年心律失常诊断中的应用 [J]. 临床心电学杂志，2011(3)：188-191.

[6] 陈晓华，王瑞，赵玥，等. 1635 例老年及老年前期心律失常、心肌缺血动态心电图观察[J]. 实用心电学杂志，2015(4)：276-282.

[7] Solomon MD，Yang J，Sung SH，et al. Incidence and timing of potentially high-risk arrhythmias detected through long term continuous ambulatory electrocardiographic minitoring[J]. BMC Cardiovasc Disord，2016，16(1)：35.

[8] 杨宝峰. 药理学[M]. 6 版. 北京：人民卫生出版社，2005：208-220.

[9] 陈丽娜，张学萍，姜明慧. 综合护理在胺碘酮治疗急性心肌梗死后发生心律失常患者中的应用[J]. 齐鲁护理杂志，2015，21(19)：82-83.

[10] 陈丽娜，周焕芳，任国琴，等. 优质护理在急性心肌梗死并发心律失常患者中的应用[J]. 实用临床医药杂志，2016，20(20)：11-13.

[11] 魏华民，吴红金. 中药抗心律失常的临床与基础研究进展[J]. 中西医结合心脑血管病杂志，2015，13(2)：152-158.

第5章 呼吸系统常见疾病园艺治疗方案

第一节 肺 炎

肺炎是呼吸系统的常见病之一,指的是终末气道、肺泡和肺间质的炎症,可由多种病因引起,如感染、理化因素、免疫损伤等。尽管新的强效抗生素和有效的疫苗不断投入临床应用,但近年随着人口老龄化、病原体的变迁、医院获得性肺炎发病率的增高、病原学诊断的困难和不合理应用抗生素等因素引起细菌耐药性的增高,发病率和病死率仍旧较高。

2019年全球疾病负担研究(GBD)数据显示,包括肺炎和细支气管炎在内的下呼吸道感染影响了全球4.89亿人,其中5岁以下的儿童和70岁以上的成年人是受肺炎影响最严重的人群(图5-1)。在儿童中,早产、营养不良、家庭空气污染、环境颗粒物或次优母乳喂养是社区获得性肺炎(CAP)的主要风险因素,而在成人中,呼吸系统疾病(如COPD)、糖尿病、心血管疾病和慢性肝病是增加CAP风险的最常见的并发症。值得注意的是,男性患CAP的风险高于女性,这可能是解剖结构、行为、社会经济和生活方式因素等差异所致。

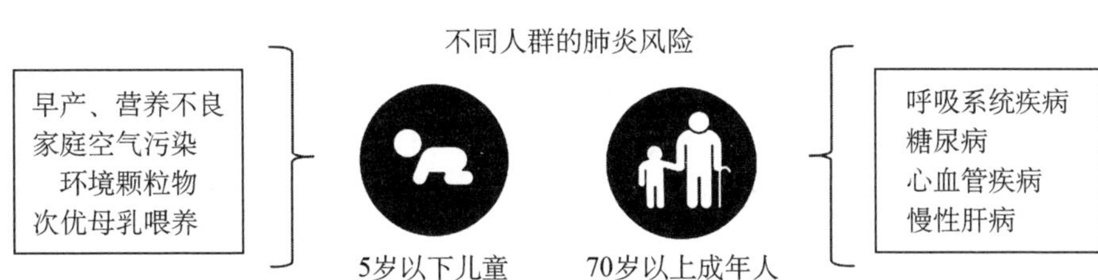

图5-1 不同人群受到肺炎疾病影响的风险

一、病因

1. 呼吸道退行性变 正常的呼吸道免疫防御屏障可使气管隆凸以下的呼吸道保持无菌,而肺炎是否发生主要决定于病原体和宿主这两个因素。如果病原体数量多,毒力强或者宿主呼吸道局部和全身免疫防御系统损伤,可引发肺炎。老年人由于上呼吸道黏膜和腺体萎缩,黏液、唾液分泌减少,黏膜-黏液系统的防御功能下降,病原体易在上呼吸道定植且繁殖,成为老年肺炎发生的病原学条件。老年人喉头反射与咳嗽反射减弱可引发上呼吸道保护性反射减弱,病原体容易进入下呼吸道;骨质疏松,脊柱后凸和肋软骨钙化,肋间肌和辅助呼吸肌萎缩,胸廓活动受限,并由扁平胸变为桶状胸,使肺通气功能下降;小气道周围弹力纤维减少,管壁弹性牵引力减弱，致使小气道变窄、塌陷，气道阻力增加。这些结构和功能的改变均影响异物和分泌物的排出，易导致感染。病原体可通过下列途径引起肺炎：①空气吸入；②血行播散；③邻近感染部位蔓延；④上呼吸道定植菌的误吸。肺炎还可通过误吸胃肠道的定植菌（胃食管反流）和通过人工气道吸入环境中的致病菌引起。

2. 慢性基础性疾病　老年人常易合并有各器官功能衰退、营养缺乏状态等多种内外科疾病，易于导致老年人的肺部感染率和病死率增加。临床观察发现，几乎所有老年肺炎患者患有一种或多种基础疾病，如神经系统疾病、糖尿病、慢性支气管炎、充血性心力衰竭、恶性肿瘤等。慢性基础疾病是肺炎重要的危险因素，通常情况下多种基础疾病，也是在肺炎的诊断和治疗中具有挑战性的临床问题。

3. 免疫力降低　老龄化带来的免疫老化促进了老年人呼吸道感染的发生。胸腺退化、胸腺激素减少，老年人的巨噬细胞吞噬、趋化性和中性粒细胞杀菌作用等非特异性免疫反应低下，而通过淋巴细胞实现的特异性免疫反应更差。上述各种全身或局部的免疫功能障碍，均可使肺炎的发病率进一步增高。

4. 其他因素　长期吸烟，各器官功能下降，御寒能力降低，容易受凉感染，加之行动障碍，长时间卧床，睡眠障碍而长期使用安眠药等均可增加肺炎的易感性。

二、分类

1. 按照解剖学分类

（1）大叶性肺炎：炎症起于肺泡，通过肺泡间孔向其他肺泡蔓延，以致一个肺段或肺叶发生炎症，又称肺泡性肺炎。致病菌多为肺炎链球菌。

（2）小叶性肺炎：病原体经支气管入侵播散引起细支气管、终末细支气管及肺泡的炎症，又称为支气管肺炎。常继发于其他疾病，可由细菌、病毒及支原体引起。

（3）间质性肺炎：可由细菌、病毒、支原体、衣原体或卡氏肺囊虫等引起。是以肺间质为主的炎症，病变主要累及支气管壁及其周围组织。由于病变在肺间质，呼吸道症状较轻，异常体征较少。X 线通常表现为肺下部的不规则条索状阴影。

2. 按照患病环境分类　由于病原体检出在技术及实施上有时存在困难，结果报告相对滞后，且不同环境下肺炎病原体分类可协助肺炎的诊治，已广泛应用于临床。

（1）社区获得性肺炎（CAP）：也称医院外获得性肺炎，在医院外罹患的感染性肺实质炎症，包括有明确潜伏期的病原体感染而在入院后平均潜伏期内发病的肺炎。传播途径为吸入飞沫、空气或血源传播。主要病原菌为肺炎链球菌。

（2）医院获得性肺炎（HAP）：简称医院内肺炎，指在入院时既不存在，也不处于感染潜伏期，而在入院 48 小时后发生的感染，也包括出院后 48 小时内发生的肺炎。其中以呼吸机相关性肺炎多见，治疗及预防较困难。误吸口咽部定植菌是 HAP 最主要的发病机制。常见病原菌为革兰阴性杆菌，包括金黄色葡萄球菌、铜绿假单胞菌、肺炎杆菌、肠杆菌。

3. 按照病因分类

（1）细菌性肺炎：最为常见，最常见的病原菌是肺炎链球菌，其次是葡萄球菌、肺炎杆菌。

（2）病毒性肺炎：冠状病毒、流感病毒、麻疹病毒等感染（图 5-2）。

（3）非典型病原体所致肺炎：如支原体、衣原体、军团菌等感染。

（4）真菌性肺炎：如白念珠菌感染。

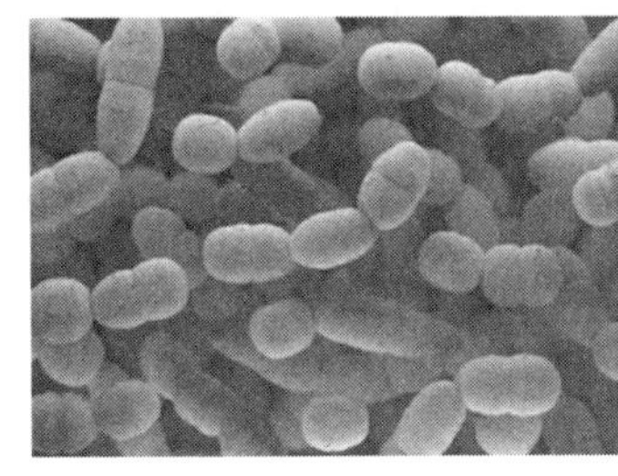 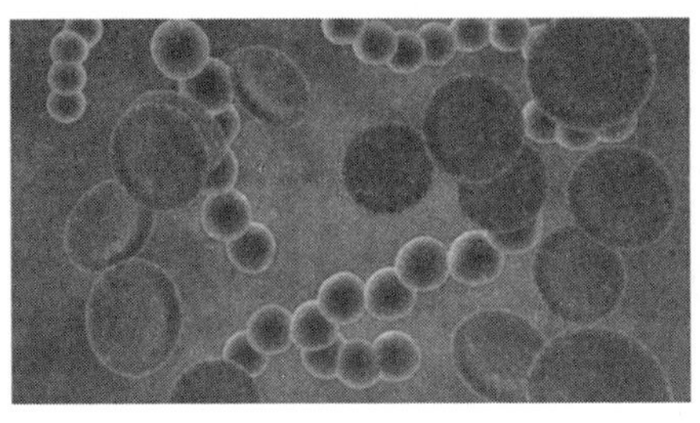 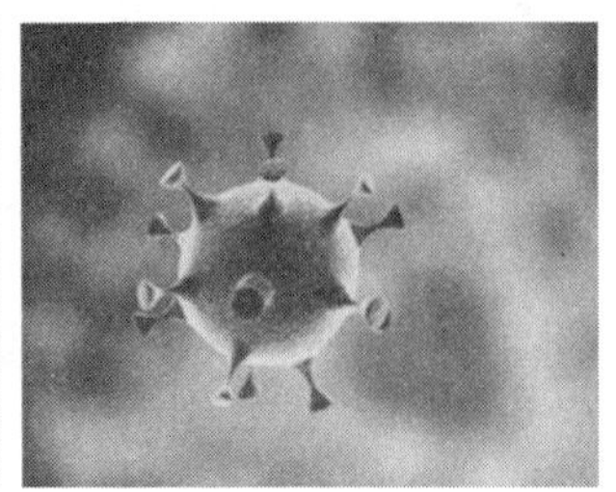

图 5-2　从左到右依次为：肺炎链球菌、葡萄球菌、冠状病毒

(5)理化因素所致肺炎：如放射线损伤引起的放射性肺炎、吸入性刺激气体、液化等化学物质，亦可引起化学性肺炎。

三、临床表现

一般急性起病，典型表现为突然畏寒、发热，或先有短暂“上呼吸道感染”史，随后咳嗽、咳痰或原有呼吸道症状加重，并出现脓性痰或血痰，伴或不伴胸痛。病变范围大者可有呼吸困难、发绀。早期肺部体征不明显，典型体征为肺实变体征、湿啰音。发病迅速，病情恶化较多见，更易发生呼吸衰竭。呼吸系统解剖生理退化改变是呼吸系统发病率高的基础。如同样的病原体、相同部位及范围的肺部感染，急性呼吸衰竭常是肺部病变的首发症状。

肺炎患者的并发症较多，尤其是已经有缺血、重要器官储备功能差。最常见并发呼吸衰竭性和心力衰竭性或高血压性心脏病的患者，以心律失常最为常见。约 1/3 肺炎患者特别是年龄＞85 岁的患者易于并发急性意识障碍和精神障碍，如谵妄等。其他如酸碱失衡、水电解质紊乱、消化道大出血、急性心肌梗死及多器官功能衰竭常见。

四、实验室检查

1. *血常规*　细菌性肺炎可见血白细胞计数和中性粒细胞增高，并有核左移，或细胞内见中毒颗粒。年老体弱、酗酒、免疫功能低下者白细胞计数可不增高，但中性粒细胞比例仍高。病毒性肺炎和其他类型肺炎，白细胞计数可无明显变化。

2. *胸部 X 线*　可为肺炎发生的部位、严重程度和病原学提供重要线索。呈肺叶、段分布的片状浸润影，高度提示为细菌性肺炎，实变区内可见含气的支气管影，称之为支气管气相(含气支气管征)；呈斑片状或条索状非均匀片状阴影，密度不均匀，沿支气管分布，则多见于细菌或病毒引起的支气管肺炎；空洞性浸润，常见于葡萄球菌或真菌感染。

3. *痰涂片镜检及痰培养*　明确病原体有助于临床治疗。最常用的病原学检测方法是痰涂片镜检及痰培养，具有简便、无创等优点，但由于口咽部存在大量定植菌，经口咳出的痰标本易受污染，标本采集须规范操作，必要时可经人工气道吸引或经纤支镜通过防污染样本毛刷获取标本。有胸腔积液时应做胸腔积液培养，疑有菌血症时应采血做血培养。此外，还可通过血清学方法检测某些肺炎病原的抗体以得出病原学诊断。

五、诊断

依据病史及临床表现、体征，结合血常规检查及胸部 X 线检查有助于诊断，痰培养连续 2

次分离出相同病原菌可确诊。

六、治疗

1. *抗感染治疗* 抗感染是肺炎治疗的最主要环节。治疗原则：初始采用经验治疗。根据医院获得性肺炎或社区获得性肺炎选择抗生素，初始治疗后，根据临床反应、细菌培养和药物敏感试验，给予特异性的抗生素治疗。抗生素治疗后 48～72 小时应对病情进行评价，治疗有效表现为体温下降、症状改善、白细胞逐渐降低或恢复正常，而 X 线胸片病灶吸收较迟。

2. *对症和支持治疗* 包括祛痰、降温、吸氧、维持水电解质平衡，改善营养及加强机体免疫功能等治疗。预防并及时处理并发症，肺炎球菌肺炎、葡萄球菌肺炎、革兰阴性杆菌肺炎等出现严重脓毒血症，可并发感染性休克，应及时给予抗休克治疗，并发肺脓肿、呼吸衰竭的给予相应治疗。

七、健康指导

1. *休息与环境* 高热患者应卧床休息，以减少氧耗量，缓解头痛、肌肉酸痛等症状，病室应尽可能保持安静并维持适宜的温、湿度。

2. *饮食* 提供足够热能、蛋白质和维生素的流质或半流质食物，以补充高热引起的营养物质消耗。鼓励患者多饮水，以保证足够的入量并有利于稀释痰液。

3. *高热护理* 可采用温水擦浴、冰袋、冰帽等物理降温措施，以逐渐降温为宜，防止虚脱。患者大汗时，及时协助擦拭和更换衣服，避免受凉。必要时遵医嘱使用退热药或静脉补液，补充因发热而丢失较多的水分和电解质，加快毒素排泄和热能散发。心脏病和（或）老年人应注意补液速度，避免过快导致急性肺水肿。

4. *口腔护理* 做好口腔护理，鼓励患者经常漱口，口唇疱疹者局部涂抗病毒软膏，防止继发感染。

八、园林康养方案

1. *饮食疗法* 可采用我国一些传统的药膳经常食用，以增强营养。

（1）百合黄米粥：百合有养阴润肺清心安神作用，常食有养阴清热之益。黄米有补肺益肺，除热疗痈的功效。取百合 10g，洗净和黄米适量用温火煮粥，食用时加糖少许，每日 3 次食用。

（2）三七藕蛋羹：三七有止血作用，藕有消热、止渴凉血、散瘀功效。取鲜藕汁一小杯，加水适量，煮沸。汉三七粉 5g 与生鸡蛋 1 个调匀，冲沸汤中，可加食盐和食油少许，佐餐食用，每日 2 次。

2. *运动疗法* 可教给患者向外突出腹部，做快速吸气，内收腹部，噘起嘴，慢慢地将气吹出，以充分利用横膈运动。噘嘴吹气可防止气道的早期闭合。练习此法，可减轻呼吸困难，并提高动脉血气水平。可与太极拳、五禽戏、八段锦、步行，也可以结合慢跑每日 30 分钟，每分钟 100 米，运动锻炼相结合。

3. *环境疗法* 负离子疗法，可以选择负氧离子含量较高的疗养地进行辅以相关的运动或饮食疗法进行疗养康复。在缺乏场地的情况下也可以通过机器辅助将空气负离子吸入肺内，可加速气道上皮细胞的纤毛运动，有利于排痰。用直流电高压负离子发生器，在距离 20～

50cm 处呼吸，每日一次，每次 20～30 分钟，15 次为 1 个疗程。

4. 芳香疗法

(1)罗文莎叶、马郁兰、牛膝草精油有抗炎、镇痛、缓解呼吸道感染引起的不适感。蓝胶尤加利精油具有抗菌、消炎和解痉的特性。可以帮助清理呼吸道、减轻咳嗽和喉咙痛等不适。

(2)西伯利亚冷杉精油有助于减轻呼吸道不适，如咳嗽、咽喉痛和鼻塞等症状以外，还可抗炎和镇痛，支持免疫系统，帮助增强身体的免疫功能。

(3)罗文莎叶 2 滴、马郁兰 2 滴、尤加利 1 滴、柠檬 1 滴均匀摇匀配 10ml 基础油中按摩后背或取配好的精油 2 滴放入 1000ml 热水里蒸汽吸入或雾化吸入，还可以喝有机尤加利纯露、松树纯露。取 5ml 加入 500ml 水中。

（林晨涛　张金花　翟武杰　徐　峰　肖　漓）

参考文献

[1] 中华医学会呼吸病学分会. 中国成人社区获得性肺炎诊断和治疗指南(2016 年版)[J]. 中华结核和呼吸杂志，2016，39(4)：253-279.

[2] Torres A，Cilloniz C，Niederman MS，et al. Pneumonia [J]. Nat Rev Dis Primers，2021，7(1)：25.

[3] Hooven TA，Polin RA. Pneumonia [J]. Semin Fetal Neonatal Med，2017，22(4)：206-213. https://image.baidu.com/

第二节　支气管哮喘

支气管哮喘是最常见且持续时间最长的炎症性气道疾病，影响世界上 10%以上的人口，据统计其患病率是慢性阻塞性肺病的两倍。支气管哮喘是一种以慢性气道炎症和气道高反应性为特征的复杂的、异质性的慢性气道疾病，主要特征包括临床上的气道慢性炎症，生理上的气道对多种刺激因素呈现的高反应性，多变的可逆性气流受限，以随病程延长而导致的一系列气道结构的改变即气道重构。特点为支气管狭窄、气道高反应性、血管舒张、气道水肿和感觉神经末梢受到刺激，导致患者反复出现呼吸困难、喘息、胸闷和咳嗽等症状，且常在夜间及凌晨发作或加重，但多数患者可自行缓解或经治疗后缓解。

一、病因

哮喘尚未完全控制或治疗不太彻底的患者，除了遗传因素外，通过接触环境刺激物、过敏原、呼吸道感染和职业接触等多种触发因素也可导致支气管痉挛，引起呼吸道症状，诱发哮喘的发生(图 5-3)。

1. 遗传因素　哮喘是一种复杂的、具有多基因遗传倾向的疾病，其发病具有家族聚集现象，亲缘关系越近，患病率越高，且患者病情表现得越严重，其亲属的患病率也越高。研究表明，双胞胎患哮喘的风险为 50%～60%，遗传决定表现出基因效应与环境因素的复杂联系。

支气管哮喘的成因和主要症状
支气管狭窄
气道高反应性
血管舒张
气道水肿
感觉神经末梢受到刺激
疾病导致
呼吸困难
喘息
胸闷
咳嗽
常在夜间、凌晨发作

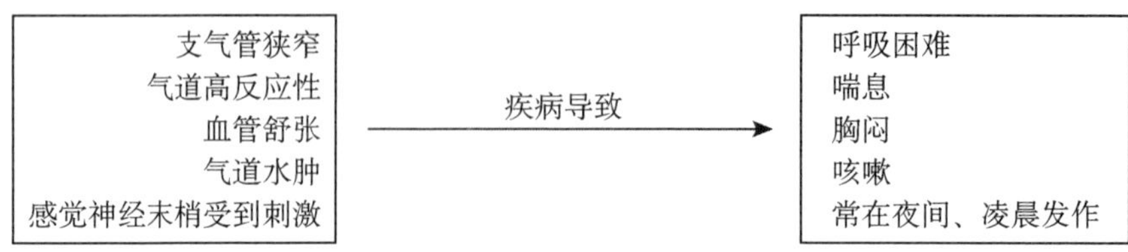

图 5-3　支气管哮喘的成因和主要症状

2. 环境因素

(1)变应原因素

①室内外过敏原:常见的室外过敏原有尘螨和真菌等,其中尘螨是全球最常见、危害最大的人类过敏原,分布于唾液、粪便、尿液及皮毛等分泌物内。据统计,60%～80%的哮喘症状是由尘螨过敏引起的。此外,真菌也是变应原之一,阴暗、潮湿及通风不良环境较为常见。常见的室外过敏原有花粉、草粉、动物毛屑和氨气等。

②职业性过敏原:常见的职业制剂包括面粉、谷物粉、茶、咖啡豆、蘑菇、抗生素(头孢霉素和青霉素等)及活性染料等,可刺激免疫 B 细胞并产生 IgE,导致呼吸道黏膜损伤,释放炎症递质,从而诱发哮喘发作。

③药物及食物:阿司匹林、一些非皮质激素类抗炎药和普萘洛尔是药物所致哮喘的主要变应原。此外,虾、鱼、蟹、蛋类等食物也可引发哮喘发作。

(2)非变应原因素:常见空气污染、吸烟、呼吸道感染,如细菌、病毒、原虫、寄生虫等感染、妊娠及剧烈运动、气候转变;多种非特异性刺激,如吸入冷空气、蒸馏水雾滴等都可诱发哮喘发作。此外,精神因素亦可诱发哮喘。

二、分类

哮喘通常是依据引起急性发作的主要刺激物,而不是具体的病因来分类。该疾病可被分为五大类,如过敏性哮喘、非过敏性哮喘、职业性哮喘、阿司匹林诱导的哮喘和婴儿哮喘。

1. 过敏性哮喘　是哮喘最常见的类型,占成人哮喘的 50%。机体暴露于尘螨和花粉等过敏原性环境下,激活了自身免疫系统,促进了 B 淋巴细胞产生 IgE 并与变应原结合,引发气道的炎症。

2. 非过敏性哮喘　通常发生于 35 岁以上的成年人,在未接触外部刺激物情况下出现支气管嗜酸性黏膜炎症。长期暴露于寒冷、潮湿、污染和压力大等环境下是导致内在哮喘的主要原因。

3. 职业性哮喘　暴露于工作场所的天然过敏原或暴露于异氰酸酯等高反应性化学物质可破坏支气管气道中的固有蛋白质,以产生新的免疫反应靶点。

4. 阿司匹林诱导的哮喘　该哮喘类型发生的主要原因为阿司匹林抑制了环氧合酶的活性作用,引起花生四烯酸/白三烯不能转化成前列腺素 E,导致支气管平滑肌的痉挛,气道分泌物增多,从而诱发了哮喘的急性发作。

5. 婴儿哮喘　又称喘息性支气管炎,发生于两岁以下的婴儿,常因病毒感染导致小气道内反复出现严重气流阻塞,但该症状通常随着孩子年龄的增长而缓解。

三、临床表现

1. 症状　典型症状为发作性伴有哮鸣音的呼气性呼吸困难，可伴有气促、胸闷或咳嗽。严重者被迫采取坐位或呈端坐呼吸，干咳或咳大量白色泡沫样痰，甚至出现发绀等，有时咳嗽为哮喘的唯一表现症状。部分青少年患者仅运动时表现出胸闷、咳嗽及呼吸困难等症状。上述症状可在数分钟内发作，并持续数小时至数天，可经扩张支气管药治疗后缓解或自行缓解。某些患者在缓解数小时后可再次发作，夜间以及凌晨发作或加重是哮喘的临床重要的特征之一。

2. 体征　发作时较为典型的体征表现为双肺可闻及广泛的哮鸣音，且呼气音延长。但较为严重的哮喘发作，患者哮鸣音反而显著减弱，甚至完全消失，表现为“沉默肺”，是病情危重的表现。非发作期检查并不能听及哮鸣音，不能排除哮喘。

四、辅助检查

1. 痰液检查　部分哮喘患者的痰涂片显微镜下可观察到较多的嗜酸性粒细胞。若合并呼吸道细菌感染，痰涂片革兰染色、细胞培养及药物敏感试验等均有助于病原菌的诊断及指导治疗。

2. 肺功能检查

(1)通气功能检测：哮喘发作时患者表现为阻塞性通气功能障碍的表现，用力肺活量(FVC)正常或者降低，以及第一秒用力呼气量(FEV_1)、一秒率(FEV_1/FVC%)和最高呼气流量(PEF)均显著降低。其中判断通气功能障碍的重要指标为 FEV_1/FVC%＜70%或者 FEV_1＜80%。

(2)支气管激发试验：该试验旨在测定气道的反应性，使用吸入激发药或者物理激发因素诱发哮喘的发生，若检查肺功能发现 FEV_1 下降≥20%时，常提示存在气道高反应性。

(3)支气管舒张试验：该试验旨在测定气道的可逆性变化，首先使用支气管舒张药治疗 20 分钟后，若检查肺功能发现 FEV_1 较用药前增加了 20%以上，且其绝对值＞200 ml 时，常提示该疾病属于可逆性的气道阻塞障碍。

(4)PEF 以及变异率测定：该指标的测定有助于哮喘的诊断以及评估严重程度，哮喘发作时 PEF 常显著下降。

3. 胸部 X 线/CT 检查　哮喘发作时胸部 X 线可见两肺高透亮状态，提示为过度通气，若并发呼吸道感染，可见肺纹理增加及炎症性浸润阴影。在部分患者胸部 CT 检查发现患者支气管壁显著增厚且有分泌物堵塞气道。同时要注意肺不张、气胸或纵隔气肿等并发症的存在。

4. 动脉血气分析　哮喘严重发作时由于气道阻塞且通气分布不均，通气/血流比值失衡，可致肺泡-动脉血氧分压差增大；可因缺氧，PaO_2 和 SaO_2 降低，由于过度通气可使 $PaCO_2$ 下降，pH 上升，表现呼吸性碱中毒。如重症哮喘，病情进一步发展，气道阻塞严重，可有缺氧及二氧化碳潴留，$PaCO_2$ 上升，表现呼吸性酸中毒。如缺氧明显，可合并代谢性酸中毒。

5. 其他　可以酌情做皮肤过敏原测试、吸入过敏原测试、体外可检测患者的特异性 IgE 等。

五、诊断

对于有典型症状和体征的患者，除外其他疾病引起的喘息、气急、胸闷和咳嗽后，可做出临床诊断;对不典型病例,应做支气管舒张或激发试验,阳性者可确诊。

1. 典型哮喘发作

(1)反复发作喘息、气急、胸闷或咳嗽,夜间以及晨间多发,常与接触变应原、冷空气、理化刺激及病毒性上呼吸道感染、运动等有关。

(2)上述症状和体征可经治疗缓解或自行缓解。

(3)除外其他疾病引起的喘息、气急、胸闷和咳嗽等症状。

2. 不典型哮喘发作

(1)支气管舒张试验或者运动试验阳性。

(2)支气管激发试验阳性。

(3)PEF 昼夜变异率≥20%。

符合上述症状和体征,同时具备气流受限客观检查中三项中的任一条,并除外其他疾病引起的喘息、气急、胸闷和咳嗽,可诊断为哮喘。

六、治疗

哮喘需要长期规范化和个体化的治疗,还需要环境控制和哮喘的管理。患者可以使用日记卡等形式对每日的哮喘症状进行观察记录,有明确诱因者记录每次症状诱因、用药情况及治疗效果。确定并减少危险因素的接触。

1. 糖皮质激素　是目前控制哮喘最有效的抗炎药物,可有效地控制支气管炎症。有吸入、口服及静脉注射三种用药方式,其中吸入的常用药物有倍氯米松、布地奈德、氟替卡松和环索奈德等,通常需要规律吸入1～2周才可奏效。口服药物主要针对吸入激素无效果短期需要加强治疗的患者,常用药物有泼尼松和泼尼松龙等,起始足量,症状缓解后逐渐减量,然后停用或者换成吸入剂。静脉注射给药主要针对重度或者严重哮喘发作患者,常用药物有氢化可的松、地塞米松等,无激素依赖者可于3～5日停药,有激素依赖倾向者可适当延长给药时间,症状控制后可逐渐减量,然后改为吸入剂或者口服剂进行维持治疗。

2. β_2受体激动药　主要通过激动支气管气道的β_2受体,减少嗜酸性细胞及递质的释放,舒张支气管,从而缓解哮喘症状。可分为维持时间短的 SABA 与维持时间较长的 LABA 两类,其中 SABA 常用药物有沙丁胺醇、特布他林等,LABA 常用药物有沙美特罗、福莫特罗等。值得注意的是,该药物不能单一使用,而需要按需间歇使用。

3. 白三烯调节药　该药物是目前除了糖皮质激素外,唯一可单独使用的缓解哮喘症状的药物。其主要由花生四烯酸通过脂肪氧化途径刺激肥大细胞和嗜酸性粒细胞等炎症细胞形成的白三烯,导致黏液分泌、嗜酸性粒细胞募集、血管扩张、支气管狭窄和睫状体运动减少,代表药物有孟鲁司特和扎鲁司特等。

4. 茶碱类药物　该药物通过抑制磷酸二酯酶,提高了支气管平滑肌细胞内环腺苷酸的浓度,拮抗了腺苷受体,舒张了支气管,从而缓解了哮喘的发作,其代表药物有氨茶碱和缓释茶碱等。

5. 抗胆碱药　该药物通过阻断节后副交感神经通路,显著降低了副交感神经的张力,从而舒张了支气管,减少了分泌物的释放,但是该药物的舒张支气管的力度显著低于β_2受体激动药。

七、园林康养方案

1. *环境疗法*　支气管哮喘患者由于反复发作哮喘，其体温调节机制紊乱，对气象因素改变敏感，特别是对寒冷敏感性增高，因而不宜在昼夜温差变化显著的地区生活或疗养，而矿泉、海滨、森林等地气象因素稳定，空气清洁新鲜，温度适中，含有大量花草芬芳的植物杀菌素、香精油，海盐等能促进氧气吸收，二氧化碳排出。特别是空气中含有的空气负离子能降低敏感性，在哮喘患者的气候疗养地，可以施行下列治疗。

(1)气候治疗：空气浴、日光空气浴、日光及海水浴。

(2)空气离子疗法：利用空气中的负离子降低机体敏感性的作用，减轻和控制哮喘发作。

(3)矿泉疗法：水温在 38～40℃，时间 15 分钟，每日或隔日 1 次。矿泉蒸汽吸入有稀释痰液，祛痰止咳，润肺定喘作用。应选碳酸氢钠泉、硫化氢泉、氯化物泉。

2. *芳香疗法*　支气管哮喘是以对花粉、灰尘、毛发、真菌等，以及内在过敏原或其他因素致使支气管发生可逆性阻塞为特点的疾病，主要表现为气急、呼吸困难，并发出喘息声合并咳嗽，呼气时尤为明显。辅助治疗可以迅速吸入精油，最好随身携带闻香瓶或将精油滴在手帕或纸巾上，缓缓吸入，或经常在家中以香薰方式治疗以减少气喘发生(使用前咨询医师过敏情况)。

推荐用精油：鼠尾草精油、丝柏、乳香、薰衣草、没药、薄荷、松类、迷迭香、茶树、甜百里香、罗马洋甘菊、蓝胶尤加利。

(1)按摩法：杏桃仁油 20ml，佛手柑精油 5 滴，洋甘菊精油 2 滴，蓝胶尤加利精油 3 滴(可用薰衣草、快乐鼠尾草取代)。

(2)香薰蒸汽：茶树精油 3 滴，薄荷精油 2 滴，把近沸腾的热水注入玻璃或陶瓷的脸盆中，将植物精油滴入热水中，充分搅匀后，张口深深地吸入香薰的蒸汽，维持 5～10 分钟，每日 2 次，病体康复为止。荷荷芭油 10ml，柠檬精油 3 滴，鼠尾草精油 2 滴，马郁兰精油 2 滴。将上述原料搅拌均匀后加 10ml 基础油，涂抹在前胸部、喉部或将全身浸泡在热水中 10～15 分钟，深深吸入香薰的蒸汽。

(3)嗅吸：佛手柑精油 3 滴，洋甘菊精油 2 滴，薰衣草精油 2 滴，将上述精油调和均匀后，取 1～3 滴于面巾或手帕中频频嗅吸。

(4)泡澡：浴缸放满温水，加薰衣草精油 4 滴，蓝胶尤加利精油 3 滴(或以柠檬、迷迭香、松、茶树、马郁兰、罗勒、百里香取代)。

3. *运动疗法*

(1)步行疗法：按一定的长度路线进行，初期易出现全身轻度疲劳，约 10 分钟即可消除疲劳，而制定步行距离。

(2)按摩疗法：可让患者自我按摩，在于强壮呼吸肌，促进神经调节，改善血液循环，特别是对小循环血流动力有良好的作用，同时有抗炎、降低敏感性及解痉挛作用。一般在医疗体操之前进行按摩，或药物离子透入之前按摩可加速药物离子透入机体。

(3)太极拳：每天早、晚打拳一次，可增强体质。加强对疾病的防御功能。

(4)医疗体操：包括静与动的特殊呼吸练习。均匀地锻炼肺部呼气、吸气功能，注意呼吸姿势，强调正确配合呼吸动作，减少呼吸能量消耗，提高其有效性。根据病情指定医疗体操种类，如平喘呼吸操、慢支呼吸操、肺气肿呼吸操等。

4. *饮食疗法*　合理的饮食是综合治疗疾病的重要措施之一。每日食物要按蛋白质、脂肪、糖类、矿物质、维生素的比例，每餐正确分配。如对某种食物过敏切忌食用。为增强患者的食欲，要注意调配食物的外观、烹调方法等，定时就餐。

（陈亚育　程志洋　林晨涛　魏艳荣）

参考文献

［1］ Kwah JH,Peters AT. Asthma in adults:Principles of treatment [J]. Allergy Asthma Proc,2019,40(6):396-402.

［2］ Ntontsi P,Photiades A,Zervas E,et al. Genetics and Epigenetics in Asthma [J]. Int J Mol Sci,2021,22(5):2412.

［3］ Papi A,Brightling C,Pedersen SE,et al. Asthma [J]. Lancet,2018,391(10122):783-800. https://image.baidu.com/

第三节　慢性支气管炎

慢性支气管炎，简称慢支，是临床常见的呼吸系统疾病，发病率占健康成人的3%～7%，而在被诊断患有慢性阻塞性肺疾病的人中其发病率高达74%。目前研究发现，该疾病患病率的增加与年龄、吸烟、职业和社会经济地位等存在很大的联系。

慢性支气管炎常继发于慢性阻塞性肺疾病，是气管、支气管黏膜及其周围组织的慢性非特异性炎症，多发于中老年人，病程缓慢，多隐匿起病，初起常发于秋冬季节。临床上以咳嗽、咳痰为主要症状，或有喘息，每年持续发作3个月或更长时间，连续2年或2年以上，并排除具有咳嗽、咳痰、喘息症状的其他疾病。

一、病因

慢性支气管炎的病因目前尚不明确，怀疑可能是环境因素和自身因素长期共同作用的结果。

1. 吸烟　是本病发病的至关重要的因素。吸烟者慢性支气管炎的患病率较不吸烟者高2～8倍，烟龄越长、烟量越大，该疾病的患病率越高。香烟中含尼古丁、氰氢酸和焦油等化学物质，可对支气管黏膜产生多种破坏作用，如可损伤气道上的上皮细胞，显著降低纤毛的运动，造成气道自身的净化功能降低；可促使杯状细胞增生、支气管黏膜充血水肿及黏液积聚，诱发感染。此外，香烟烟雾还可促使机体产生过多的氧自由基，从而诱导中性粒细胞释放蛋白酶，抑制抗蛋白酶系统，从而破坏肺弹力纤维，进而诱发肺气肿等。

2. 大气污染　有害气体如二氧化硫、二氧化氮、氯气及臭氧等对气道黏膜上皮均具有刺激和细胞毒作用，使肺自身的清除功能遭受严重损害，促进黏液的分泌，为细菌感染创造了有利条件。

3. 感染因素　是慢性支气管炎发生发展的重要因素之一，包括病毒、细菌和支原体等，可导致支气管黏膜的损伤，引发慢性炎症。其中病毒感染代表有鼻病毒、流感病毒、呼吸道合胞病毒及腺病毒等，细菌感染代表有葡萄球菌、肺炎链球菌及流感嗜血杆菌等。细菌感染继发于病毒或支原体感染、气道黏膜受损。

4. 其他因素　慢性支气管炎急性发作常见于秋冬季，因此气象因子也常被视为发病的因素之一。寒冷空气可刺激腺体分泌黏液增加和纤毛运动，减弱、削弱气道的防御功能，还可通过反射引起支气管平滑肌痉挛、黏膜血管收缩、局部血循环障碍，有利于继发感染。本病大多患者具有自主神经功能失调的现象，部分患者副交感神经功能亢进，气道反应性较正常人增高；此外，老年人肾上腺皮质功能减退、细胞免疫功能受损、溶菌酶活性降低、营养低下、维生素 A 和维生素 C 不足等均可使气道黏膜血管通透性增加和上皮修复功能减退等。

二、分型与分期

1. 临床分型

(1)单纯型：以反复咳嗽、咳痰为主要表现。

(2)喘息型：在慢性咳嗽、咳痰的基础上伴有喘息，并经常或多次听到哮鸣音。

2. 临床分期

(1)急性加重期：近 1 周内有呼吸道感染，痰量增多，出现黏液脓痰或症状明显加重。

(2)慢性迁延期：咳嗽、咳痰和喘息症状迁延达 1 个月以上。

(3)缓解期：症状基本消失并维持 2 个月以上。

三、临床表现

1. 症状　慢性支气管炎常缓慢起病，病程较长，且反复急性发作，从而使患者病情加重。患者的主要症状表现为咳嗽、咳痰或伴有喘息。

(1)咳嗽：常于晨间或者睡眠时发生。

(2)咳痰：常于清晨或者起床后出现咳痰，痰液常为白色黏液和浆液泡沫样，很少出现痰中带血。

(3)喘息或气急：若伴有肺气肿时，患者常表现为活动后气急。

2. 体征　早期常无异常体征，而急性发作期时可于背部或者双肺底闻及啰音，咳嗽后症状减轻，甚至消失。

四、辅助检查

1. 痰菌检查　急性加重期应做痰涂片革兰染色及细菌培养、药敏试验。

2. 胸部 X 线检查　早期无异常，反复发作者可见肺纹理增粗、紊乱，呈网状、条索状或斑点状阴影，以下肺野为明显。

3. 血常规　外周血白细胞计数正常，并发细菌感染时可增高，喘息型者嗜酸性粒细胞可增多。

4. 肺功能检查　早期无异常，若使用支气管扩张药后 $FEV_1/FVC<70\%$时，常提示该疾病已经发展成慢性阻塞性肺疾病。

五、诊断

依据咳嗽、咳痰或伴有喘息，每年持续发作 3 个月，连续 2 年或者 2 年以上，且排除其他可以引起类似症状的慢性疾病，可确诊为慢性支气管炎。其中诊断慢性支气管炎最关键的因素是排除其他可能的下呼吸道疾病的典型病史。

六、治疗

慢性支气管炎治疗的主要目的是缓解症状、预防并发症和减缓疾病的进展。治疗的主要目标是减少黏液的过度产生、控制炎症和减轻咳嗽。这些是通过药物和非药物干预来实现的。

1. 非药物治疗

(1)戒烟：避免吸入有害气体及其他有害颗粒。戒烟可改善黏液纤毛功能并减少杯状细胞的增生。此外，戒烟可减少气道损伤，降低支气管上皮细胞中脱落的黏液水平。

(2)肺康复：是慢性支气管炎治疗的重要组成部分，包括教育、改变生活方式、规律的体育锻炼和避免在工作或生活环境中接触已知的污染物。

2. 药物治疗

(1)抗生素：一般根据常见的病原菌选择抗生素的种类，一般首次推荐口服，病情严重者可静脉给药，代表药物有左氧氟沙星、罗红霉素、阿莫西林等。

(2)镇咳祛痰药：代表药物有盐酸氨溴索、复方氯化铵和右美沙芬等。

(3)支气管扩张药：β肾上腺素能受体激动药和抗胆碱能药和磷酸二酯酶抑制药。β肾上腺素能受体激动药包括沙丁胺醇、特布他林、丙卡特罗、福莫特罗、沙美特罗等；抗胆碱能药物有丙卡特罗、噻托溴铵等；磷酸二酯酶抑制药包括茶碱类药物，如氨茶碱。

七、园林康养方案

1. 环境疗法　本病适宜海滨、湖滨(江滨)和森林疗养区。这些疗养区气候适宜，空气清新湿润，有利于痰液的咳出和减少气道的外来刺激。空气负离子较多，有利于肺的通气换气功能。轻症未合并肺气肿、肺心病的患者，可到山地疗养区疗养。山地气温日较差和年较差较小，空气清洁少污染，日照充足，紫外线含量较多，可减少致敏因素对机体的作用。山地气压与氧分压较低，可使患者呼吸加速加深，可增大肺活量，促使肺中尘埃排出，改善肺的换气功能，加快气管纤毛上皮的再生。山地气候还能改善人体血液成分，改善肺部血液循环。因此，山地疗养区对慢性支气管炎有良好的治疗作用。

2. 芳香疗法　本病是由病毒、细菌感染或病理、化学刺激及过敏等因素引起的支气管黏膜的炎症。多发于寒冷季节，主要表现为咳嗽、咳痰。

(1)按摩法：①茶树精油1滴，薰衣草精油2滴，尤加利树精油1滴加入10ml甜杏油中做胸部或喉咙按摩。②道格拉斯冷杉或(黑云杉)12滴，百里香6滴，月桂叶12滴，大西洋雪松6滴混合后放入深色瓶中取6滴加入10ml的甜杏油，涂抹前胸后背，每日2次。

(2)香薰法：薰衣草精油1滴，蓝胶尤加利2滴，置香薰灯中。

3. 饮食疗法　从中医理论分析，本病其表在肺，其本在脾肾，所以注意饮食培补脾肾十分重要。虚寒型患者可于冬令多食羊肉，可以补中益气，但痰热及肺燥型忌用。老年久咳者可用杏仁、生姜汁、蜂蜜炖猪肺随意服用，或用大白梨加贝母、冰糖炖食。肾虚者可用黑芝麻加蜂蜜用沸水冲鸡蛋服用，黑芝麻能补肾润肺。日常生活中，食用富含蛋白质、维生素A、维生素C的食物，可以增强呼吸道抵抗力。

(林晨涛　苏心悦　黄诺涛　王曙霞)

参考文献

[1] Lahousse L, Seys LJM, Joos GF, et al. Epidemiology and impact of chronic bronchitis in chronic obstructive pulmonary disease[J]. Eur Respir J, 2017, 50(2): 1602470. https://image.baidu.com/

第四节　慢性阻塞性肺疾病

慢性阻塞性肺疾病(chronic obstructive pulmonary disease,COPD)简称慢阻肺,是呼吸系统的常见病,严重危害着人类健康,是导致死亡的重要病因。但是 COPD 诊断不足普遍存在,主要原因为普通人群对 COPD 及相关知识缺乏了解及高危人群接受肺功能检查率低,以及老年 COPD 患者症状缺乏特异性,常因患有多系统疾病而被忽略,且老年人特有的病理生理特点,使老年人群 COPD 诊治面临挑战。随着吸烟率的升高和人口老龄化的加剧,COPD 患者的数量和疾病负担将进一步上升,COPD 的患病率在未来 40 年将继续上升,预计至 2060 年死于 COPD 及其相关疾病患者数超过每年 540 万人。

COPD 是一种具有气流阻塞特征的慢性支气管炎和(或)肺气肿,其病理学改变主要是气道和(或)肺泡异常,主要症状是呼吸困难、慢性咳嗽和(或)咳痰。以持续存在的气流受限和相应的呼吸系统症状为特征的可防可治的疾病,但严重者可发展为肺源性心脏病和呼吸衰竭。

一、病因

1. 吸烟　为 COPD 最主要的环境致病因素,大多数患者均有吸烟史。被动吸烟也可导致呼吸道症状及 COPD 的发生。

2. 职业因素　职业性粉尘、燃料与烟雾,如二氧化硅、煤尘、棉尘暴露时间过久,可导致 COPD 的发生。柴草、畜粪或者煤炭等燃料产生的烟雾中含有大量有害成分,是不吸烟而发生 COPD 的重要原因。

3. 大气污染　二氧化硫、二氧化氮、臭氧和一氧化碳等空气污染中的颗粒物质和有害气体,对支气管黏膜有刺激和细胞毒性作用。有报道,颗粒物质和有害气体的增多与 COPD 急性加重次数呈正相关。吸烟者中只有 20% 左右发生 COPD,因此个体易感因素也是重要原因。

4. 易感因素　包括有易感基因、肺生长发育、气道高反应性等。先天性 α_1-抗胰蛋白酶基因的缺乏可与肺气肿形成有关。出生时低体重者、儿童时期下呼吸道感染及青少年时期暴露于有害因素均可影响肺的生长发育,肺的生长发育不良是 COPD 的危险因素。而哮喘不仅可以和 COPD 共存,也是 COPD 的危险因素,因此气道高反应性是 COPD 的一个危险因素,除与基因有关,也可后天获得(环境因素)。

二、临床表现

COPD 起病缓慢,病程长,特征性症状是慢性和进行性加重的呼吸困难、咳嗽和咳痰。慢性咳嗽和咳痰常先于气流受限多年而存在。

1. 气短或呼吸困难　是 COPD 最主要的症状,也是患者体能丧失和焦虑不安的主要原因。患者常自诉气短、气喘和呼吸费力等。早期仅在劳力时出现，之后逐渐加重，以致日常活动甚至休息时也感到气短。

2. 慢性咳嗽　通常为首发症状，初期咳嗽呈间歇性，早晨较重，以后早晚或整晚均有咳嗽，但夜间咳嗽并不显著，少数病例咳嗽不伴有咳痰，也有少数病例虽有明显气流受限但无咳嗽症状。

3. 咳痰　咳嗽后通常咳少量黏液性痰，部分患者在清晨较多，合并感染时痰量增多，常有脓性痰。

4. 喘息和胸闷　该症状非COPD的特异性症状，部分患者特别是重症患者有明显的喘息，听诊有广泛的吸气相或呼气相哮鸣音，胸部紧闷感常于劳力后发生，与呼吸费力和肋间肌收缩有关。

5. 其他表现　在COPD的临床过程中，特别是程度较重的患者可能会发生全身性症状，如体重下降、食欲减退、外周肌肉萎缩和功能障碍、精神抑郁和(或)焦虑等，长时间的剧烈咳嗽可导致咳嗽性昏厥。COPD后期出现低氧血症和(或)高碳酸血症，可合并慢性肺源性心脏病和右心衰竭。

三、辅助检查

1. 血常规检查　红细胞计数和血红蛋白可增多，合并感染时，白细胞总数可增高，以中性粒细胞增多为主。

2. 肺功能检查　是判断持续气流受限的主要客观指标。患者吸入支气管舒张药后的$FEV_1/FVC<70\%$，可以确定为持续存在气流受限，是诊断COPD的必备条件。肺总量、功能残气量和残气量增高，肺活量减低，表明肺过度充气。

3. 胸部X线检查　对确定肺部并发症及与其他疾病(如肺间质纤维化、肺结核等)鉴别具有重要意义。COPD早期胸部X线片可无明显变化，以后出现肺纹理增多和紊乱等非特征性改变。

4. 胸部CT检查　一般不作为常规检查。但在鉴别诊断时，CT检查有益，高分辨率CT对辨别小叶中心型或全小叶型肺气肿及确定肺大疱的大小和数量，有很高的敏感性和特异性。

5. 血气分析　可有低氧血症、呼吸性酸中毒等表现。

四、诊断

在我国60岁以上人群定义为老年人，老年人是COPD的高发人群，肺功能严重受损患者比例高。值得注意的是，老年人活动后气短的症状常常被误以为是年老的表现，或者是冠心病、心功能不全的表现，由此导致COPD诊断延迟。因此，识别COPD的危险因素，有助于早期诊断。当老年人出现活动后气短、慢性咳嗽、慢性咳痰任何一种症状，或反复下呼吸道感染，或存在任何一项重要的危险因素，特别是有长期吸烟史者，均应怀疑COPD。确诊需要进一步行肺功能检查明确有无气流受限，同时排除哮喘、支气管扩张及慢性心功能不全等与COPD具有相似症状的疾病。COPD早期可无异常体征，随着病情发展可出现肺气肿体征：如桶状胸，呼吸变浅、呼吸频率增快；重症患者可出现胸腹呼吸矛盾运动；合并低氧血症时可见皮肤发绀。叩诊呈过清音，可闻及干啰音，合并感染可闻及湿啰音。合并肺心病时可见下肢水肿。除了症状与体征，完善相关检查可以帮助进一步明确诊断，其中肺功能检查是诊断COPD的金标准，也是严重程度的评价、疾病进展监测、预后及治疗反应评估最常用的指标。胸部 X 线检查，早期可无明显变化。随病情进展可出现双肺纹理增粗、紊乱，合并肺气肿可见胸廓扩张、肋间隙增宽，两肺野透亮度增加。胸部 CT 可更清楚地分辨肺气肿类型及确定肺大疱的情况。动脉血气分析可确定低氧血症、高碳酸血症、酸碱平衡失调和呼吸衰竭类型。心电图和超声心动图检查对于晚期 COPD 或合并肺动脉高压、肺源性心脏病的诊断有一定意义。血常规检查提示有无合并细菌感染，痰培养明确病原菌等检查。老年 COPD 诊断后需对患者进行肺功能、症状、急性加重期风险、并发症、是否合并哮喘等进行全面评估，以制定个体化治疗方案，进行长期管理。

五、治疗

老年 COPD 分稳定期和急性加重期，针对不同分期的治疗目标及治疗药物等有所不同。稳定期的咳嗽、咳痰和气短等症状稳定或轻微。而急性加重期呼吸道症状加重，短期内咳嗽、咳痰、气短和(或)喘息加重，痰量增多，脓性或黏液脓性，可伴发热等症状。

1. 慢阻肺稳定期　管理目标是为了缓解症状，改善活动耐力，改善健康状况，预防疾病进展，预防和治疗急性加重，预防治疗并发症，减少病死率。治疗包括药物治疗和非药物治疗。其中药物治疗包括支气管扩张药、吸入性激素及联合治疗等。

(1)药物治疗：支气管舒张药是 COPD 的基础一线治疗药物。与口服药物相比，吸入制剂的疗效和安全性更优，联合应用有协同作用。该药物可分为如下三个类型。

①β_2受体激动药：分为短效和长效两种类型。其中短效 β_2受体激动药主要有特布他林及沙丁胺醇，长效 β_2受体激动药作用时间持续 12 小时以上，较 SABA 更好地改善肺功能和呼吸困难症状，可作为长期维持治疗药物。相对常见的不良反应有心动过速、手抖、焦虑或难以入睡。与噻嗪类利尿药联用可能出现低钾血症。

②胆碱能受体阻断药：作用是扩张气道平滑肌，改善气流受限、缓解 COPD 的症状，可分为短效和长效两种类型，其中短效抗胆碱能药物主要有异丙托溴铵，长效抗胆碱能药物能够延长支气管扩张作用，常用有噻托溴铵。不良反应比较少见，常见的有口干、咳嗽、局部刺激、闭角型青光眼、心率加快和尿潴留。老年男性患有前列腺增生或肥大时需评估，注意排尿困难情况。

③茶碱类药物：可解除气道平滑肌痉挛，是使用比较广泛的药物。常见不良反应有恶心、呕吐、腹痛、兴奋、心动过速。过量使用可出现心律失常，严重者可引起呼吸、心搏骤停。老年人共患疾病多，由于茶碱的有效治疗窗窄，茶碱与药物联用时需警惕药物相互作用。因长期吸入糖皮质激素可导致肺炎、糖尿病、骨质疏松等不良反应，有基础疾病的老年患者使用时需注意并预防。祛痰药及抗氧化剂的应用可促进黏液溶解，有利于气道引流通畅，改善通气功能。

(2)非药物治疗：长期氧疗是指每天吸氧＞15 小时，可以提高静息状态下严重低氧血症患者的生存率，尤其对于伴随心血管疾病的老年患者。而疫苗接种是预防相应病原体感染的有效治疗手段，可以预防感染导致急性加重。外科肺减容术(LVRS)是通过手术切除部分气肿的肺组织来治疗 COPD 的手段，而内科介入治疗是基于外科肺减容术的原理和患者获益分析，为减少外科肺减容术相关并发症及病死率，而开展经支气管镜肺减容术(BLVR)。由于反复感染、缺氧等因素，患者能量消耗加剧，故应积极预防营养不良，老年 COPD 患者呼吸做功增加，饮食结构中多摄入高蛋白、低糖类食物，适度脂肪摄入。在过去的 20 年里，COPD 是位于肺移植首位的原发病，占全球肺移植总数的31%。

2. 慢阻肺急性加重期　治疗目标是尽可能减轻当前急性加重产生的负面影响，并预防再次发生急性加重。常见的诱因是呼吸道感染。老年患者中铜绿假单胞菌、肺炎克雷伯杆菌增加；住院的老年患者中铜绿假单胞菌、鲍曼不动杆菌和肺炎克雷伯杆菌增加，且耐药性呈逐年上升趋势。目前COPD急性加重的诊断完全依靠临床症状，由于老年COPD临床症状缺乏特异性，需加以鉴别。急性期治疗包括药物治疗和非药物治疗。

(1)药物治疗：包括支气管舒张药，优先推荐吸入性短效β_2受体激动药联合或不联合吸入性短效抗胆碱能药物。住院患者首选雾化吸入给药。在中重度COPD急性加重患者中，全身激素治疗可以缩短住院和恢复时间。老年COPD急性加重患者使用全身激素需权衡利弊。使用全身激素不良反应明显增加者，可根据病情选择单独雾化吸入替代口服激素治疗。抗感染治疗可以降低COPD急性加重治疗失败率和病死率。当患者呼吸困难加重、脓性痰液增加或需要机械通气呼吸支持时，推荐使用抗感染药物。老年患者肝肾功能下降，应选择安全性较好的抗生素，以及相互作用少的药物。

(2)非药物治疗：包括氧疗，这是COPD急性加重患者住院治疗的基础。经鼻高流量氧疗主要应用于合并轻度呼吸衰竭患者，不建议将经鼻高流量氧疗作为常规一线治疗手段。呼吸机支持治疗分为无创通气和有创通气。无创通气应作为COPD急性加重合并Ⅱ型呼吸衰竭的首选治疗方法。在无创通气治疗后患者呼吸衰竭仍恶化出现危及生命的酸碱失衡和(或)意识改变时，宜给予有创机械通气。

六、预防

基于上述COPD危险因素及相关诊治的认识，合理的护理及预防可减少老年性COPD的急性加重，如吸烟是导致COPD的主要危险因素，因此阻止COPD发生和进展的关键措施是戒烟，减少职业性粉尘和化学物质吸入。如减少室内空气污染的烧柴做饭、室内生炉火取暖、被动吸烟等也可减少COPD的发生。积极预防和治疗呼吸道感染，秋冬季节注射流感疫苗均可减少感染的发生，从而减少COPD急性加重。理疗、高压负离子氧疗等对COPD患者肺功能的康复有利，保持良好的心情有利于患者积极面对疾病、增加治疗的顺从性，有利于疾病的恢复。结合老年人易合并营养不良，应均衡营养，多吃水果和蔬菜、肉类及豆制品，少食多餐。如有呼吸衰竭建议长期低流量吸氧。

七、园林康养方案

1. 环境疗法　本病适宜矿泉、海滨及森林疗养区。海滨及森林疗养区空气清净，海滨空气还比较湿润，负离子较多，能促进吸收氧气和排出二氧化碳，可以解除患者的气急和乏氧。本病不宜到高山疗养区，因为高山海拔高，空气稀薄，气压低，氧气压也低，上下坡时更为气急乏氧。矿泉对本病有利，可选碳酸氢钠泉、氯化钠泉、硫化氢泉等。

2. 芳香疗法

(1)香薰法：薰衣草精油2滴，桉树精油1滴，置香薰机。

(2)按摩法：甜杏仁油10ml，茶树精油1滴，薰衣草精油2滴，蓝胶尤加利精油1滴(或以迷迭香、松取代)做胸部或喉咙按摩。

(3)吸入法：热水1盆或手巾，薰衣草精油1滴，迷迭香精油1滴(可用欧薄荷、蓝胶尤加利、茶树取代)。

(4)浸泡法:荷荷巴油 10ml,罗勒精油 3 滴,安息香精油 2 滴,马郁兰精油 2 滴。将上述原料搅拌均匀后,涂抹在胸部、颈部、喉部等部位,并将全身浸泡在热水中 10~15 分钟,深深吸入香薰的蒸汽。

(5)涂抹法:甜杏仁油 10ml,薰衣草精油 2 滴,蓝胶尤加利精油 2 滴,生姜精油 2 滴。将上述原料搅拌均匀后,涂抹在胸部、背部按摩。

(6)漱口法:加 1 滴精油于温水中漱口。推荐用精油还有黑胡椒、白千层、雪松丝柏、蒜。以消除口腔细菌,避免再次感染。

3. 运动疗法

(1)膈肌呼吸锻炼:肺气肿患者多采用胸式呼吸,呼吸浅弱,潮气量较低,无效腔气量增大,应教会患者用腹式呼吸,用膈肌做深呼吸,减低气道的阻力,提高潮气量,减少无效腔气量,改善气体的分布,增进肺泡通气量,使通气/血流比率失衡得到纠正,缓解缺氧。

(2)缩唇呼气:肺气肿患者因小气道壁弹性减退和肺泡弹性减弱,呼气时气道等压点移向周围,气道提早闭合,使空气阻滞于肺内,缩唇呼气,延缓呼气气流的下降,可提高气道内压,以抵抗气道外的动力压迫,使等压点移向中央大气道,防止小气道过早闭合,因此能改善通气和换气。

(3)运动锻炼:各种运动,如步行、登阶、柔软操、太极拳、气功等锻炼能改善呼吸循环功能,提高神经肌肉的活动效能,应持之以恒。

(晁文静　黄光红　谢　涵　刘　雪)

参考文献

[1] 中国老年医学学会呼吸病学分会慢性阻塞性肺疾病学组. 中国老年慢性阻塞性肺疾病临床诊治实践指南[J]. 中华结核和呼吸杂志,2020,43(2):100-119. https://image. baidu. com/

[2] 焦燕,等. 现代临床疾病护理精要[M]. 北京:中国纺织出版社,2019.

[3] 尤黎明,吴瑛. 内科护理学[M]. 6 版. 北京:人民卫生出版社,2017.

[4] 周汝翔,赵士仁,中国职工疗养学会筹备组编写. 常见慢性病疗养康复指南. 沈阳:辽宁人民出版社,1990.

[5] 田玉平,张和平. 内科疾病[M]. 银川:宁夏人民出版社,2009.

[6] 韦生. 气候疗养　情趣盎然[J]. 绿叶,2001(2):29.

[7] 预防医学、卫生学[J]. 中国医学文摘(老年学),1994(3):133-136.

[8] 王承恒. 大气污染与疗养效果的关系[J]. 中国疗养医学,1993(1):26-28. DOI:10. 13517/j. cnki. ccm. 1993. 01. 009.

第 6 章　消化系统常见疾病园艺治疗方案

第一节　慢性胃炎

慢性胃炎(chronic gastritis)指各种病因引起的胃黏膜慢性非特异性炎症，如黏膜色泽不均、颗粒状增殖及黏膜皱襞异常等；组织学以显著炎症细胞浸润、上皮增殖异常、胃腺萎缩及瘢痕形成等为特点。

慢性胃炎是消化系统中患病率最高的一种疾病，在普通人群中患病率为 25%～35%，并且随年龄增长患病率也增高，其患病率在老年人中明显高于年轻人。随着现代生活水平的提高，食物种类的丰富，"病从口入"的机会增加，胃炎患病率只会越来越高。

一、病因

1. *幽门螺杆菌感染*　幽门螺杆菌在胃病中的作用越来越受到重视，并且感染细菌后胃炎的发作是随着带菌时间增长而增加的。流行病学统计，由幽门螺杆菌引起的慢性胃炎呈世界范围分布，感染率在发展中国家高于发达国家。我国属于幽门螺杆菌高感染率的国家，人群中幽门螺杆菌的感染率达 40%～70%，老年人随年龄增加，带菌时间也长，胃部的生理功能被细菌破坏得更严重，胃炎患病可能性也更高。机制有以下几点。

(1)幽门螺杆菌具有鞭毛结构，可在胃内黏膜液层中自由活动，并依靠其黏附素与胃黏膜上皮细胞紧密接触，直接侵袭胃黏膜。

(2)幽门螺杆菌所分泌的尿素酶，能分解尿素产生 NH_3，中和胃酸，既形成了有利于幽门螺杆菌定居和繁殖的中性环境，又损坏了上皮细胞膜。

(3)幽门螺杆菌能产生细胞毒素，使上皮细胞空泡变性，造成黏膜损害和炎症。

(4)幽门螺杆菌的菌体胞壁还可作为抗原诱导自身免疫反应，后者可损伤胃上皮细胞。

2. *饮食和环境因素*　流行病学资料显示，饮食中高盐和缺乏新鲜蔬菜、水果与慢性胃炎的发生密切相关。长期的幽门螺杆菌感染，在部分患者可发展为慢性多灶萎缩性胃炎。但幽门螺杆菌感染者慢性多灶萎缩性胃炎的发生率存在很大的地区差异，如印度、非洲、东南亚等地人群幽门螺杆菌感染率与日本、韩国、哥伦比亚等国相当，甚至更高，但前者慢性多灶萎缩性胃炎的发生率却远低于后者。我国地区间比较也存在类似情况，这说明幽门螺杆菌感染本身可能不足以导致慢性非萎缩性胃炎发展为萎缩和肠化生，但却增加了黏膜对环境因素损害的易感性。

3. *药物相关性胃炎*　大多数口服药物对胃部有刺激作用，会引起胃部不适。由于老年患者多数伴有心脑血管动脉硬化，为预防血管堵塞，往往会服用阿司匹林等药物预防；还有一些老年患者患有骨质疏松、腰椎间盘突出、骨性关节炎等疾病，需要口服扶他林等镇痛药物；还有部分老年患者患有风湿、肾炎等疾病，需要服用糖皮质激素药物治疗。上述药物可以明显引起胃炎，往往罹患这些疾病后需要长期甚至终身服用这些药物，药物相关性胃炎越来越多。

4. 自身免疫　自身免疫性胃炎以富含壁细胞的胃体黏膜萎缩为主。壁细胞损伤后能作为自身抗原刺激机体的免疫系统而产生相应的壁细胞抗体和内因子抗体，破坏壁细胞，使胃酸分泌减少乃至缺失，还可影响维生素 B_{12} 吸收，导致恶性贫血。本病在北欧发病率较高。

5. 情绪影响　过度地消沉、抑郁，悲观失望，会引起胃肠功能紊乱、消化不良。我国正在进入老龄化社会，独居老人增多，由于缺少亲人的陪伴，负面情绪增多，也是引起胃炎的一个原因。

6. 其他因素　长期饮浓茶、烈酒、咖啡，食用过热、过冷、过于粗糙的食物，可损伤胃黏膜；服用大量非甾体抗炎药可破坏黏膜屏障；各种原因引起的十二指肠液反流，因其中的胆汁和胰液等会削弱胃黏膜的屏障功能，使其易受胃酸-胃蛋白酶的损害。

二、分类

1. 慢性浅表性胃炎　胃镜下肉眼可见病变呈多灶性和弥漫性分布，黏膜充血、水肿、深红色，表面有灰白色或灰黄色分泌物，有时伴有点状出血或糜烂。显微镜下病理表现为炎性病变仅限于黏膜浅层，固有腺体保持完整；黏膜浅层可有水肿，点状出血和上皮坏死脱落，淋巴细胞和浆细胞浸润。

2. 慢性萎缩性胃炎　病变特点是胃黏膜固有腺体萎缩，常伴有肠上皮化生。其可分为 A 型胃炎和 B 型胃炎，其中前者较为少见，病变在胃体和胃底，与自身免疫有关，维生素 B_{12} 吸收不良，常伴有恶性贫血；后者病变局限于胃窦部，与自身免疫无关，不伴有恶性贫血。

胃镜下肉眼可见胃黏膜变薄而平滑，皱襞变平或消失，表面呈细颗粒状。黏膜呈灰白色或灰黄色，黏膜下小血管清晰可见，与周围黏膜界限明显。显微镜下病理显示，在黏膜全层内有不同程度的淋巴细胞、浆细胞浸润，并常有淋巴滤泡形成；胃固有腺体萎缩，腺体变小并有囊状扩张，腺体数量减少或消失，分为轻、中、重三级；常出现上皮化生，假幽门腺化生或肠上皮化生。

三、临床表现

慢性胃炎临床表现各异，很大一部分患者并没有不适症状。部分患者有临床症状，但表现各异。

1. 腹部疼痛　疼痛部位在剑突下，往往与进食相关，特别是在进食生冷难消化食物后容易出现。疼痛程度不重，性质为绞痛，随着进食时间推移，疼痛逐渐缓解。

2. 反酸、烧灼感　大部分患者有上腹部烧灼感表现，部分出现反酸直冲喉咙表现。特别是进食辛辣及粗粮后容易发作。

3. 腹胀、早饱　没有进食多少食物，甚至是在饥饿时自觉腹部胀满，伴有嗳气，偶有恶心、呕吐。夜间明显，特别是平卧位时症状加重。

4. 消瘦　个别患者因为害怕进食后出现不舒服症状，饭量减少，伴随消瘦。

四、实验室检查

1. 胃镜及胃黏膜活组织检查　胃镜是最可靠的诊断方法，可直观地观察黏膜的病理损伤。慢性非萎缩性胃炎可见红斑(点状、片状或条状)黏膜粗糙不平、出血点/斑;慢性萎缩性胃炎可见黏膜呈颗粒状、黏膜血管显露、色泽灰暗、皱襞细小;两种胃炎皆可见伴有糜烂、胆汁,在充分活组织检查基础上以病理组织学诊断明确病变类型,并可检测幽门螺杆菌。

2. *幽门螺杆菌检测* 可通过侵入性(如快速尿素酶测定、组织学检查等)和非侵入(如^{13}C或^{14}C尿素呼气试验等)方法检测幽门螺杆菌。

3. *血清学检查* 自身免疫性胃炎时,抗壁细胞抗体和抗内因子抗体可呈阳性,血清促胃液素水平明显升高。多灶萎缩性胃炎时,血清促胃液素水平正常或偏低。

4. *胃液分析* 自身免疫性胃炎时,胃酸缺乏;多灶萎缩性胃炎时,胃酸分泌正常或偏低。

五、诊断

胃镜及组织学检查是诊断慢性胃炎的金指标,仅仅靠临床的症状及体征显然不能直接确诊。病因诊断除了通过了解患者的病史外,还需要检查患者是否有幽门螺杆菌感染、血清抗壁细胞抗体、内因子抗体及维生素 B_{12} 水平的变化等来确定慢性胃炎的种类。

六、治疗

慢性胃炎治疗原则为对症治疗,个体化治疗,根据个人临床表现选择治疗方案。大多数成人胃黏膜病理分型为浅表性胃炎,可给予一般治疗即可。但如果胃黏膜波及的范围较为广泛时,可及时给予针对性的药物治疗。

1. *一般治疗* 日常生活中,注意保暖,尤其是腹部,注意增加衣物。饮食合理清淡,不暴饮暴食,不吃辛辣食物,尽量戒烟戒酒。注意情绪管理,豁达开朗,多参加社会活动,与人交流。做好体检,项目包括幽门螺杆菌检查,如带菌及时治疗。不滥用药物,尽量在医师指导下用药,不擅自服用保健品及药物成分不明确,不良反应未明确标识的药品。

2. *药物治疗*

(1)胶体铋剂:胶体次枸橼酸铋钾(CBS)为常用制剂,因其在酸性环境中方起作用,故宜在餐前半小时服用。服用CBS过程中可使齿、舌变黑,可用吸管直接吸入。部分患者服药后出现便秘和粪便变黑,停药后可自行消失。少数患者有恶心、一过性血清转氨酶升高等,极少出现急性肾损伤。

(2)抗菌药物:阿莫西林服用前应询问患者有无青霉素过敏史,应用过程中注意有无迟发性过敏反应的出现,如皮疹。甲硝唑可引起恶心、呕吐等胃肠道反应,应在餐后半小时服用,并可遵医嘱用甲氧氯普胺、维生素 B_{12} 等拮抗。

(3)其他:具体的治疗措施可根据症状决定用药方案。如疼痛明显可以口服黏膜保护剂如硫糖铝混悬液、吉法酯等药物,既可以避免黏膜接触食物、胃酸减轻炎症,又可以缓解胃部平滑肌痉挛引起的疼痛;如果有反酸症状,可以口服法莫替丁、奥美拉唑、泮托拉唑、雷贝拉唑等药物。如果患者同时口服抗血小板药物氯吡格雷等,要注意药物间的影响,奥美拉唑与氯吡格雷都需要通过肝酶 CYP_{450} 代谢,影响氯吡格雷转化为有活性的成分,干扰氯吡格雷预防心脑血管不良事件的作用。所以在选用抑酸药物时一定要考虑平时所服药物,尽量避免互相干扰;如果症状为腹胀、早饱,可以口服多潘立酮、莫沙必利等胃肠动力药物。部分老年患者消化酶分泌不足,可以同时服用复方阿嗪米特、胰酶肠溶片等药物。

七、健康指导

1. 疾病知识指导 普及本病的有关病因，指导患者避免诱发因素。教育患者保持良好的心理状态，平时生活要有规律，合理安排工作和休息时间，注意劳逸结合，积极配合治疗。

(1)休息与活动：指导患者急性发作时应卧床休息，并可用转移注意力、深呼吸等方法来减轻焦虑，缓解疼痛。病情缓解时，进行适当的锻炼，以增强机体抗病力。

(2)热敷：用热水袋热敷胃部，以解除胃痉挛，减轻腹痛。

(3)用药护理：遵医嘱给患者以清除幽门螺杆菌感染治疗时，注意观察药物的疗效及不良反应。

2. 饮食指导 食物应多样化，避免偏食，注意补充多种营养物质；不吃霉变食物；少吃熏制、腌制、富含硝酸盐和亚硝酸盐的食物，多吃新鲜食物；避免过于粗糙、浓烈、辛辣食物及大量长期饮酒、吸烟。

(1)饮食治疗的原则：介绍摄取足够营养素的重要性，鼓励患者以少食多餐方式进食，以高热能、高蛋白、高维生素、易消化的饮食为原则。避免摄入过咸、过甜、过辣的刺激性食物。

(2)制订饮食计划：与患者共同制订饮食计划，指导患者及家属改进烹饪技巧，增加食物的色、香、味，刺激患者食欲。胃酸低者食物应完全煮熟后食用，以利于消化吸收，并可给刺激胃酸分泌的食物，如肉汤、鸡汤等；高胃酸者应避免进酸性、多脂肪食物。

(3)营养状况评估：观察并记录患者每天进餐次数、量、品种，以了解其摄入的营养素能否满足机体需要。定期测量体重，监测有关营养指标的变化，如血红蛋白浓度、血清清蛋白等。

3. 用药指导 根据患者的病因、具体情况进行指导，如避免使用对胃黏膜有刺激的药物，必须使用时应同时服用抑制胃酸分泌药物或胃黏膜保护药；介绍药物的不良反应，如有异常及时复诊，定期门诊复查。

八、园林康养方案

1. 园艺疗法 慢性胃炎应加强患者腹肌锻炼与躯干的自然转动。胃酸过多或有其他功能亢进症状者，可增加相应的思维控制活动或从事器械类运动以提高神经的紧张度。此外，也应增加散步时长。

针对慢性胃炎的运动疗法如振肩、体前屈侧摸、转腰等与园艺疗法相结合，患者应从事20～30分钟的中高强度园艺操作(60kg成年人约121千卡)：器械类操作如移植、松土、除草、浇水和换盆等，思维控制活动如修剪等。

2. 森林康养 可以通过森林康养的形式增加患者的行走量(图6-1)。根据患者的年龄和患病程度，每周进行3日，1日应进行1～2次，且每次应不少于15分钟。其中森林康养作为辅助的运动治疗，不需限定其树林种类且更适合于高温的夏季进行，以维持自身免疫状态，提升炎症反应耐受性，降低胃炎复发率；其他季节进行时应注意胃部保暖。

3. 芳香疗法

(1)生姜可健胃开胃，保护健康的消化系统；芫荽和小茴香也可帮助消化，祛除肠胃的胀气；胡椒薄荷可帮助缓解肠胃的不适感。生姜精油1滴，芫荽精油2滴，小茴香精油2滴，绿薄荷精油1滴加入基础油10ml，按摩腹部。

(2)小豆蔻可以促进肠胃运动，安抚肠胃的平滑肌，缓解肠胃的紧张、痉挛；永久花、乳香、

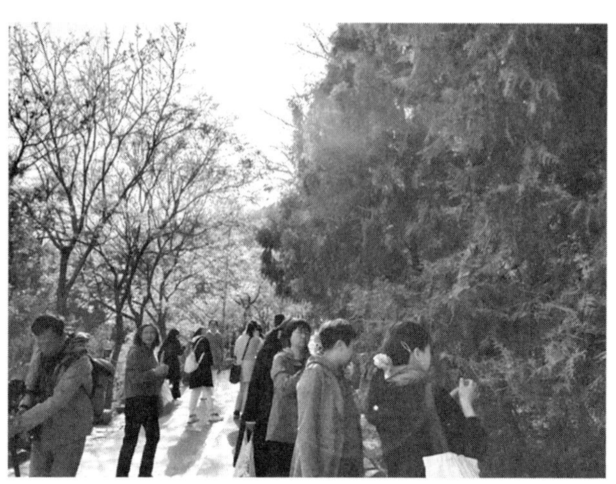

图 6-1　森林康养的徒步治疗

蓝艾菊则有很好的抗炎，增强身体免疫力的效果；罗文莎叶精油是近年来备受欢迎的、卓效抗病毒的第一选择。小豆蔻 1 滴＋永久花 1 滴＋乳香 2 滴＋蓝艾菊 1 滴＋罗文莎叶精油 1 滴，加入基础油 10ml，按摩腹部。

(3)黑胡椒可改善肠胃的新陈代谢，促进消化；百里香可以抗菌抗病毒，维持健康的免疫系统；胡椒薄荷和佛手柑可以起到很好的舒缓肠胃的效果，改善腹痛。黑胡椒汁 1 滴＋百里香汁 2 滴＋绿薄荷汁 2 滴＋佛手柑汁 1 滴加入基础油 10ml，按摩腹部。

4. *五感疗法*　主要针对因抑郁、焦虑等心理因素引起的慢性胃炎，并作为因病情反复导致的不良情绪和心理问题的辅助舒缓治疗。五感中，通过听觉刺激对老年慢性胃炎伴抑郁患者具有较好疗效，能够提高其治疗质量和满意度。因此，在五感疗法中，可使患者在听觉园内通过静坐冥想、散步或打太极拳等方式进行舒缓活动，每周 2～3 次，每次应不少于 20 分钟。

五感疗法的频次可与上文森林康养进行交替穿插。

（陈文文　巩　珍　周　辉　朱怀真　凃　玲）

参考文献

[1]　Rodriguez-Castro KI，Franceschi M，Noto A，et al. Clinical manifestations of chronic atrophic gastritis [J]. Acta Biomed，2018，89(8-S)：88-92.

[2]　Li Y，Xia R，Zhang B，et al. Chronic Atrophic Gastritis：A Review [J]. J Environ Pathol Toxicol Oncol，2018，37(3)：241-259.

[3]　Bacha D，Walha M，Ben Slama S，et al. Chronic gastritis classifications [J]. Tunis Med，2018，96(7)：405-410.

[4]　尤黎明，吴瑛. 内科护理学[M]. 北京. 人民卫生出版社，2018.

[5]　黄海. 慢性胃炎的运动疗法[J]. 健身科学，2007(2)：35.

[6]　李学武. 慢性胃炎的运动疗法[J]. 益寿宝典，2018(25)：42.

[7]　梁冰. 慢性胃炎运动疗法[J]. 家庭医药　快乐养生，2021(11)：23.

[8]　温佑君,肯园芳疗师团队.芳疗实证全书[M].北京:中信出版集团,2016.

[9]　程容海.芳香和胃汤为主治疗慢性胃炎 50 例[J].浙江中医杂志,1999,34(3):105.

[10]　覃尚红,梁丽,周成华,等.基于五行音乐疗法中医情志护理对老年慢性胃炎伴抑郁患者症状及生活质量的影响[J].现代中西医结合杂志,2022,31(5):697-700.

第二节　消化性溃疡

消化性溃疡是一种全球性常见的疾病,可发生于任何年龄阶段,大约有 10%的人在其一生中患过该疾病。消化道溃疡指的是在胃和十二指肠中由酸引起的损伤,其特征是黏膜剥蚀,缺陷延伸到黏膜下层或固有肌层。未达到此深度的病变称为糜烂。消化性溃疡指胃肠道黏膜在某种情况下被胃酸/胃蛋白酶消化而形成的溃疡,可发生于食管、胃、十二指肠、胃空肠吻合口附近及含有胃黏膜的 Meckel 憩室。胃溃疡(gastric ulcer,GU)和十二指肠溃疡(duodenal ulcer,DU)是最为常见的类型。

一、病因

在正常情况下,胃、十二指肠黏膜具有一系列防御和修复机制,可在接触有强侵蚀力的高浓度胃酸和能水解蛋白质的胃蛋白酶并受到微生物、胆盐、乙醇、药物与其他有害物质侵袭后依然能够维持黏膜的完整性。消化性溃疡是由于肠黏膜有损害作用的侵袭因素与黏膜自身防御/修复因素之间失去平衡,胃酸和胃蛋白酶对黏膜产生自我消化。GU 主要是防御/修复因素减弱,DU 则主要是侵袭因素增强。

1. *幽门螺杆菌感染*　确认幽门螺杆菌感染是消化性溃疡的重要病因,主要证据为:①消化性溃疡患者幽门螺杆菌检出率显著高于对照组的普通人群,DU 患者的幽门螺杆菌的检出率约为 90%,GU 为 70%～80%;②对消化性溃疡患者应用根除幽门螺杆菌治疗后,其溃疡复发率明显下降,证明幽门螺杆菌感染与溃疡形成密切相关。

2. *药物*　长期服用甾体抗炎药(NSAID)、氯吡格雷、化疗药物、双膦酸盐、西罗莫司等药物的患者可发生溃疡,其中 NSAID 是导致胃黏膜损伤最常用的药物。NSAID 可直接用于胃、十二指肠黏膜,透过细胞膜弥散入黏膜上皮细胞内,细胞内高浓度 NSAID 产生细胞毒而损害胃黏膜屏。此外,NSAID 还可通过抑制胃黏膜生理性前列腺素 E 合成,削弱后者对黏膜的保护作用。

3. *胃酸和胃蛋白酶*　消化性溃疡的最终形成由于胃酸/胃蛋白酶对黏膜自身消化所致,而胃蛋白酶的活性取决于胃液 pH,当胃液 pH 在 4 以上时,胃蛋白酶便失去活性,因此胃酸在其中起决定性作用,是溃疡形成的直接原因。

4. *其他因素*　吸烟、遗传及胃、十二指肠运动异常,以及应激等因素可能对消化性溃疡的发生有不同程度的影响。

二、临床表现

临床表现不一,部分患者可无症状,或以出血、穿孔等并发症为首发症状。典型的消化性溃疡有以下临床特征。①慢性过程,病史可达数年至数十年。②周期性发作,发作与自行缓解相交替、发作期可为数周或数月。缓解期也长短不一,发作常呈季节性,多在秋冬或冬春之交发病，可因精神情绪不良或过劳而诱发。③发作时上腹痛呈节律性，与进食有关。

1. 症状

(1)腹痛：上腹部疼痛是本病的主要症状，可为钝痛、灼痛、胀痛，甚至剧痛，或呈饥饿样不适感。疼痛部位多位于上腹中部、偏右或偏左。多数患者疼痛有典型的节律性，DU 表现为空腹痛，即餐后 2～4 小时或午夜痛，进食或服用抗酸药后可缓解；GU 的疼痛多在餐后 1 小时内出现，经 1～2 小时后逐渐缓解，至下餐进食后再次出现疼痛，午夜痛也可发生，但较 DU 少见、部分患者无上述典型疼痛，而仅表现为无规律性的上腹隐痛不适。也可因并发症而发生疼痛性质及节律的改变。

(2)其他：消化性溃疡除上腹疼痛外，尚可有反酸、嗳气、恶心、呕吐、食欲减退等消化不良症状。也可有失眠、多汗、脉缓等自主神经功能失调表现。

2. 体征　溃疡活动期可有上腹部固定而局限的轻压痛，DU 压痛点常偏右。缓解期则无明显体征。

3. 特殊类型的消化性溃疡

(1)无症状性溃疡：15%～35%消化性溃疡患者无任何症状，尤以老年人多见，多因其他疾病做胃镜或 X 线钡餐检查时偶然发现，或当发生出血或穿孔等并发症时，甚至于尸体解剖时始被发现。

(2)老年人消化性溃疡：溃疡常较大，临床表现多不典型，常无任何症状或症状不明显，疼痛多无规律，食欲缺乏、恶心、呕吐、消瘦、贫血等症状较突出，需与胃癌鉴别。

(3)复合性溃疡：指胃与十二指肠同时存在溃疡，多数 DU 发生先于 GU。其临床症状并无特异性，但幽门梗阻的发生率较单独 GU 或 DU 高。

(4)幽门管溃疡：较为少见，常伴胃酸分泌过高。其主要表现为餐后立即出现较为剧烈而无节律性的中上腹部疼痛，对抗酸药反应差，易出现幽门梗阻、穿孔、出血等并发症。

(5)球后溃疡：指发生于十二指肠球部以下的溃疡，多位于十二指肠乳头的近端。其夜间痛和背部放射性疼痛较为多见，并发大量出血者亦多见，药物治疗效果差。

三、辅助检查

1. 胃镜和胃黏膜活组织检查　是确诊消化性溃疡的首选检查方法，其目的在于：①确定有无病变、部位及分期；②鉴别良恶性；③治疗效果的评价；④对合并出血者给予止血治疗。

胃镜检查可直接观察溃疡部位、病变大小、性质，并可在直视下取活组织做病理检查和幽门螺杆菌检测。内镜下，消化性溃疡多呈圆形、椭圆形或线形，边缘光滑，底部有灰黄色或灰白色渗出物，溃疡周围黏膜可充血、水肿，可见皱襞向溃疡集中。

2. X 线钡餐检查　适用于对胃镜检查有禁忌或不愿接受胃镜检查者。溃疡的 X 线直接征象是龛影，对溃疡诊断有确诊价值。

3. 幽门螺杆菌检测　是消化性溃疡的常规检测项目。可通过侵入性(如快速尿素酶测定、组织学检查和幽门螺杆菌培养等)和非侵入性(如 ^{13}C 或 ^{14}C 尿素呼气试验、粪便幽门螺杆菌抗原检测等)方法检测出幽门螺杆菌。其中 ^{13}C 或 ^{14}C 尿素呼气试验检测幽门螺杆菌感染的敏感性及特异性均较高且无须胃镜检查，常作为根除治疗后复查的首选方法。

4. 粪便隐血试验　试验阳性提示溃疡有活动，如 GU 患者持续阳性，应怀疑有癌变的可能。

四、诊断

当患者出现上腹部疼痛、灼热、餐后饱胀或早饱等症状时，临床怀疑诊断。典型的十二指肠溃疡患者常表现为空腹时腹痛加重，并表述为饭后 2～3 小时或晚上饥饿或腹痛。相反，胃溃疡患者表述为恶心、呕吐、体重减轻和餐后腹痛。老年患者通常症状轻微，一些未经治疗的消化性溃疡患者可能由于自发愈合而出现间歇性症状，由于持续使用非甾体抗炎药或幽门螺杆菌感染等风险因素持续存在而复发。

消化性溃疡的诊断主要依靠内镜检查，其特征是溃疡多发生于高位胃体，呈多发性浅表性不规则的溃疡，直径在 0.5～1.0cm，甚至更大。溃疡愈合后不留瘢痕。

五、治疗

治疗的目的在于消除病因、缓解症状、愈合溃疡、防止复发和防治并发症。

1. 抑制胃酸分泌　目前临床上常用的抑制胃酸分泌的药物有 H_2 受体拮抗药(H_2 RA)和质子泵抑制药(PPI)两大类。

(1)H_2 RA：主要通过选择性竞争结合 H_2 受体，使壁细胞分泌胃酸减少。常用药物有西咪替丁、雷尼替丁、法莫替丁等。

(2)PPI：可使 H^+-K^+-ATP 酶失去活性，从而阻滞壁细胞内 H^+ 转移至胃腔而抑制胃酸分泌，其抑制胃酸分泌作用较 H_2RA 更强，作用更持久。常用药物有奥美拉唑、兰索拉唑和泮托拉唑等。PPI 与抗生素的协同作用较 H_2RA 好，因此常可作为根除幽门螺杆菌治疗方案中的基础药物。

2. 根除幽门螺杆菌　消化性溃疡不论活动与否，都是根除幽门螺杆菌的主要指征之一，目前推荐以 PPI 或胶体铋剂为基础加上两种抗生素的三联治疗方案。对于幽门螺杆菌相关的消化性溃疡，单独根除会导致溃疡愈合并防止进一步的黏膜损伤。然而，由于幽门螺杆菌的抗生素耐药性的增加，治疗变得更加困难。根除幽门螺杆菌的一线治疗包括 PPI、克拉霉素和阿莫西林或甲硝唑(用于青霉素过敏患者)。由于抗生素耐药性增加，三联疗法的疗效在许多国家已降至 70%以下，目前推荐使用高剂量 PPI 并将治疗时间延长来提高根除率。

3. 保护胃黏膜　目前药物硫糖铝和枸橼酸铋钾已很少用作治疗消化性溃疡的一线药物。但枸橼酸铋钾因兼有较强的抑制幽门螺杆菌作用，可在根除幽门螺杆菌联合治疗时使用，此外，前列腺素类药物米索前列醇具有增加胃和十二指肠黏膜的黏液/碳酸氢盐分泌、增加黏膜血流和一定的抑制胃酸分泌作用，主要用于 NSAID 相关性溃疡的预防。因可引起子宫收缩，孕妇忌服。

4. 手术治疗　对于大量出血经内科治疗无效、急性穿孔、瘢痕性幽门梗阻、胃溃疡疑有癌变及正规治疗无效的顽固性溃疡可选择手术治疗。

六、健康指导

1. 帮助患者认识和去除病因

(1)对服用 NSAID 者，若病情允许应停药；若必须用药，可遵医嘱换用对胃黏膜损伤少的 NSAID。

(2)避免暴饮暴食和进食刺激性饮食，以免加重对胃黏膜的损伤。

(3)对嗜烟酒者,劝其戒除,但应注意突然戒断烟酒可引起焦虑、烦躁,反过来也会刺激胃酸分泌,故应与患者共同制订切实可行的戒烟酒计划,并督促其执行。

2. 指导缓解疼痛　注意观察并详细了解患者疼痛的规律和特点,并按其疼痛特点指导缓解疼痛的方法。DU 表现为空腹痛或夜间痛,指导患者在疼痛前或疼痛时进食碱性食物或服用制酸药,也可采用局部热敷或针灸镇痛。

3. 进餐方式　指导患者有规律地定时进食以维持正常消化活动的节律。在溃疡活动期以少食多餐为宜,每天进餐 4～5 次,避免餐间零食和睡前进食,使胃酸分泌有规律。饮食不宜过饱,以免胃窦部过度扩张而增加促胃液的分泌。进餐时注意细嚼慢咽,避免急食、咀嚼可增加唾液分泌。

4. 食物选择　选择营养丰富、易消化的食物。除并发出血或症状较重外,一般无须规定特殊食谱。症状较重的患者以面食为主,可适量摄取脱脂牛奶,宜安排在两餐之间饮用。脂肪摄取应适量。应避免食用机械性和化学性刺激性强的食物,其中机械性刺激强的食物指生、冷、硬、粗纤维多的蔬菜、水果,化学性刺激强的食物有浓肉汤、咖啡、浓茶和辣椒、酸醋等调味品等。

七、园林康养方案

针对因长期精神紧张、焦虑或情绪容易波动的人或过度劳累导致的应激性溃疡,多可通过园艺疗法、森林康养和五感刺激的园林手段进行缓解;对于因幽门螺杆菌感染、药物或胃蛋白酶失活等原因导致的消化性溃疡,可通过芳香疗法、药用植物结合食疗的方式进行辅助治疗。

1. 园艺疗法　针对应激性溃疡的患者,应采取较多的园艺操作,如插花、干花制作和采摘等活动,从而最大限度地培养患者的自我价值感和认同感,频次应维持在一个月 2～3 次,以一年为周期,以便于在与植物相关种植活动中更好地参与植物的全生命周期,从而增强应激性溃疡患者的生命感受。

2. 森林康养　森林康养后健康人群的焦虑指数减低、血压降低、睡眠质量提高,同时血浆多巴胺、肾上腺素和去甲肾上腺素的水平下降。森林康养可明显缓解焦虑状态,其发生机制与森林环境降低应激反应、抑制儿茶酚胺的释放有一定关系,能够对应激性溃疡患者起到较好疗效。

运用森林康养对应激性溃疡患者治疗,应着重强调规律性和持续性。其中,以行走和慢跑为主的动态运动每周 3 次,每次不少于 30 分钟;以冥想、瑜伽为主的静态舒缓活动每周 4～5 次,每次不少于 30 分钟。动态和静态穿插的森林康养疗法应至少持续 2 个月。若期间应激性溃疡的症状减弱,也不应中断。

3. 五感疗法　因应激性溃疡患者的心理病因与抑郁症、焦虑症等患者相似,其五感刺激疗法具有相似性,可参考“神经系统疾病”章节的详细介绍。除此之外,五感刺激活动应多以静态活动为主,且听觉刺激对于应激性溃疡患者具有较好疗效,可与森林康养中的冥想和瑜伽等活动,结合听觉园中的自然声音进行。

4. 芳香疗法

(1)姜黄精油,修复胃黏膜;麦卢卡精油修复胃部黏膜溃疡;乳香精油持续消除慢性炎症;生姜精油促进肠胃蠕动还有修复的效果。姜黄精油 60 滴,麦卢卡精油 40 滴,乳香精油 60 滴,生姜精油 40 滴。调和好后,每次 6 滴加入基础油 10ml,按摩腹部,每日 3～4 次。

(2)安抚,舒缓胃部疼痛、不适、恶心呕吐的现象。薰衣草精油 12 滴+罗马洋甘菊精油 6 滴+葡萄柚精油 12 滴+橙花精油 6 滴调好后,每次 6 滴加入基础油 10ml 按摩腹部。

(3)胃溃疡患者其中的有一些原因可能是习得性无助导致抑郁,也可能是黏膜的慢性损害通过副交感神经引起中枢神经递质的异常。人格因素也不容忽视,易焦虑、依赖性强、常常压抑内心愤怒的人,消化性溃疡的发病率显著提高。有学者认为,愤怒情绪的隐忍和内向性表达使副交感神经的激活时间显著延长,内脏腺体活动增强,消化性溃疡发病增加。法瑞苏博士研究了 1.5 万名胃病患者的病案,结果发现:有 4/5 的胃病是由情绪因素所致。约瑟夫·蒙坦博士甚至提出:胃溃疡的产生,不在于你吃了什么,而在于你忧虑什么。所以使用精油还可缓解焦虑,焦虑在后面会有详细讲解。

(王天天　王　芳　朱怀真　戚晓慧)

参考文献

[1] Narayanan M,Reddy KM,Marsicano E. Peptic Ulcer Disease and *Helicobacter pylori* infection[J]. Mo Med,2018,115(3):219-224.

[2] Kavitt RT,Lipowska AM,Anyane-Yeboa A,et al. Diagnosis and Treatment of Peptic Ulcer Disease[J]. Am J Med,2019,132(4):447-456.

[3] Lanas A,Chan FKL. Peptic ulcer disease[J]. Lancet,2017,390(10094):613-62.

[4] 尤黎明,吴瑛. 内科护理学[M]. 北京:人民卫生出版社,2017.

[5] 王吉耀. 内科学[M]. 北京:人民卫生出版社,2010.

[6] 陈熙春,殷健. 消化性溃疡的心理行为指导[J]. 中国妇幼健康研究,2016,27(S1):535.

[7] 刘艳波,王焕琦,王洪俊,等. 长白山二道白河区森林康养对人体免疫功能的影响[J]. 中国城市林业,2021,19(6):105-109.

[8] 王泽霞. 整体护理对消化溃疡治疗应激反应的影响[J]. 大家健康(学术版),2016,10(4):230.

[9] 王婕. 消化性溃疡的中药汤剂治疗效果观察[J]. 中国社区医师,2019,35(14):106,110.

[10] 温佑君,肯园芳疗师团队. 芳疗实证全书[M]. 北京:中信出版集团,2016.

[11] 欧阳宏. 消化性溃疡的中药汤剂治疗效果[J]. 中国社区医师,2018,34(2):97,99.

第三节　腹　泻

腹泻(diarrhea)是临床医师面临的一个复杂且普遍的问题,在全国其流行率占 3%~20%。腹泻是一种常见症状,是指排便次数明显超过平日习惯的频率,粪质稀薄,水分增加,每日排便量超过 200g,或含未消化食物或脓血、黏液。腹泻常伴有排便急迫感、肛门不适、失禁等症状。正常人每日大约有 9L 液体进入胃肠道,通过肠道对水分的吸收,最终粪便中水分仅为 100~200ml。若进入结肠的液体量超过结肠的吸收能力和(或)结肠的吸收容量减少,就会导致粪便中水分排出量增加,便产生腹泻。

一、病因

发病原因较为复杂,可为感染性或非感染性因素所致。

1. 感染因素

(1)细菌感染：包括致腹泻大肠埃希菌、空肠弯曲菌、伤寒沙门菌、霍乱弧菌、志贺菌等。

(2)病毒感染：常见的病毒有轮状病毒、诺如病毒等。

(3)寄生虫：包括蓝贾第鞭毛虫、阿米巴原虫、隐孢子虫、环孢子虫、血吸虫等。

(4)真菌感染：致腹泻的真菌有念珠菌、曲菌、毛霉菌。

2. 非感染因素

(1)饮食因素：食用毒蕈、桐油、河豚、鱼胆可引起急性腹泻；饮食不卫生可引起腹泻；对鱼、虾、乳制品过敏等引起的肠变态反应可致腹泻；先天性或继发性乳糖不耐受，可由于肠道对糖的消化吸收不良而引起腹泻。

(2)药物因素、化学中毒：新斯的明、克林霉素、林可霉素、红霉素、西沙必利、甲状腺素、利血平、氟尿嘧啶、某些抗生素等均可引起腹泻。砷、磷、铅、汞等中毒可引起急性腹泻。

(3)气候因素：气候突然变化、腹部受凉使肠蠕动增加，可能诱发消化功能紊乱致腹泻。

(4)胃部疾病：如慢性萎缩性胃炎、晚期胃癌等，因胃酸减少或缺乏而引起腹泻；胃大部分切除术、胃空肠吻合术或胃结肠瘘等，因胃内容物流入肠腔过速而引起腹泻。

(5)肠道感染性疾病：炎症性肠病(包括溃疡性结肠炎、Crohn 病)、放射性肠炎、缺血性肠炎、结肠憩室炎、结肠多发性息肉、肠道恶性肿瘤等引起腹泻。

(6)胰腺、肝、胆疾病：慢性胰腺炎、胰腺癌等因胰腺外分泌不足，慢性肝病、胆石症因胆汁排出减少，均可因肠腔内存留大量未消化的溶质而引起高渗性腹泻；肝硬化、肝静脉阻塞等引起门脉高压症，可因营养物质吸收障碍而致腹泻。

(7)内分泌及其代谢障碍性疾病：如甲状腺功能亢进症、肾上腺皮质功能减退症、血管活性肠肽(VIP)瘤、胃泌素瘤等可引起腹泻。

(8)结缔组织疾病：系统性红斑狼疮、硬皮病等。

(9)神经功能紊乱：如肠易激综合征。

(10)其他：如过敏性紫癜等。

二、分类

临床上按病程长短，将腹泻分急性和慢性两类。急性腹泻发病时间短，病程在 3 周之内，大多系感染引起。慢性腹泻指病程迁延不愈，病程超过 3 周以上的腹泻。

三、临床表现

1. 急性腹泻　起病急，病程在 2～3 周，可分为水样泻和痢疾样泻，前者粪便不含血或脓，可不伴里急后重，腹痛较轻；后者有脓血便，常伴里急后重和腹部绞痛。感染性腹泻常伴有腹痛、恶心、呕吐及发热。小肠感染常为水样泻，大肠感染常含血性便。

2. 慢性腹泻　排便次数增多，每日排便在 3 次以上，便稀或不成形，粪便含水量＞85％，有时伴黏液、脓血，持续 2 个月以上，或间歇期在 2～4 周的复发性腹泻。病变位于直肠和(或)乙状结肠的患者多有里急后重，每次排便量少，有时只排出少量气体和黏液，粉色较深，多呈黏冻状，可混有血液，腹部不适位于腹部两侧或下腹。小肠病变引起腹泻的特点是腹部不适多位于脐周，并于餐后或便前加剧，无里急后重，粪便不成形，可呈液状，色较淡，量较多。慢性胰腺炎和小肠吸收不良者，粪便中可见油滴，多泡沫，含食物残渣，有恶臭。血吸虫病、慢性痢疾、直肠癌、溃疡性结肠炎等病引起的腹泻，粪便常带脓血。肠易激综合征和肠结核常有腹泻和便秘交替现象。因病因不同可伴有腹痛、发热、消瘦、腹部包块等症状。

四、辅助检查

1. *血常规和血生化检查*　主要包括白细胞计数明确有无感染及程度；血红蛋白测定明确有无失血及贫血情况；白蛋白水平测定明确营养状况；电解质测定明确有无因腹泻引起低钾或者低氯性碱中毒。

2. *粪便检查*　在腹泻患者中，粪便检查最为重要。通过粪便检查可发现有无红、白细胞确定是否为脓血便，进而高度怀疑一些疾病；粪便检查还可确定有无寄生虫卵；粪便检查明确粪质渗透压，从而确定是分泌性腹泻还是渗透压性腹泻；潜血试验明确消化道有无出血。

3. *腹部 CT 检查*　判断腹部各脏器情况，明确有无腹腔积液、肿瘤，有无胆管系统结石、肠道梗阻，有无腹腔游离气体等情况。结合增强 CT 可以明确腹腔血管有无扩张、狭窄，小肠及结肠动脉及门静脉系统有无血栓，是否为缺血性肠病。小肠 CT 造影，可以模拟小肠真实 3D 形态，对不愿进行小肠镜检查而高度怀疑患有小肠疾病的患者意义重大。

4. *内镜和活组织病理检查*　结肠镜、小肠镜、胃镜、超声内镜及胆管镜等，目前已经可以实现全消化道无死角检查，对于判断消化道炎症、肿瘤、血管、憩室疾病起到直观、决定性的作用。通过内镜检查可以活检取组织进行病理检查，明确病变性质。通过内镜手术，并且可以进行早癌切除、梗阻解除、结石取出、营养管放置等手术治疗。

5. *小肠吸收功能试验*　可通过粪脂渗透压测定、胆盐吸收试验、维生素 B_{12} 吸收试验、右旋木糖醇吸收试验等方法了解小肠的吸收功能。

6. *血清及尿中胃肠道激素与化学物质测定*　对各种胃肠道神经内分泌肿瘤的判断有重要诊断价值。

五、治疗

病因治疗和对症治疗都很重要。在未明确病因之前，首先进行补液、纠正电解质等支持治疗非常重要，避免使用强力镇痛药以免掩盖病情，避免使用降低肠道蠕动药物，虽然可以部分缓解腹泻，但可以造成梗阻、巨结肠及细菌、病毒或者生物毒剂在肠道内停留时间延长。

1. *病因治疗*

(1)抗感染治疗：根据不同病因，选用相应的抗生素。可进行粪便培养，明确感染原因。在感染源未明确前提下，也可以经验性用药。优先选用在肠道内浓度高的喹诺酮类药物，如诺氟沙星等。如果合并发热、白细胞增高等全身感染征象或者呕吐明显患者可以静脉输注；如果全身感染征象不明显，最好通过口服治疗。如果考虑感染源为病毒感染，也可以不用抗生素。考虑结核或者寄生虫感染，可以进行相应的药物治疗。

(2)肠道非感染性疾病或者全身其他疾病进行相应的治疗：肿瘤患者进行手术切除，血管疾病进行扩张、溶栓治疗，如为甲状腺功能亢进、糖尿病等其他内分泌疾病积极治疗原发病。

(3)其他：如乳糖不耐受症不宜用乳制品，成人乳糜泻应禁食含有麸类的麦类制品。慢性胰腺炎可补充多种消化酶。药物相关性腹泻应立即停用有关药物。

2. *对症治疗*

(1)一般治疗：纠正水、电解质、酸碱平衡紊乱和营养失衡。酌情补充液体，补充维生素、氨基酸、脂肪乳剂、白蛋白等营养物质，贫血严重者可输血治疗。

(2)止泻药：蒙脱石散为收敛剂，对肠道内病毒、细菌均有吸附作用，并且对于肠道内多余水分有锁止作用，适合于各类腹泻患者；盐酸洛哌丁胺（易蒙停）可以降低肠蠕动频率，减少排便次数，可以应用于非感染性腹泻患者。

(3)微生态制剂：近年来肠道微生态平衡受到越来越多的重视，肠道内菌群失衡是腹泻患者经常合并的一个病理状态，维持正常细菌生态，通过有益菌在体内定植，与过度增殖的有害菌相互竞争，从而恢复肠道正常的生理功能。微生态药物分为益生菌、益生元和合生元。益生菌主要包括双歧杆菌、枯草杆菌、地衣芽孢杆菌等，有些活菌制剂需要冷藏，使用时需要注意；益生元主要是指功能性低聚糖，不能被人体消化利用，可以作为膳食补充剂，在肠道内被有益菌所发酵，其产物可以减少有害菌的生长，目前多种益生元药物已商品化。合生元为益生菌和益生元相结合的产物，目前也有相应的药物上市。

(4)其他：山莨菪碱、溴丙胺太林、阿托品等具有解痉作用，可以应用于腹部绞痛明显患者，但青光眼、前列腺肥大者、严重炎症性肠病患者慎用。

六、园林康养方案

腹泻的园林康养方案更多是针对非感染因素如气候和饮食等导致的腹泻。

1. 森林康养　气温对消化系统疾病的影响主要体现为“高温效应”，夏秋季炎热天气与较多的降水助长了肠道致病菌的生长繁殖。而森林康养能够调节夏季高温带来的身体不良应激反应，其中由负氧离子与萜类化合物的释放及杀菌树种的组成能够提供清洁和舒适的自然环境。针对因气候突变导致的腹泻，可进行为期约 10 天的森林康养，每日于 10:00－15:00 进行，以静态活动如冥想、瑜伽和森林浴等为主。若持续时间推迟，则需注意腹部的保暖。

2. 芳香疗法

(1)小豆蔻可以促进肠胃运动，安抚肠胃的平滑肌，缓解肠胃的紧张、痉挛；永久花、乳香、蓝艾菊则有很好的抗炎，增强身体免疫力的效果；罗文莎叶精油是近年来备受欢迎的，卓效抗病毒的第一选择。小豆蔻精油 3 滴＋永久花精油 3 滴＋乳香精油 5 滴＋蓝艾菊精油 5 滴＋罗文莎叶精油 5 滴，每次 6 滴加入基础油 10ml 稀释后按摩腹部或者全身，早晚各 1 次。每天使用，可以抗菌消毒，缓解炎症。

(2)若腹泻是因为腹部受凉，可使用能温热身体的杜松，以及具有整肠作用的生姜精油来泡脚。杜松精油 2 滴、生姜精油 1 滴。在盆里注入 40～43℃的热水，并滴入精油搅拌均匀后，将脚浸泡在热水里约 10 分钟，温热足部即可。

(3)罗马洋甘菊有镇静作用；胡椒薄荷有助消化作用；茉莉纯露有消炎抗压力作用；柠檬尤加利纯露有抗炎作用；其中 2～3 种混合喷洒胃部和腹部用热毛巾热敷，有机纯露可以服用，以 5ml 加 500ml 水里饮用。

（孟晓云　张　燕　朱怀真　张子旋）

参考文献

[1] Chu C, Rotondo-Trivette S, Michail S. Chronic diarrhea [J]. Curr Probl Pediatr Adolesc Health Care, 2020, 50(8): 100841.

[2] Monasterio C, Hartl C, Hasselblatt P. Akute und chronische Durchfallerkrankungen: Differenzialdiagnose und Therapie [Acute and chronic diarrhea: a roadmap to differential diagnosis and therapy] [J]. Dtsch Med Wochenschr, 2020, 145(18): 1325-1336.

[3] 方鹤松，魏承毓. 中国腹泻病诊断治疗方案[J]. 中国临床医生杂志，1998(13): 6.

[4] 虞爱华. 腹泻的诊断与治疗[M]. 北京：人民军医出版社，1998.

[5] 马盼，李若麟，乐满，等. 气象环境要素对北京市消化系统疾病的影响[J]. 中国环境科学，2016，36(5): 1589-1600.

[6] 王彦. 腹泻食疗药膳10款[J]. 烹调知识，2009(11): 1.

[7] 温佑君，肯园芳疗师团队. 芳疗实证全书[M]. 北京：中信出版集团，2016.

第四节 便 秘

便秘是一种症状，其特征为排便次数减少、粪便干硬和(或)排便困难，其中排便次数减少指每周排便少于3次；排便困难包括排便费力、排出困难、排便不尽感、排便费时及需手法辅助等症状。

便秘(constipation)是老年人常见的胃肠道症状，其与硬便、用力、肛门直肠阻塞感、不完全排空、腹部不适和腹胀等多种症状密切相关。便秘在普通人群中的患病率为15%，女性高于男性，尤其是65岁以上的老年人患病率较高，严重影响了老年人的生活质量。

一、病因

便秘是多因素共同影响的结果，关键因素为不良生活及排便习惯、年龄、肠道的病变及全身性的基础病变和医源性因素等。

1. 不良生活及排便习惯

(1)饮食因素：老年人牙齿松动，咀嚼能力差，只能吃低纤维精细食物，消化能力差，进食量少，缺乏纤维素的食物，产生粪便少，容易便秘。有些老年人追求高营养保健品，进食高蛋白食物、高脂肪食物，这些食物都不利于产生排便。

(2)排便习惯：老年人由于行动不便或者生活需要别人照顾，产生便意的时候，不能排便；或者有些老年人习惯了在家中特定的环境中排便，当外出或者不习惯别的环境时，往往克制自己的便意，久而久之，形成了便秘。

(3)体力活动：老年人体力活动减少，加之腰腿不好，只能进行简单少量的活动，特别是一些老年人由于罹患心脑血管疾病只能坐轮椅或者卧床，排便时不能正常用力，往往易患便秘。

2. 年龄　据统计，便秘的发生率与年龄相关，所以在老年人群中便秘发生率高于青年人。这不仅与老年人活动、进食相关，还与老年人消化液分泌减少，肠道蠕动慢等生理功能退化相关。老年人腹腔及盆底肌肉乏力，肛门内外括约肌减弱，胃、结肠反射减弱，直肠敏感性下降，使食物在肠内停留过久，水分过度吸收引起便秘。此外，高龄老年人常因老年性痴呆或精神抑郁症而失去排便反射，引起便秘。

3. 肠道病变　部分老年人有肠道器质性疾病，如息肉、肿瘤，或者由脱垂痔、肛裂等，用力排便时可以引起疼痛及便血，由于惧怕心理，引起排便次数减少。部分老年人有疝，腹部用力排便时可以引起腹部包块增大；部分老年人有食管裂孔疝，用力排便时反流加重。

4. 全身性疾病　如糖尿病、尿毒症、结缔组织病、先天性巨结肠、帕金森病等都可以引起继发性排便困难。部分老年人患有心脑血管疾病，医师嘱托不可用力排便，避免诱发心脑血管疾病急性发作。

5. 医源性因素　老年人往往身患多种疾病，长期服用镇痛药、非甾体抗炎药、抗胆碱能药（如颠茄）、抗惊厥药（如卡马西平）、抗高血压药（如钙离子通道阻滞药、利尿药、中枢神经药物、β受体阻断药）、抗帕金森病药（如多巴胺）、解痉药、抗抑郁药（如三环类药物、单胺氧化酶抑制药、抗精神病药）、含金属离子药物（如制酸药、硫糖铝、硫酸亚铁）等，长期服用上述药物便秘发生可能性增高。还有部分老年人，由于长期使用泻药，尤其是刺激性泻药，如开塞露等，造成直肠括约肌麻木，肠道神经反射降低，便意消失。心理上过于依赖通便药物，时间长了，自主排便机会越来越少。

二、临床表现

1. 排便次数减少　大多数患者的排便次数每周少于 3 次，严重者长达 2～4 周才排便 1 次，患者长时间没有便意。有的患者可突出地表现为排便困难，排便时间可长达 30 分钟以上，排便无力，甚至需要用手辅助排便。有的老年患者虽然每日排便多次，但排便量少且排出困难，粪便干硬如羊粪球。此外，有腹胀、食欲缺乏，口臭，以及服用泻药不当引起排便前腹部绞痛等。体检左下腹可摸到沿肠管走行分布的干结粪便，肛诊有粪块。

2. 排便困难　老年人过分用力排便时，可引起血压增高，血管收缩，导致心脑血管供血减少，引起心肌梗死、脑梗死发作。长时间久坐于马桶上，站立时引起脑供血不足，出现昏厥。排便过于用力还可引起动脉瘤或心脏室壁瘤的破裂、心脏附壁血栓脱落、心律失常，甚至发生猝死。结肠内长期大量粪便潴留，引起结肠扩张，导致结肠壁张力低下，可发生巨结肠症。用力排便时，腹腔内压升高可引起或加重胃食管反流症状，甚至呕吐。大便干结，久坐于马桶上，导致痔静脉迂曲扩张，排便时粪便与其摩擦挤压，导致痔静脉破裂出血。粪便嵌塞后会产生肠梗阻，大量宿便产生毒素，引起肝性脑病、面色晦暗等。

大多数便秘不是由于器质性疾病引起，但如果出现以下症状，往往提示可能为器质性疾病引起，需要进一步的检查。

（1）便血、粪便潜血阳性：如果出现便中带血，尤其是粪便和血液混在一起，往往提示结肠内可能有肿瘤或者息肉；如果是便后滴血或喷血，或者仅仅是手纸带血，则多数是由于痔出血所致。

（2）发热、贫血和乏力、消瘦：患有恶性肿瘤时，全身会出现发热、贫血、纳差、消瘦等伴随症状，如果近期出现上述症状，要及时就医。

（3）明显腹痛、腹部包块：如果出现明显腹痛，或者腹痛的频率及时间超过平时情况；或者自己在平卧或者洗澡时，尤其是偏瘦老年人，可以摸到腹部明显包块，尤其是有触痛的包块，要及时就医。

（4）结直肠息肉、肿瘤史：如果长期便秘的老年人，一级亲属有结肠息肉、肿瘤等家族史，要定期复查就医。

三、辅助检查

1. 化验检查

（1）粪便检查：包括粪便外观的肉眼观察，以及显微镜、细菌学、寄生虫检查和隐血试验等，粪便外观的评估内容包括粪便的量、性状、颜色和气味。

(2)血液检查：肝功能试验如血清酶学、血清总蛋白、球蛋白及其比值、凝血酶原时间等用于肝胆疾病的诊断。肿瘤标志物检测，如甲胎蛋白用于原发性肝细胞癌的诊断，癌胚抗原、糖链抗原等用于胃癌、结肠直肠癌和胰腺癌的诊断和疗效评估。

2. *内镜检查*　内镜包括胃镜、十二指肠镜、胆管镜、小肠镜、结肠镜和腹腔镜。近年来，广泛使用的电子内镜可摄录并在荧光屏上显示图像，不仅成像清晰细致，与计算机系统结合，便于资料的储存、分析与交流。应用内镜可以直接观察消化道管腔和腹膜腔的情况，在直视下采取活组织进行病理检查并可同时进行治疗。

3. *活组织病理检查和脱落细胞检查*　临床上常用以下方法取活组织进行病理检查：①各种经皮穿刺，包括超声或 CT 引导下细针穿刺，对肝、胰或腹腔肿块取材；②在消化道内镜直视下，用活检针或活检钳，采取食管、胃、结肠、直肠黏膜的病变组织，或通过腹腔镜取肝、腹膜等组织；③外科手术时取材。脱落细胞检查是在内镜直视下冲洗或擦刷消化管腔黏膜，收集脱落细胞做病理检查，以及收集腹水查找癌细胞等。

4. *影像学检查*

(1)B 超：腹部 B 超可显示肝、脾、胆囊等脏器，发现这些脏器的肿瘤、脓肿、囊肿、结石等病变，以及腹腔内肿块、腹水。

(2)X 线检查：腹部平片可观察腹腔内游离气体，肝、脾、胃等脏器的轮廓，钙化的结石或组织，以及肠道内气体和液体。胃肠钡剂造影、钡剂灌肠造影等 X 线检查可发现食管、胃、小肠或结肠的静脉曲张、炎症、溃疡、肿瘤、结构畸形、运动异常等。

5. *其他*

(1)肛管直肠压力测定：可以帮助判断有无直肠、盆底功能异常或直肠感觉阈值异常。

(2)球囊逼出试验：有助于判断直肠及盆底肌的功能有无异常。

(3)盆底肌电图检查：可判断有无肌源性或神经源性病变。

(4)结肠传输功能试验：了解结肠传输功能。

(5)排粪造影：有助于盆底疝及直肠内套叠的诊断。

四、治疗

1. *调整生活方式*　合理的膳食、多饮水、运动、建立良好的排便习惯是慢性便秘的基础治疗措施。饮食上增加纤维素和液体摄取是关键。纤维素可形成和软化粪便，摄取量为每天 25～30g。此外，每日尽量饮水达到 2000ml，分次小口饮用，避免一次性大量饮水造成急性胃扩张，引发腹痛、恶心，甚至呕吐。

2. *药物治疗*　在各级诊疗中，都涉及药物治疗。需长期应用通便药维持治疗者，应避免滥用泻药。在便秘的治疗中，可选择药物主要有四类。

(1)渗透性泻药：代表药物为乳果糖，其作用机制为药物在肠道被正常菌群分解为乳酸等小分子有机酸，提高肠内渗透压，产生导泻作用。但该药物容易导致肠内发酵产生大量气体，容易腹胀、腹痛，长期应用会使体内菌群失调，机体水电解质紊乱。乳糖不耐受患者不能使用。

(2)容积性泻药：代表药物为车前草、甲基纤维素。其作用机制为不被肠道消化吸收，吸水膨胀后增加肠内容物体积，促进肠蠕动排便。但该药物仅具亲水性而不具备保水能力，需大量饮水，有腹胀不良反应，甚至是假性肠梗阻，因此不适合老年人，尤其是卧床肠道功能下降的患者。

(3)刺激性泻药：代表药物为酚酞片、番泻叶、大黄。其作用机制为直接刺激肠黏膜，使肠蠕动加强。但该药物容易导致机体产生药物依赖，长期使用会出现机体电解质丢失，易出现惰性结肠(肠张力降低，蠕动减慢)、结肠黑变病。

(4)润滑性泻药：代表药物为开塞露。其作用机制为利用甘油或山梨醇的高渗透压浓度，让更多的水分渗入肠腔，软化粪便，刺激肠壁，反射性地引起排便反应，再加上其具有的润滑作用使粪便容易排出。但开塞露是通过刺激肠壁引起排便反射来帮助排便，经常使用直肠敏感性降低，长期使用形成依赖，自主排便更加困难。

3. *手术治疗* 对于经检查明确为器质性疾病引起的便秘患者，可以考虑手术治疗。部分患者存在乙状结肠冗长，部分患者有腹部手术史，结肠有粘连或者吻合口狭窄情况，对于诸如此类患者经手术治疗后往往可以根除便秘情况。

五、健康指导

1. *饮食* 多食用含纤维素高的食物，粗粮(如玉米面、荞麦面、豆类等)、蔬菜(如芹菜、洋葱、蒜苗、菠菜、萝卜、生黄瓜、笋子等)、水果(如香蕉、梨等)，还应增加花生油、豆油、香油等油脂的摄入。高纤维素食物在胃肠道中不易被消化破坏，而且能吸收大量水分使大便软化并能增加肠内容物，刺激肠道，使粪便通畅。油脂类不但能直接润肠，而且分解后产生的脂酸还有刺激胃肠蠕动的作用。

2. *足够的水分* 每日摄水量应达 2000ml 以上(心肾功能正常的情况下)，水分可增加肠内容物容积，刺激胃肠蠕动，并能使粪便软化。空腹饮水可对排便有刺激作用、反射性地引起排便。

3. *适当地运动* 身体情况允许下，也可进行一定范围的锻炼活动，如保持膝部伸直做收腹及仰卧起坐动作，并教患者做提肛收腹运动，或顺肠蠕动方向做腹部顺时针按摩，每日 4 次。待病情好转后早日下床活动。

4. *创造舒适的生活和工作环境* 尽量避免外界环境因素的影响，保持厕所清洁，不能下地活动的患者在排便时应关上房门，拉上布帘或旋转屏风，使用清香剂，坐盆时应给患者安置好合适的体位，以减少疲劳。

5. *养成定时排便的习惯* 与患者共同制定排便表，即使无便意也应坚持定时去厕所。可嘱患者每日早餐后按时排便，因早餐后易引起胃-结肠反射，此刻训练排便易建立条件反射，日久便可养成定时排便的习惯。

6. *持续观察并指导相关知识* 科普便秘对人体的危害，预防便秘的重要性和方法。告诉患者及家属便秘不仅使人排便困难，还会给人体带来许多危害。向患者家属解释养成定时排便习惯的重要性，并给以提供必要的条件。当生活方式改变时，应根据具体情况和条件，将排便时间安排在每日计划之内。

六、园林康养方案

便秘的园林康养方案主要通过园艺疗法和森林康养的方法促进肠道蠕动，并辅助芳香疗法和中药疗法进行内调。

1. 园艺疗法与食疗相结合　园艺疗法缓解和治疗便秘应以中高强度的动态有氧活动为主，且应是着重锻炼腹部肌肉的活动，如填土、浇水和移栽等。中高强度的园艺操作活动根据不同的活动安排每周 4～5 次，每次应持续 30～60 分钟，且心率应维持约 120 次/分。此外，也有许多由常见植物经过简单制作而成的药膳（表 6-1），对便秘具有良好效果，其食材准备和制作过程可与园艺操作相结合，全过程为 1～2 小时，不仅能够促进锻炼并刺激肠蠕动，更能进一步刺激五感，强化心理上患者的自我价值感和满足感。

表 6-1　药膳与园艺操作

药膳名	植物拉丁名	科属	做法	功效	园艺操作
蒲公英粥	*Taraxacum mongolicum*	菊科 蒲公英属	蒲公英洗净，切碎，熬煮	利尿缓泻	种植 养护管理 清洗 初步处理
瓜蒌根汤	*Trichosanthes kirilowii* *Portulaca oleracea L.*	葫芦科 栝楼属 马齿苋科 马齿苋属	洗净，切碎，加入冰糖熬煮	清化热痰，润肠通便	采摘 晾晒 清洗 初步处理
凉拌折耳根	*Houttuynia cordata*	三白草科 蕺菜属	洗净，切断，加食盐、醋、香油和味精等调料拌匀	清热解毒消炎	种植 养护管理 采收 清洗 初步处理
菠菜粥	*Spinacia oleracea L.*	苋科 菠菜属	菠菜洗净，切细，熬煮	养血止血，润燥通便	种植 养护管理 采收 清洗 初步处理

2. 森林康养　能够为气功、步行和健身等治疗便秘的常用手段提供优质的自然环境，提高治疗方案的可行性和有效性。以步行或跑步为主要治疗内容的森林康养方式应满足每周 5 次，每次 30～50 分钟，且在便秘症状改善后也应维持 1～2 周，每周 3～4 次，每次 30～50 分钟的森林康养疗愈时间。以气功和身体局部部位（主要是腹部）的有氧森林康养健身内容应满足每周 3～4 次，每次 40～70 分钟（涵盖准备活动 5 分钟、健身活动 30～60 分钟和放松活动 5 分钟），心率应达到 120～140 次/分且感觉微微出汗。

3. 芳香疗法

（1）植物油处方：摩洛哥坚果油、芝麻油、胡桃油，以等比例调成复方植物油，每日早晨空腹口服 1 茶匙，润肠效果极佳，可以改善肠燥和便秘。

（2）甜茴香精油：在 *BioMed Research International* 上发表的一篇文章发现，茴香有助于改善多种消化系统疾病，包括便秘。并且，文中特别提到“挥发性成分及精油”是植物中最有效的部分。

①胡椒薄荷精油：富含薄荷醇，能减轻疼痛和放松肌肉，可缓解胃部不适及轻度便秘。

薰衣草、罗马洋甘菊、甜茴香、姜精油都是不错的选择。甜茴香精油2滴＋胡椒薄荷精油1滴＋迷迭香精油1滴＋姜精油1滴加入10ml基础油按摩油，按摩腹部。

②薰衣草精油2滴＋罗马洋甘菊精油1滴＋生姜精油1滴加入基础油5ml，调配成复方按摩油，按摩腹部。

③另外黑胡椒精油和甜橙精油各5滴，莳萝精油和樟脑迷迭香精油各3滴，柠檬叶精油2滴，再加入20ml的基础油，上述复方植物油做成按摩油，每日按摩腹部。可以促进胃肠蠕动。

（朱怀真　吴亚娟　李　蕊）

参考文献

[1] Jani B，Marsicano E. Constipation：Evaluation and Management [J]. Mo Med，2018，115(3)：236-240.

[2] Le Leiko N S，Mayer-Brown S，Cerezo C，et al. Constipation [J]. Pediatr Rev，2020，41(8)：379-392.

[3] Camilleri M，Ford A C，Mawe G M，et al. Chronic constipation [J]. Nat Rev Dis Primers，2017(3)：17095.

[4] Forootan M，Bagheri N，Darvishi M. Chronic constipation：A review of literature [J]. Medicine (Baltimore)，2018，97(20)：e10631.

[5] 尤黎明，吴瑛. 内科护理学[M]. 北京：人民卫生出版社，2006.

[6] Gao R，Tao Y，Zhou C，et al. Exercise therapy in patients with constipation：a systematic review and meta-analysis of randomized controlled trials[J]. Scandinavian Journal of Gastroenterology，2019：1-9.

[7] 孙清廉. 便秘患者药膳方[J]. 家庭中医药，2014，21(5)：61-62.

[8] 胡振飞. 健身气功锻炼对大学生脾胃病症状的干预研究[D]. 曲阜：曲阜师范大学，2021. DOI：10.27267/d.cnki.gqfsu.2021.000325.

[9] 温佑君，肯园芳疗师团队. 芳疗实证全书[M]. 北京：中信出版集团，2016.

[10] 王梁凤，张小飞，李慧婷，等. 基于数据挖掘的芳香类中药治疗便秘高频次使用药对"陈皮-木香"网络药理学研究[J]. 中国中药杂志，2020，45(9)：2103-2114. DOI：10.19540/j.cnki.cjcmm.20200221.304.

第7章 神经精神系统常见疾病园艺治疗方案

第一节 焦虑症

焦虑是最普遍的精神疾病，终身患病率约为29%。持续焦虑的潜在预测因素包括整体生活质量差和合并人格或情绪障碍。晚年新出现的焦虑症的发病率很低，因为它们通常不会在老年人中新出现。99%的65岁以上焦虑症患者通常已经存在焦虑症。慢性病老年人的焦虑症可能致残。高焦虑的老年门诊患者经常去看医师，但接受的心理健康服务相对较少。在疗养院的居民中，疼痛、抑郁症药物疗法和次优生活质量始终与焦虑相关。

焦虑状态是老年心理疾病的重要成因和伴发表现之一。焦虑症又称为焦虑性神经症，是神经症这一大类疾病中最常见的一种，以焦虑情绪体验为主要特征。可分为慢性焦虑（即广泛性焦虑）和急性焦虑（即惊恐发作）两种形式，主要表现为无明确客观原因的紧张担心，坐立不安，还有自主神经功能失调症状，如心悸、手抖、出汗、尿频及运动性不安。注意区分正常的焦虑情绪，如焦虑严重程度与客观事实或处境明显不符，或持续时间过长，则可能为病理性的焦虑。

一、病因

目前病因尚不明确，可能与遗传因素、个性特点、认知过程、不良生活习惯、躯体疾病等有关系。焦虑症是所谓的复杂遗传疾病之一，其特征在于环境因素与不同染色体位点的多个遗传变异之间的复杂致病相互作用。家庭研究表明，与普通人群相比，焦虑症患者的一级亲属自身患这种疾病的风险要高出3～5倍。家族聚集性也见于广泛性焦虑症和特定恐惧症。焦虑症的遗传力，即遗传因素参与其发展的程度，在30%～67%的范围，其余的变异由个体负面环境因素解释。

表观遗传机制在焦虑症病因中的作用正受到越来越多的关注。表观遗传机制是生化过程，如DNA甲基化或组蛋白乙酰化，它们作用于DNA或其空间结构而不改变DNA序列本身。它们在基因活动的调节中发挥重要作用，并表现出显著的时间可塑性，可以通过生活事件甚至心理治疗干预来改变。因此，表观遗传过程可能在平衡风险因素和复原力之间发挥关键作用，导致适应不良，其可能是遗传风险与环境决定的风险通过表观遗传过程整合在一起，最终决定了焦虑症是否会出现。个体表观遗传效应，就像个体遗传效应一样，很小。对一小群焦虑症患者的初步表观遗传试验研究揭示了这些疾病的风险基因中DNA甲基化模式的改变，似乎成功的心理治疗或药物治疗导致这些改变的表观遗传模式正常化。

二、分类

焦虑本身是人类一种正常的情感反应，但是过度的焦虑或过弱的焦虑都会引发情感性或生理性疾病。焦虑可分为两大类。

1. 现实性焦虑　或者叫作客观性焦虑，这种焦虑表现出的是对现实的潜在挑战和威胁的一种情绪反应，而且这种情绪反应是与现实威胁的事实相适应的，是一个人在面临其不能控制的事件或情景时的一般反应。这种焦虑的特点是焦虑的强度与现实的威胁程度相一致，并且随着现实威胁的消失而消失，因而具有适应性意义。

这种焦虑有利于个体动员身体的潜能和资源来应对现实的威胁，逐渐达到应对目前挑战所需要的控制感及有效解决问题的措施，直到这种现实威胁得到控制或消除。因此，现实性焦虑是人类适应和解决问题的基本情绪反应。是人类在进化过程中形成的一种适应和应对环境的一种情绪和行为反应方式。

2. 病理性焦虑　指持续性的无具体原因地感到紧张不安，或无现实依据地预感到灾难、威胁或大祸临头感，并伴有明显的自主神经功能紊乱及运动性不安，常常伴随主观痛苦感或社会功能受损。

这种焦虑包含以下基本特点：焦虑情绪的强度并无现实的基础或与现实的威胁程度明显不相符；个体会因为焦虑导致精神十分痛苦和自我效能的下降，是一种非适应性的状态；这种焦虑通常会持续较长时间，并不会随客观问题的解决而消失，常常与个体的人格特征有关；因这种焦虑所表现出来的自主神经症状易与躯体疾病相混淆，如出现明显的胸部不适、心悸、气短等，容易被误认为是心血管疾病的基本症状；通常个体对预感到的威胁异常痛苦和害怕，并感到缺乏应对的能力，甚至出现影响现实生活的现象。

三、临床表现

目前的研究已明确了焦虑的三种基本特征：第一，认为焦虑是一种情绪状态；第二，认为焦虑是一种内驱力；第三，属于人类固有的一种保护性反应。主要症状为焦虑的情绪体验、自主神经功能失调及运动性不安。临床上常见有急性焦虑、慢性焦虑两种表现。

1. 急性焦虑　又称惊恐发作，是一种突如其来的惊恐体验，表现为严重的窒息感、濒死和精神失控感。老年人宛如濒临末日，常伴有奔走、惊叫，表现为惊恐万状、四处呼救。可伴有严重的自主神经功能紊乱，主要表现如下。

(1)心脏症状：表现为胸痛、心动过速、心律不规则。

(2)呼吸系统症状：呼吸困难，呼吸急促等。

(3)神经系统症状：表现为头痛头晕、晕厥和感觉异常。也可表现为全身出汗、腹痛和全身颤抖或全身瘫软等症状。一般持续数十分钟，可自行缓解，但老年人仍会感到心有余悸、虚弱无力，通常需要几天才可逐渐恢复。

2. 慢性焦虑　又称广泛性焦虑，是焦虑最为常见的表现形式。老年人表现为长期处于紧张、不安中。做事没有耐心，心烦意乱，遇事易往坏处想，即便不做任何事时也可能表现为坐卧不宁，惶惶不可终日，并非由实际威胁引起。自主神经功能失调的症状表现为心悸、出汗、胸闷、口干、便秘、呼吸急促等，有些老年人还可能出现阳痿、早泄等症状。运动性不安可表现为坐立不安、肢体颤抖、肌肉紧张性疼痛及舌、唇及指肌颤动。

四、辅助检查

排除器质性疾病，心电图、X 线胸片、消化道造影、胃镜等可以帮助医师查出疾病。因焦虑症伴有一定的神经性的症状，因此可做一些脑电图、脑电波、生物检测、头颅平片、肌电图、神经肌肉电活动等检查。

五、诊断

主要根据病史、家族史、临床症状、病程及体格检查、量表测查和实验室辅助检查，由专科医师诊断。其中最主要的是临床症状和病程。早期筛查或自我诊断可以采用一些简单的焦虑自评量表(SAS)测评，如果分数较高，建议到精神科或心理科做进一步检查。

六、治疗

焦虑症是神经症中相对治疗效果较好，预后较好的疾病。通常采用心理治疗和药物治疗。

1. *药物治疗*　根据患者病情、身体情况、经济情况等因素综合考虑。一般建议服药 1～2 年。停药及加量请咨询医师，不可自行调整药物治疗方案。在服药期间，注意和医师保持联系，出现不良反应或其他问题及时解决。

(1)苯二氮䓬类药：其见效快，多在 30～60 分钟起效，抗焦虑效果肯定且价格较便宜，但效果持续时间短，不适合长期大量使用且有可能产生依赖。常用药物有劳拉西泮(罗拉)、阿普唑仑，每天 2～3 次。属于短中效的安定类药物，抗焦虑效果好，镇静作用相对弱，对白天工作的影响较小。使用原则为间断服药原则，焦虑严重时临时口服，不宜长期大量服用；小剂量原则，小剂量管用就不用大剂量；定期换药的原则。

(2)抗抑郁药：可使失衡的神经递质趋向正常，从而使焦虑症状消失，情绪恢复正常。广泛性焦虑常用治疗药物有帕罗西汀、艾司西酞普兰(来士普)、文拉法辛(博乐欣、怡诺思)、黛力新等。惊恐发作常用治疗药物有帕罗西汀、艾司西酞普兰、氯米帕明等。

(3)长短效药物合用：这类药物抗焦虑效果肯定，可从根本上改善焦虑，无成瘾性，适合长期服用，但抗焦虑效果见效慢，2～3 周后起效，常常需要同时短期合用安定类药物，价格偏贵。

2. *心理治疗*　心理治疗是指临床医师通过言语或非言语沟通，建立起良好的医患关系，应用有关心理学和医学的专业知识，引导和帮助患者改变行为习惯、认知应对方式等。药物治疗是治标，心理治疗是治本，两者缺一不可。

(1)放松疗法：急性焦虑和慢性焦虑均有效果。当个体全身完全放松时，生理警惕水平会明显下降，心率、呼吸、脉搏、血压等生理指标会出现相反的变化。有研究证明，放松疗法不仅对生理指标有作用，也会产生心理作用。包括反馈疗法、音乐疗法、瑜伽等。

(2)认知疗法：焦虑症老年人病前多在生活中经历过较多的事情，又总担心事件的结局，在过分警觉的状态下老年人容易对周围的环境和人物产生错误的感知，因而产生大祸临头的感觉。可采取认知疗法帮助老年人调整不合理认知，缓解焦虑水平。

(3)精神分析：弗洛伊德认为焦虑是神经症的核心，许多神经症的症状不是焦虑的转换，便是焦虑的投射。通过精神分析解除压抑，潜意识中的冲突进入意识，便可使症状消失。

七、健康指导

1. 焦虑发作时

(1)一定要陪伴在患者身旁,增加患者的安全感。

(2)限制与其他焦虑患者接触。

(3)遵医嘱给抗焦虑药,让患者明白药物的作用,注意观察药物治疗作用与不良反应。

(4)一旦发生自杀、自伤或受伤等意外,立即隔离患者,做好抢救措施。对自杀、自伤后患者要做好自杀、自伤后心理护理,制订针对性防护措施。

2. 惊恐发作时

(1)发作期:惊恐发作期间,应沉着、冷静,帮助老年人脱离危险环境,所有程序应保持有条不紊,并陪伴老年人直到发作结束,对于老年人要给予充分的理解和安抚,表示对老年人的尊重。必要时可将老年人与家属分开,以免互相影响。为老年人创立安静的治疗环境,必要时设专人陪护,但应注意与老年人的沟通技巧,不应表现出过分的关注以免加重老年人的症状。如老年人出现挑衅和敌意时,可适当限制老年人活动范围。

(2)间歇期:普及关于惊恐发作时相关自我保护方法的知识,理解什么是惊恐障碍,运用认知干预的方法帮助老年人识别可能诱发惊恐发作的因素。用内感性暴露的方法帮助老年人减轻症状,让老年人了解到这些感觉不一定进一步发展成为完全的惊恐发作。

八、园林康养方案

老年人焦虑症园林治疗方案辅助药物治疗,减轻服药带来的痛苦和不良反应,增强身体素质;辅助心理治疗,帮助放松焦虑情绪、调整不安精神、矫正消极的认知等。

1. 实践植物盆栽　通过实践植物盆栽和养护分散惊恐、焦虑的情绪注意力,培养耐心和积极的认知,同时通过与植物接触和香气能够镇静焦躁情绪、缓解身体不适(表 7-1)。

表 7-1　植物盆栽

活动内容	材料选择	疗程设计	疗法设计	对应疗效
种植茉莉属花卉	茉莉、素馨、探春花、野迎春	每周 1 次,每次 40 分钟	种植茉莉属花卉盆栽,定期反馈养护管理成果和心得	茉莉属植物可以抑制癌细胞迁移、诱导癌细胞死亡,且花量大而美丽,有淡香能够愉悦心情,缓解焦虑情绪
种植可食用水果	苹果、葡萄、冬枣、柑橘、西瓜	每周 1 次,每次 40 分钟	种植可食用水果,中小型盆栽,定期养护管理和采摘果实并反馈养护管理心得	这些水果内富含维生素和脱落酸,维生素具有防癌抑癌的作用,脱落酸可调节炎症并缓解疼痛,这些水果体量大且色彩鲜艳,有助于建立成就感和参与园艺活动的内驱力
种植触感植物盆栽	香味天竺葵、薄荷、柠檬桉、合欢、含羞草	每周 1 次,每次 40 分钟	感受特殊触感植物的触感,种植小型盆栽并按指导养护	这些植物可以通过触觉的接触感受自然的神奇,缓解焦虑情绪,缓解呼吸困难、呼吸急促、惊恐紧张等症状

2. *森林疗法*　森林浴可以营造冥想场所、进行康复运动、吸收植物有益精气，对于悲观、失望、消极、孤独、自卑和绝望等情绪都有较好的心理恢复效果，同时能通过摄入森林微量元素和适当运动增强免疫力，缓解生理病症带来的痛苦(表 7-2)。

表 7-2　森林疗法

活动内容	环境选择	疗程设计	疗法设计
森林漫步和冥想	适合营造冥想场所的植物：竹子、樟树、榕树、矮松树、紫杉、香槐、雪松、湿地松，以及观赏效果好的植物：星座山茱萸、纳切斯紫薇、小宝石大花玉兰、瀑布日本枫	每个月 2 次，每次 60 分钟	由园林治疗师带领进行森林漫步和冥想，可配合自然听觉疗法

3. *自然听觉疗法*　带领患者在园林中寻找和感受自然界的声音，需要注意的是场地的选择和天气的选择，能够使情绪得到放松缓解的自然声音有水声、虫鸣、鸟叫、植物叶片声等，每个月 2 次由园林治疗师带领进行 30 分钟自然听觉疗愈活动。

4. *芳香疗法*

(1)甜茴香精油 5 滴＋绿薄荷精油 5 滴＋迷迭香精油 1 滴＋姜精油 1 滴＋薰衣草精油 2 滴＋罗马洋甘菊精油 2 滴＋基础油 30ml，调配成复方按摩油。放入掌心嗅闻。将混合物涂抹在你的太阳穴和脖子后面，动作要缓慢。

(2)柠檬草精油 3 滴、薰衣草精油 4 滴、橘子精油 4 滴、佛手柑精油 5 滴＋基础油 30ml(葡萄籽油，甜杏仁油)在胸部打圈按摩，直到皮肤吸收混合物。记住，涂抹时要深吸气。

(侯艳红　陈鹏卉　林松栩　马金奎)

参考文献

[1] Pary R, Sarai SK, Micchelli A, Lippmann S. Anxiety Disorders in Older Patients [J]. Prim Care Companion CNS Disord, 2019, 21(1): 18nr02335.

[2] Giacobbe P, Flint A. Diagnosis and Management of Anxiety Disorders[J]. Continuum (Minneap Minn), 2018, 24(3): 893-919.

[3] Ströhle A, Gensichen J, Domschke K. The Diagnosis and Treatment of Anxiety Disorders [J]. Dtsch Arztebl Int, 2018, 155(37): 611-620.

[4] Penninx BW, Pine DS, Holmes EA, Reif A. Anxiety disorders [J]. Lancet, 2021, 397(10277): 914-927.

第二节　抑郁症

抑郁症是一种常见的心理疾病，以连续且长期的心境低落为主要临床特征，治愈率高，核心症状为情绪低落，思维迟钝和言语动作减少，该疾病每次发作至少持续 2 周以上，大多数病例有复发的倾向。

抑郁症是老年人常见的精神心理障碍之一，在 65 岁以上的老年人群中，重度抑郁患病率为 1%～5%，70—85 岁及以上的高龄老年人的患病率增加了 1 倍。老年人的抑郁状态常常出现于慢性疾病、认知损害和功能障碍后，存在很高的自杀风险，给患者及其家庭带来很大的痛苦。

一、病因

本病的病因和发病机制尚不清楚。大量研究资料提示，遗传因素、神经生化因素和心理社会因素等对本病的发生均有明显影响。应激性生活事件、悲观的人格特质、有其他精神疾病史、有严重的慢性疾病、酗酒、滥用药物等与抑郁症发作有着较为密切的关系。

二、临床表现

1. *心境低落* 主要表现为显著而持久的情感低落，抑郁悲观。轻者闷闷不乐、无愉快感、兴趣减退，重者痛不欲生、悲观绝望、生不如死。典型患者的抑郁心境有晨重暮轻的节律变化。在心境低落的基础上，患者会出现自我评价降低，无用感、无望感和无价值感，常伴有自责、自罪想法，严重的出现罪恶妄想，部分患者可能出现幻觉。

2. *思维迟缓* 抑郁患者思维联想速度缓慢，反应迟钝，话语减少，语速变慢，声音低沉，对答困难，严重者交流无法顺利进行。

3. *意志活动减退* 抑郁症患者的意志活动呈现显著而持久的抑制。主要表现为行为缓慢、生活被动、不想做事、不愿与外界交往、回避社交，严重时可能出现不能照顾自己基本生活、蓬头垢面、不修边幅，甚至发展到不语、不动，称为“抑郁性木僵”，但仔细精神检查，患者仍能流露痛苦抑郁的情绪。严重的患者还伴有自杀观念或行为。

4. *认知功能损害* 抑郁症患者存在认知功能的损害。主要表现为近期记忆力下降、注意力障碍、反应时间延长、警觉性增高、抽象思维能力差、学习困难、语言流畅性差，空间知觉、眼手协调及思维灵活性等能力减弱。认知功能损害会导致患者的社会功能明显下降，影响患者远期预后。

5. *躯体症状* 抑郁症的躯体症状主要有睡眠障碍、乏力、食欲减退、体重下降、便秘及身体任何部位的疼痛、性欲下降等。躯体不适的主诉可能涉及各系统，如恶心、呕吐、心慌、胸闷、出汗等，且常伴有本身躯体疾病症状的加重，睡眠障碍的主要表现为早醒，一般比正常需要觉醒时间提前 2～3 小时，且醒后不能再次入睡；有的表现为入睡困难，睡眠不深；少数不典型患者表现为睡眠过多。体重减轻与食欲减退不一定成正比，少数患者可能出现食欲增强、体重增加。

三、辅助检查

对疑似抑郁症的患者，除进行全面的躯体检查及神经系统检查外，还要注意辅助检查及实验室检查。目前尚无针对抑郁障碍的特异性检查项目，常使用地塞米松抑制试验和促甲状腺素释放激素抑制试验等实验室检查排除物质及躯体疾病所致的抑郁症。此外，常使用 Hamilton 抑郁量表和 Bech-Rafaelsen 躁狂量表等量表初步评估疗效。

四、诊断

抑郁症的诊断主要需要根据患者的病史、临床症状、病程及体格检查和实验室检查，典型病例诊断标准国际上通用 ICD-10 和 DSM-Ⅴ。国内主要采用 ICD-10。患者通常具有心境低落、兴趣和愉快感丧失、精力不济或疲劳感等典型症状。其他常见症状有集中注意和注意的能力降低、自我评价降低、自罪观念和无价值感，认为未来暗淡悲观，自伤或自杀观念或行为，睡眠障碍，食欲下降，病程至少持续 2 周以上。

五、治疗

1. 治疗目标　提高临床治愈率，最大限度减少病残率和自杀率，关键在于彻底消除临床症状；提高患者生存质量，恢复其社会功能；预防复发。

2. 治疗原则　个体化治疗；剂量逐步递增，尽可能采用最小的有效剂量，使不良反应减至最少，以提高药物治疗依从性；足量足疗程治疗，预防复发；尽可能单一用药，注意药物间相互作用；治疗前知情告知；治疗期间密切关注疗效和不良反应，及时应对处理不良反应；联合心理治疗增加疗效；积极治疗与抑郁共病的其他躯体疾病、物质依赖和焦虑障碍等。

3. 药物治疗　主要包括选择性 5-羟色胺再摄取抑制药（SSRI 类），5-羟色胺和去甲肾上腺素再摄取抑制药（SNR 类），去甲肾上腺素和特异性 5-羟色胺能抗抑郁药（NaSSA 类）等。传统的三环类、四环类抗抑郁药和单胺氧化酶抑制药由于不良反应较大，现在较少应用。

4. 心理治疗　常用的心理治疗方法包括支持性心理治疗、认知行为治疗、人际治疗、婚姻和家庭治疗、精神动力学治疗等，其中支持性心理治疗对本病有良好作用，以鼓励、劝告为主，精神刺激因素未消除者，宜适当给予解决。对于抑郁发作的治疗，新兴的疗法还包括物理治疗，近年来重复经颅磁刺激治疗逐渐进入人们的视野，通常适用于轻中度抑郁发作的治疗。

六、健康指导

1. 营养指导

（1）选择患者平常较喜欢的食物且富含纤维，可陪伴患者用餐或少量多餐等。

（2）让患者从事一些为别人做事的活动，如此可以协助患者接受食物。

（3）水分、活动仍无法解决便秘的问题时，则需给予缓泻药或灌肠以解除患者排便的痛苦。

（4）给予协助和鼓励，使患者仍能维持一个正向的身心状态。

2. 睡眠指导

（1）适当陪伴和鼓励白天参加多次短暂的文娱活动，如打球、下棋、唱歌、跳舞等。

（2）晚间入睡前喝热饮、热水泡脚或洗热水澡，避免看过于兴奋、激动的电视节目或会客、谈病情。

（3）创造舒适安静的入睡环境。

3. 思想指导

（1）鼓励患者抒发自己的想法。

（2）以耐心、缓慢及非语言的方式表达对患者的关心与支持，通过这些活动逐渐引导患者注意外界，同时利用治疗性的沟通技巧，协助患者去表达他的看法。

（3）阻断负向的思考。

（4）可以帮助患者回顾自己的优点、长处、成就的机会来增加正向的看法。此外，要协助患者检视他的认知。

(5)逻辑与结论的正确性，修正不合实际的目标，协助患者完成某些建设性的工作和参与社交活动，减少患者的负向评价，并提供正向加强自尊的机会。

4. 社交指导

(1)学习新的应对技巧，为患者创造和利用各种个人或团体人际接触的机会，以协助患者改善处理问题、人际互动的方式、增强社交的技巧。

(2)提供适当的教育，协助这些周围的人加强患者适应性的行为反应，忽视不适应行为，从而改变患者应对方式。

七、园林康养方案

1. *园艺疗法* 强调园艺疗法过程中与绿色植物接触，有益于心理压力和消极情绪的疏解，提高兴趣，保持神经的兴奋性，也在此过程中提供了社交的机会，逐渐恢复抑郁症老年患者的社会性角色并提高生活质量，巩固药物治疗和心理治疗的成效(表 7-3)。

表 7-3 园艺疗法

活动内容	材料选择	疗程设计	疗法设计	对应疗效
园艺活动中的植物栽培	黑点叶金丝桃、卡瓦胡椒、亚洲积雪草、银杏、缬草、西番莲等	每周 1 次，每次 40 分钟	进行园艺栽培操作和定期养护管理课程	选择易存活的栽培植物进行园艺操作，有利于松弛身心、益智健脑、增强注意力和培养信心
蔬果栽培	南瓜、西红柿、胡萝卜	每周 1 次，每次 40 分钟	蔬果栽培，定期养护管理和采摘果实	参与蔬果类植物的种植、栽培、养护、收获全过程，在绿色空间度过的时间越长，压力水平较低。色彩鲜艳的蔬果能够愉悦身心、增加食欲、并获得“维生素 C”。防止营养不良
创意插花和景观生态瓶活动	半枝莲、韭兰、矮牵牛、苔藓、蕨类、多肉组合等	每周 1 次，每次 40 分钟	每个月 2 次进行插花和创意盆栽制作活动	苔藓、蕨类、多肉组合微景观生态瓶制作、创意插花设计体验及以植物标本制作、室内盆栽栽植与培养为代表的室内园艺活动均对抑郁症有一定的改善效果

2. *五感疗法* 通过与绿色植物接触进行感官刺激，一是舒缓心理压力和消极情绪，二是能够通过疗程树立正确的积极的自我认知和世界观而起到改善情绪、培养兴趣、集中注意力的疗效(表 7-4)。

3. *冥想(正念)疗法* 选择适合营造稀树草地的冥想场所，有竹子、樟树、榕树、矮松树、紫杉、香槐、雪松、湿地松等植物的空间可以释放丰富的负氧离子对身体产生有益影响，配合观赏效果好的植物(星座山茱萸、纳切斯紫薇、小宝石大花玉兰、瀑布日本枫)，以及可以创造乡村式回忆花园，荚蒾属、溲疏属等营造冥想空间，通过正念疗法树立正确的自我认知，改善消极情绪。

表 7-4　五感疗法

感官刺激	植物选择	疗程设计	疗法设计	功效特点
触觉	毛绒植物（如绵毛水苏、兔尾草）	每周 1 次，每次 20 分钟	种植养护触觉疗法植物，每周对植物进行观察和接触	小型盆栽，拥有毛茸茸的触感，可爱的外观，喜光照，在阳台上和室外易于养殖
	多肉植物（玉露、雪莲、桃美人、虹之玉、凝脂莲等）			叶片饱满，充满生机，养护方便，可做微型盆栽组合，舒缓心情、陶冶情操
视觉	美丽向日葵（商品名：玩具熊向日葵）	每周 1 次，每次 20 分钟	种植养护触觉疗法植物，每周对植物进行观察和接触	体型小巧，形态象征积极阳光，寓意美好
	雨林植物组合（龙血树、龟背竹、孔雀竹芋、花叶芋、袖珍椰子、铁线蕨、虎尾兰、肾蕨、椒草等）			对光照的需求少，易栽植，调节空气湿度，适宜在室内盆栽种植，组合摆放容易形成较大的绿量，形成热带雨林的微缩版景观
	柔软线条植物（如吊兰、空气凤梨等）			在室内空间中的搭配和摆放限制小，枝条柔软，片状或条带状种植可遮挡建筑尖锐处、拐角处等其他危险和视觉上的不适区域
嗅觉	芳香植物（洋甘菊、百里香、茶树、迷迭香、罗勒、碰碰香等）	每周 1 次，每次 20 分钟	种植养护触觉疗法植物，每周对植物进行观察和接触	形态优美、花量适中、花色柔和，清淡的芳香提神调味，但不具刺激性，能够提高中枢神经系统兴奋程度
味觉	芹菜、空心菜、圣女果、柠檬等	每周 1 次，每次 20 分钟	种植养护触觉疗法植物，每周对植物进行观察和接触	生长期短，含有丰富微量元素，食用有降低血压，健胃利血作用；易栽植，植株形态优美，果实饱满，色泽鲜艳，食用对人体健康激素水平有调节作用
听觉	松科、禾本科竹类、小型棕榈、雨林植物龟背竹等	每周 1 次，每次 20 分钟	种植养护触觉疗法植物，每周对植物进行观察和接触	植物叶片之间、与风、与水相作用的声音有助于缓解压力

4. *芳香疗法*　佛手柑精油、薰衣草、罗马洋甘菊、依兰。

(1)薰衣草精油 5 滴、罗马洋甘菊精油 5 滴、佛手柑精油 5 滴、依兰精油 5 滴、30ml 甜杏仁油，将以上精油在深色玻璃瓶中充分混合。睡前按摩手部、耳后、颈后、腹部、脚底或全身，每周 2～3 次，可以很好地减轻压力，同时改善睡眠。按摩好之后，可以取其中一种单方精油，在房间内用香薰机或扩香木扩香，可以让你更好地入睡。

中度：雪松精油 10 滴，香橙精油 5 滴 20ml，加入 30ml 甜杏仁油。

深度：雪松精油 5 滴，柠檬精油 10 滴，洋甘菊精油 5 滴加入 30ml 甜杏仁油。

采用室内扩香法、沐浴、吸入等方法使用(不超过 8 滴)。

(2)可用有机纯露：大马士革纯露、桂花纯露、橙花纯露、茉莉纯露进行香薰和喷洒在皮肤上改善心情。也可以饮用。

(周　辉　涂　玲　张　丽　丁晓磊)

参考文献

[1] Casey DA. Depression in Older Adults: A Treatable Medical Condition [J]. Prim Care, 2017, 44(3): 499-510.

[2] Hammen C. Risk Factors for Depression: An Autobiographical Review [J]. Annu Rev Clin Psychol, 2018 (14): 1-28.

[3] Zhang Y, Chen Y, Ma L. Depression and cardiovascular disease in elderly: Current understanding [J]. J Clin Neurosci, 2018(47): 1-5.

第三节　老年痴呆

老年痴呆是指由于大脑退行性病变、脑血管病变、感染、外伤、肿瘤、营养代谢障碍等多种原因引起的，以认知功能缺损为主要临床表现的一组综合征，包括阿尔茨海默病(Alzheimer's disease，AD)、血管性痴呆(vascular dementia，VD)及混合性痴呆(mixed dementia，MD)等。老年痴呆是一个临床综合征而不是特指一种疾病或神经病理过程。痴呆除了表现为定向、记忆、学习、语言、思维等多种认知功能损害外，还表现为精神行为异常。认知功能缺损和精神行为异常终将导致患者的职业及社会生活功能下降或丧失。

随着全球老龄化的进展，截至 2015 年全世界约有 4700 万人患老年痴呆，预计到 2050 年时，这一数字将翻 3 倍。目前全球范围内，针对痴呆的年均花费在 8.18 亿美元左右。随着痴呆患者人数的增多，这一数字呈递增趋势。痴呆无疑已经成为 21 世纪社会医疗卫生保健的重大挑战。虽然目前对于老年期的认知功能障碍尚无有效的治愈手段，但是，越来越多的人意识到对于其进行早期的预防、干预和护理可以大大改善患者及其家属的生活质量，减轻社会和家庭的经济负担和照料负担。

一、病因及发病机制

AD 被认为是一组受多种危险因素影响的异质性疾病，家族史、女性、头部外伤、低教育水平、甲状腺病、母育龄过高或过低、病毒感染等。下列因素与该病发病有关：

1. *家族史*　绝大部分的流行病学研究都提示，家族史是该病的危险因素。某些患者的家属成员中患同样疾病者高于一般人群。此外，还发现先天愚型患病危险性增加。进一步的遗传学研究证实，该病可能是常染色体显性基因所致。最近通过基因定位研究，发现脑内淀粉样蛋白的病理基因位于第 21 对染色体。可见痴呆与遗传有关是比较肯定的。

先天愚型(DS)有该病类似病理改变，DS 如活到成人发生该病概率约为 100%，已知 DS 致病基因位于 21 号染色体，乃引起对该病遗传学研究极大兴趣。但该病遗传学研究难度大，多数研究者发现患者家庭成员患该病危险率比一般人群高 3～4 倍。

与 AD 有关的遗传学位点，已知的至少有以下 4 个：早发型 AD 基因座分别位于 21、14、1 号染色体。相应的可能致病基因为 APP、S182 和 STM-2 基因。迟发型 AD 基因座位于 19 号染色体，可能致病基因为载脂蛋白 E(APOE)基因。

2. 一些躯体疾病　如甲状腺疾病、免疫系统疾病、癫痫等，曾被作为该病的危险因素研究。有甲状腺功能减退史者，患该病的相对危险度高。该病发病前有癫痫发作史较多。偏头痛或严重头痛史与该病无关。不少研究发现抑郁症史，特别是老年期抑郁症史是该病的危险因素。最近的一项病例对照研究认为，除抑郁症外，其他功能性精神障碍(如精神分裂症和偏执性精神病)也有关。

3. 头部外伤　头部外伤指伴有意识障碍的头部外伤，脑外伤作为该病危险因素已有较多报道。临床和流行病学研究提示严重脑外伤可能是某些该病的病因之一。

4. 其他　免疫系统的进行性衰竭、机体解毒功能削弱及慢病毒感染等，以及丧偶、独居、经济困难、生活颠簸等社会心理因素可成为发病诱因。

二、种类

1. 渐进性痴呆　这一类型的痴呆是逐渐进展的且不可逆。

(1)阿尔茨海默病：通常发生在 65 岁及以上的人，阿尔茨海默病是痴呆症的最常见原因。虽然阿尔茨海默病的病因尚不清楚，在患有阿尔茨海默病的患者大脑中经常发现斑块和缠结。斑块是被称为 β-淀粉样蛋白的团块，缠结是由 tau 蛋白构成的纤维缠结。某些遗传因素可能使这些人更易患阿尔茨海默病。

(2)血管性痴呆：血管性痴呆是最常见的痴呆类型，由给大脑提供血供的血管损害造成。血管损害可能是因为卒中或其他血管病变造成的。

(3)路易体痴呆：路易体是一种蛋白质的异常团块，存在于路易体痴呆、阿尔茨海默病和帕金森病的患者脑中。也是一种较常见的渐进性痴呆。

(4)额颞叶痴呆：这是一组以脑中的额叶和颞叶的神经细胞的破坏(变性)为特征的疾病，这些区域通常与人格、行为和语言相关联。正如其他痴呆，目前病因不明。

(5)混合性痴呆：通过对许多 80 及以上岁数的生前患痴呆患者的大脑尸检研究表明，许多患者同时患有阿尔茨海默病、血管性痴呆和路易体痴呆。研究仍在进行，以确定混合性痴呆对症状的影响及如何治疗。

2. 可逆转的痴呆样疾病　一些痴呆症的病因或痴呆样症状可以通过治疗逆转。

(1)感染和免疫功能紊乱：机体在对抗感染而产生的发热及其他不良反应也会导致痴呆样症状，如多发性硬化，身体的免疫系统攻击的神经细胞也可引起痴呆。

(2)新陈代谢疾病和内分泌异常：患有甲状腺疾病，低血糖，过少或过多的钠或钙，或维生素 B_{12} 吸收障碍都可以出现痴呆样症状或其他人格改变。

(3)营养缺乏：没有补充足够的液体(脱水)；没有得到足够的维生素 B_1，常见的慢性乙醇中毒；饮食中没有得到足够的维生素 B_6 和维生素 B_{12} 都会导致痴呆样症状。

(4)药物反应：对一种药物的反应或几种药物的相互作用可能会导致痴呆症样症状。

(5)中毒：接触重金属(如铅)和其他毒物(如杀虫剂)，以及酗酒或毒品的使用可能会导致痴呆样症状。通过治疗可以缓解症状。

(6)脑肿瘤：虽然很少，但脑肿瘤的损伤也可引发痴呆样症状。

(7)缺氧：器官组织无法得到足够的氧气。缺氧的原因可能是重症哮喘，心脏病发作，一氧化碳中毒或其他原因。

三、评估

1. 健康评估

(1)询问发病情况，询问患者或家属发病的时间，是否逐渐起病。了解患者发病有无明显的病因和诱因。

(2)了解既往史，询问患者既往健康状态，了解有无脑外伤史、既往服药史。长期大剂量用巴比妥、溴化物、副醛及其他镇静药有引起痴呆的可能。

(3)了解患者有无重金属接触史，有无酗酒、吸烟嗜好，患者的爱好、价值观、信仰和兴趣对发病有无影响。

(4)了解患者是否存在内外环境的心理压力，患者家属和社会的支持系统情况。

(5)了解家族中有无痴呆患者。

2. 症状评估

(1)认知功能减退

①轻度：主要是记忆障碍。首先出现的是近期记忆减退，忘记刚发生的事情。随着疾病的发展，可出现远期记忆减退，即对已经发生已久的事情和人物遗忘。部分患者出现时空障碍，外出后找不到回家的路。

②中度：记忆障碍加重，工作、学习新知识和社会接触能力减退，特别是原已掌握的知识和技巧出现明显衰退。出现逻辑思维、综合分析能力减退，言语重复、计算力下降，明显的空间障碍，在家中找不到自己的房间，还可出现失语、失用、失认。

③重度：患者症状继续加重，言语能力丧失，不能自行穿衣、进食。

(2)非认知性神经精神症状：面对生疏和复杂的环境容易出现焦虑和消极情绪，还会出现人格障碍，如不爱清洁、不修边幅、暴躁、易怒、自私多疑。性格内向者变得易激、兴奋、言语增多，原来性格外向的患者变得沉默寡言，部分患者出现明显的人格改变。

3. 身体评估

(1)观察患者的仪表和行为：了解个人卫生、衣着、活动方式等。

(2)观察认知状态：有无瞬间回忆、近期记忆力和远期记忆力变化；了解时间、地点、人物的定向力变化和言语变化；有无理解力与判断力变化；有无失语、失用、失认症等。

(3)观察情感变化：有无情感淡漠、低落、欣喜、兴奋等。

(4)观察思维有无异常：是否出现过错觉、幻觉妄想等。

(5)观察患者外貌：是否显得老态龙钟，有无满头白发、牙齿脱落、身体弯曲、肌肉萎缩、步态不稳、步态蹒跚、手指震颤及书写困难等。

(6)神经系统检查：无明显体征，晚期可出现震颤、痉挛、偏瘫和肌强直等。

四、辅助检查

1. 实验室检查　血、尿常规及血生化检查正常，脑脊液检查 AB42 水平降低，总 tau 蛋白和磷酸化 tau 蛋白增高。

2. 脑电图　早期主要是波幅降低和 a 波节律减慢，少数患者早期就有 a 波明显减少，甚至完全消失。随病情进展，可出现广泛的 θ 活动，以额叶、顶叶明显。晚期表现为弥漫性慢波。

3. 影像学检查　CT 检查脑萎缩、脑室扩大；头颅 MRI 检查显示双侧颞叶海马萎缩。正电子发射体层摄影(PET)、单光子发射计算机断层摄影术(SPECT)可见顶叶颞叶和额叶，尤其双侧颞叶的海马区血流和代谢降低。PET 可见脑内的 AB 沉积。

4. 神经心理学检查　对 AD 的认知评估领域应包括记忆功能、言语功能、定向力应用能力、注意力和执行功能。2018 年中国痴呆与认知障碍诊治指南中推荐简易精神状态检查用于痴呆的筛查；蒙特利尔认知评估量表可用于轻度认知功能障碍的检查；阿尔茨海默病评估量表——认知部分用于轻中度 AD、血管性痴呆评估量表用于轻中度 VD 药物疗效评价；临床痴呆评定量表用痴呆严重程度的分级评定和随访。

五、诊断

既有临床症状与体征又有活组织病理的证据及遗传学(1 号、14 号或 21 号染色体的突变)，可确诊为 AD。

六、治疗

1. 非特异性干预　评估风险因子，管理可控因素，如糖尿病、高血压、高胆固醇血症、抑郁等，积极控制危险因素是目前被广泛证实有效的干预措施。

2. 调整生活方式　是不可忽视的预防和干预措施。首先进行适当的运动锻炼，运动能促进大脑血液循环，增加脑细胞树枝状突起的体积和数量，增强记忆力。其次是合理的膳食结构，中老年人可食用对改善记忆力有帮助的食物，如蔬菜(卷心菜、甘笋、辣椒、胡萝卜、菠菜、紫菜、花椰菜、马铃薯和白萝卜等都有助于增强记忆力，甚至可预防老年痴呆症)、水果(如杏、香蕉、菠萝、葡萄、柠檬、广柑、柚子等对增强记忆力有帮助)均有益于改善记忆力。因人体如缺少不饱和脂肪酸，记忆、思维能力则难以处于正常状态，因此可常吃富含不饱和脂肪酸的鱼类食品。此外，大脑的活动功能、记忆力强弱与大脑中乙酰胆碱的含量密切相关，鸡蛋与瘦肉则含有较多的胆碱。经常饮茶有利于抑制乙酰胆碱酯酶的活性，此酶能破坏神经传递素乙酰胆碱而引发老年痴呆。最后积极乐观的心态对改善大脑功能亦具重要作用。情绪乐观的人想得开，放得下，不悲观，不失望，无忧无虑，心理平衡，才能充分调节免疫、神经、内分泌、心脑血管系统的功能，增强记忆力。

3. 认知训练　研究表明，采用记忆加强训练(包括记忆丧失教育、放松训练、记忆技巧训练及认知重建)可明显改善轻度认知功能障碍的记忆功能。日常生活中可以多动脑多学习，如看报读书、下棋、看电视、与人交谈等，都可以帮助保持和增强记忆功能与智能。

4. 药物干预

(1)改善认知功能或益智类的药：目的在于改善认知功能，延缓疾病进展。这类药物的研制和开发方兴未艾，新药层出不穷，对认知功能和行为都有一定改善，认知功能评分也有所提高。按益智药的药理作用可分为作用于神经递质的药物、脑血管扩张药、促脑代谢药等类，各类之间的作用又互有交叉。

①作用于神经递质的药物：胆碱能系统阻滞能引起记忆、学习的减退，与正常老年的健忘症相似。如果加强中枢胆碱能活动，则可以改善老年人的学习记忆能力。因此，胆碱能系统改变与AD的认知功能损害程度密切相关，即所谓的胆碱能假说。拟胆碱治疗的目的是促进和维持残存的胆碱能神经元的功能。

②脑代谢赋活药物：此类药物的作用较多而复杂，主要是扩张脑血管，增加脑皮质细胞对氧、葡萄糖、氨基酸和磷脂的利用，促进脑细胞的恢复，改善功能脑细胞，从而达到提高记忆力目的。

(2)对症治疗

①抗焦虑药：短效苯二氮䓬类药，如阿普唑仑、奥沙西泮、劳拉西泮和三唑仑，适用于有焦虑、激越、失眠症状的患者。剂量应小且不宜长期应用。警惕过度镇静、嗜睡、言语不清、共济失调和步态不稳等不良反应。增加白天活动有时比服安眠药更有效。同时应及时处理其他可诱发或加剧患者焦虑和失眠的躯体病，如感染、外伤、尿潴留、便秘等。

②抗抑郁药：AD患者中20%～50%有抑郁症状。抑郁症状较轻且历时短暂者，应先予劝导、心理治疗、社会支持、环境改善即可缓解。必要时可加用抗抑郁药。去甲替林和地昔帕明不良反应较轻，也可选用多塞平和马普替林。近年来，我国引进了一些新型抗抑郁药，如口服5-羟色胺再摄取抑制药(SSRI)帕罗西汀、氟西汀；口服舍曲林。这类药的抗胆碱能和心血管不良反应一般都比三环类轻。但氟西汀半衰期长，老年人宜慎用。

③抗精神病药：有助于控制患者的行为紊乱、激越、攻击性和幻觉与妄想，但应使用小剂量，及时停药，以防发生不良反应。可考虑小剂量奋乃静口服。硫利达嗪的体位低血压和锥体外系不良反应较氯丙嗪轻，对老年患者常见的焦虑、激越有帮助，是老年人常用的抗精神病药之一，但易引起心电图改变，宜监测ECG。氟哌啶醇对镇静和直立性低血压作用较轻，缺点是容易引起锥体外系反应。

近年临床常用一些非典型抗精神病药如利培酮、奥氮平等，疗效较好。心血管及锥体外系不良反应较少，适合老年患者。

七、健康指导

1. 充分调动您的各感知系统，唤醒身体

(1)闭上眼吃饭。

(2)用手指分辨硬币，训练触觉。

(3)在保证安全的情况下戴上耳机上下楼梯。

(4)捏住鼻子喝咖啡。阻断嗅觉信息，唤醒味觉。

(5)放开嗓子大声朗读。

(6)闻咖啡，看鱼的图片。打乱脑对气味的记忆，创造新的内部环境。

(7)阅读是全脑活动。

(8)保护耳。

2. 寻求脑刺激，努力在生活中寻找新鲜感

(1)到餐馆点没吃过的菜。

(2)专门绕远路。

(3)用左手端茶杯。训练右脑,右脑具有惊人的记忆能力,是左脑的 100 万倍。

(4)听不同类型的歌曲。

3. 补充脑营养

(1)吃早餐能活化大脑。

(2)多咀嚼。

(3)吃对食物。

4. 越用脑子越好

(1)每天快走 40 分钟。

(2)多做"手指操"。

(3)学一门语言或者一种乐器。

(4)体验自助旅行的乐趣。

(5)积极参与社交。

八、园林康养方案

1. 饮食疗法　到目前为止,只有少数调查研究了食用蔬菜和水果是否与痴呆风险有关。地中海饮食的混合,称为地中海神经退行性延迟干预,强调与神经保护和预防痴呆有关的饮食成分和服务。强调天然植物性食物和有限地摄入动物和高饱和脂肪酸的食物,但唯一指定浆果和绿叶蔬菜的消费,并没有指定高水果消费(每天 3～4 次地中海饮食和高血压定制饮食)、高乳制品(高血压定制饮食每天 2 份以上)、高土豆摄入量(地中海地区每天 2 份)或每周超过 1 份鱼粉(地中海地区为＞6 餐/周)。认知能力下降的速度较慢,相当于年轻 7.5 岁。在这项研究中,我们检查了大脑、高血压定制饮食和地中海饮食与发生阿尔茨海默病(AD)风险的相关联系。

2. 园艺疗法　老年痴呆症患者大部分时间是在家里或长期护理机构度过,远离自然环境在一定程度上会恶化其功能状态、诱发负性情绪、剥夺有益刺激等。在此情形下,园艺疗法作为一种具有成本效益的非药物疗法应具有其自身独特优势(如在社区和养老机构方便实施,成本低,无不良反应,具有有效干预效果等),阿尔茨海默病照护领域越来越受到重视,美国、瑞典、芬兰、韩国、澳大利亚、日本等国家已经在老年痴呆照护中心实施园艺疗法护理干预。针对老年痴呆症患者的园艺疗法可分为结构化干预和非结构化干预两类。其中结构化干预有较为系统化的程序,在专业人员的指导下进行:受过培训的专业人员实用植物作为媒介,①结构化步骤来指导痴呆患者进行园艺活动——首先让患者选择喜欢的植物种子和花盆并种植;②观察籽苗,给土壤浇水、施肥、松土、修剪,根据植物的需要调整光照量等(图 7-1,表 7-5)。

非结构化干预是更加开放的自然参与项目,没有严格的程序,通过阿尔茨海默病患者主动或被动参与植物及园艺相关的活动来改善其健康,如组织去花园散步、观察植物、农场郊游等。五感刺激(视觉——观察鲜花、嗅觉——芳香植物、触觉——叶片质感、味觉——品尝蔬果、听觉——风水虫鸣等自然的声音)同样具有改善老年痴呆症病情的效果(图 7-2)。

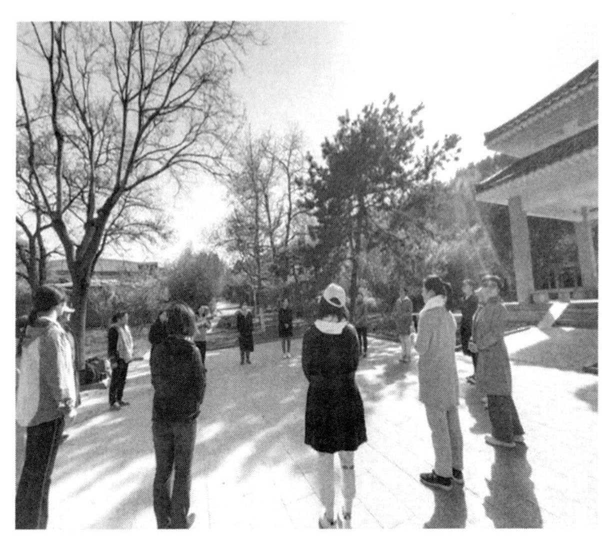

图 7-1 疗愈花园

表 7-5 老年痴呆症绿色处方植物选择

植物分类	植物选择	功效特点
蔬果类	蔬菜(芹菜、空心菜等)	种植容易,生长期短,含有丰富微量元素,食用有降低血压,健胃利血作用;芹菜果香油脂,散发香味有健脑镇静功效
	水果(圣女果、柠檬)	易栽植,植株形态优美,果实饱满色泽鲜艳,食用对人体健康激素水平有调节作用;培育植株到采摘果实到将果实制作成副产品的过程中能够缓解压力,体验乐趣
切花类	玫瑰(去刺)、向日葵(剔除毛刺)、百合、康乃馨	选择有淡香、花茎挺拔、色彩丰富的鲜切花制作花艺,了解不同花朵的花语寓意并制作插花作品
盆栽类	盆栽花卉(万年菊、薰衣草/美女樱)	培育花朵优雅清新的草花盆栽,尤其是菊科,适应能力强,易于成活,每季度有当季时花,根据不同花期搭配都可有鲜花开放
	盆栽绿植(桂花、迷迭香、绿萝)	桂花和迷迭香具有清雅香味,健脑提神,株型饱满美观,绿萝可调节室内湿度、净化空气、改善室内环境条件,盆栽藤本造型可塑性强,装饰效果更佳
多肉类	姬星美人、万年草、落地生根、山地玫瑰、子持莲华	选择最易成活和培育的多肉植物品种,植株饱满易繁殖,容易爆盆,视觉上使人放松愉快,心理上带来巨大成就感

大量的研究证明了患者使用园艺疗法可以减少老年痴呆症中的行为障碍,如躁动、攻击行为和漫无目的的游荡,改善食欲,改善睡眠,增加规律的睡眠模式,以及改善总体健康和营养状况。

在种植植物时,患者存在食用植物、植物果实或土壤的风险,具有一定的安全隐患;且在种植植物的过程中可能会存在种子种不出来导致患者感到失望等心理风险,因此,针对阿尔茨海默病患者的园艺操作最好由家属或专业护理人员监督陪同。园艺活动所用植物的选择最好具

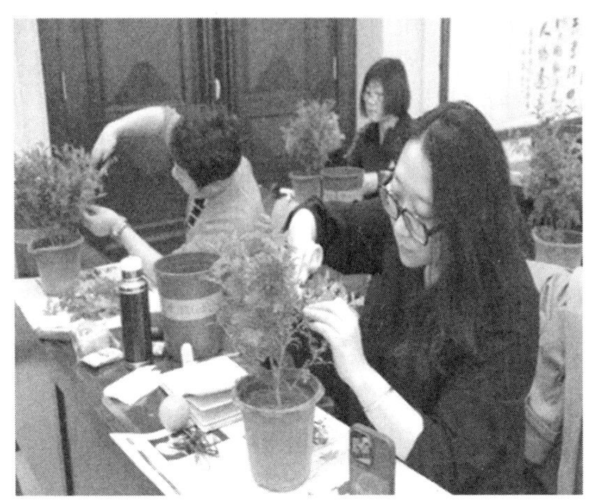

图 7-2　多感官疗法

有以下特点：患者熟悉、可食性、培养简单、易于繁殖、生长速度快、花费少等。

3. 芳香疗法

(1)氧化物类精油能促进脑部血液循环，增加脑部组织带氧量。月桂精油被证实对脑部回春有积极作用。

(2)柑橘属果皮类精油可促进神经传导物质生成，保护神经系统，如莱姆、柠檬、葡萄柚精油。

(3)穗甘松、茶树、甜马郁兰、锡兰肉桂、杜松果等精油可以通过抑制乙酰胆碱酯酶，增多乙酰胆碱在体内的含量，从而改善阿尔茨海默症问题。

(4)柠檬 2 滴＋葡萄柚 2 滴＋樟脑迷迭香 6 滴混合后，取 2 滴薰香或放入手心嗅闻。改善记忆力，预防阿尔茨海默症。

(5)葡萄柚 2 滴＋月桂 3 滴＋桉油醇迷迭香 5 滴，取 2 滴薰香或放入手心嗅闻。改善记忆力，预防阿尔茨海默症。

(6)大马士革玫瑰纯露和橙花栀子花纯露做香薰。改善记忆力，预防阿尔茨海默症。

（郭玉松　黄靖雅　戚晓慧　尹香君　王　蕾）

参考文献

[1] Breijyeh Z, Karaman R. Comprehensive Review on Alzheimer's Disease: Causes and Treatment [J]. Molecules, 2020, 25(24): 5789.

[2] Lei P, Ayton S, Bush AI. The essential elements of Alzheimer's disease [J]. J Biol Chem, 2021, 296: 100105.

[3] Scheltens P, De Strooper B, Kivipelto M, et al. Alzheimer's disease [J]. Lancet, 2021, 397(10284): 1577-1590.

[4] 王菲，张洁. 园艺疗法在阿兹海默病患者护理中的应用现状[J]. 护理学报，2020，27(15)：29-32.

[5] 陈一静，黄蔚萍，任冬梅，等. 长期小组式园艺疗法对轻度老年痴呆患者的影响[J]. 健康教育与健康促

进,2018,13(06):555-557.

[6] 李树华,姚亚男.亚洲园艺疗法研究进展[J].园林,2018(12):2-5.

[7] 吴玲.园艺疗法对住院心理疾病及痴呆患者焦虑情绪的影响[J].心理月刊,2018(10):35.

[8] 冷敏敏,张萍,胡明月,等.园艺疗法在痴呆患者护理中的应用进展[J].护理学杂志,2018,33(09):102-106.

[9] 颉晓凯.园艺疗法在老年痴呆症预防工作中的介入研究[D].桂林:广西师范大学,2017.

[10] 马宇强.失智老人园艺疗法介入研究[D].南京:南京航空航天大学,2017.

[11] 范馨月.老年痴呆症患者康复花园设计策略研究[D].重庆:西南大学,2016.

[12] Wittchen HU,Jacobi F,Rehm J et al. The size and burden of mental disorders and other disorders of the brain in Europe 2010. Eur Neuropsychopharamcol,2011(21):655-679.

[13] Ferri CP,Prince M,Brayne C,For Alzheimer's Disease International et al. Global prevalence of dementia: a Delphi consensus study. Lancet,2005(366):2112-2117.

[14] Qiu C,De Ronchi D,Fratiglioni L. The epidemiology of the dementias: an update. Curr Opin Psychiatry, 2007(20):380-385.

[15] Whitmer RA,Gunderson EP,Barrett-Connor E et al. Obesity in middle age and future risk of dementia: a 27 year longitudinal population based study. BMJ,2005(330):1360-1362.

[16] Kuslansky G,Katz M,Verghese J et al. Detecting dementia with the Hopkins verbal learning test and the minimental state examination. Arch Clin Neurol,2004(19):89-104.

[17] Cohen-Mansfield J,Werner P. Outdoor wandering parks for persons suffering from dementia. A survey of characterization and utilization. Alzheimer Dis Assoc Disord,1999(13):109-117.

[18] Heath Y. Evaluating the effect of therapeutic gardens. Am J Alzheimers Dis Other Demen,2004(19):4.

[19] Morris MC,Tangney CC,Wang Y,et al. MIND diet associated with reduced incidence of Alzheimer's disease. Alzheimer's & Dementia,2015,11(9):1007-1014.

第四节　睡眠障碍

老年人口继续快速增长,从2018年的2.05亿60岁或以上的人增加到2050年预计的20亿人。老年人口中最常见的睡眠障碍之一是失眠,多达50%的老年人抱怨难以入睡或保持好的睡眠质量。该人群的患病率显著高于年轻人,老年人失眠症状的总体患病率为30%~48%,失眠症的患病率为12%~20%。失眠症通常根据入睡困难或睡眠持续困难的主要症状进行分类。睡眠持续困难在失眠个体中最为普遍(50%~70%),其次是入睡困难(35%~60%)和非恢复性睡眠(20%~25%)。

失眠(insomnia)是最常见的睡眠障碍,被广泛定义为对睡眠质量或睡眠时间上的不满意,不能满足正常生理和体能恢复的需要,影响其正常的社会功能的一种主观体验。这通常与难以入睡、难以维持睡眠,以频繁醒来或醒来后难以入睡为特征,以及早醒而无法返回睡眠中的一项或多项密切相关。

一、病因

失眠的病因主要分为诱发因素、促发因素和持续性因素。

1. *诱发因素*　包括人口、生物学、心理和社会特征。45岁以上的女性患失眠症的可能性是男性的1.7倍;离异、分居或丧偶的人也比已婚人士更容易失眠;在某些情况下,较低的教育或收入水平可能会导致失眠；吸烟、饮酒和减少体力活动是与老年人失眠率较高相关的其他因素。

2. 促发因素　通常包括可能会扰乱睡眠的压力性生活事件或医疗状况。有呼吸系统症状、身体残疾、健康状况一般或较差的老年人患失眠症的风险增加。β 受体阻滞药、糖皮质激素、非甾体抗炎药、减充血药和抗雄激素等药物可能是导致失眠的因素之一。多项研究表明，患有抑郁症和广泛性焦虑症的患者失眠率较高。

3. 持续性因素　通常包括由急性失眠引起的行为或认知变化。如果没有这些行为和认知事件，急性失眠发作不一定会发展成慢性失眠，包括在床上花费过多的时间、频繁的小睡和调理（由于害怕度过一个不眠之夜而导致入睡前的焦虑增加）。非药物治疗选择通常针对这些长期存在的因素。

二、分类

依据失眠症状持续的时间可分为短暂失眠和长期失眠。

1. 短暂失眠　通常持续数日，可由突发性的应激（如突发的脑血管事件）或服用中枢性兴奋药（苯丙胺、哌甲酯等）引起。

2. 长期失眠　持续 3 周以上，可见于帕金森综合征痴呆、神经变性疾病等慢性神经系统疾病。

三、临床表现

多见于青壮年，儿童罕见。男女均可发病，女性更多。表现为入睡困难、易早醒和醒后再入睡困难等。日间困倦，体力下降，伴有焦虑、紧张、不安、情绪低落等，严重者有心率加快、体温升高、周围血管收缩等自主神经紊乱症状。多数患者对过度关注自身的睡眠问题产生焦虑，而焦虑又可加重失眠，导致症状的恶性循环。

四、辅助检查

临床上常使用症状问卷来评估失眠的程度。

1. 匹兹堡睡眠质量指数问卷　是常用的睡眠评定量表，用于评定最近 1 个月的睡眠质量。该问卷由 19 个自评和 5 个他评条目组成，参与记分的 18 个条目划为睡眠质量、入睡时间、睡眠时间、睡眠效率、睡眠障碍、药物及日间功能 7 个因子，每因子 0～3 分，总分 21 分，得分越高，睡眠障碍越明显。

2. 多导睡眠图　由脑电图、肌电图、眼动电图、心电图和呼吸描记装置等组成，可以客观准确记录睡眠时的脑电图、心律、呼吸、血氧浓度、肢体活动等情况。根据脑电波等区分 NREM 和 REM，给出睡眠潜伏期、REM 潜伏期，睡眠觉醒次数、总睡眠时间等多种睡眠相关的客观指标。失眠患者的多导睡眠图表现为睡眠潜伏期延长，夜间觉醒增多，睡眠总时间减少等。

五、诊断

失眠患者符合以下条件者可明确诊断。

1. 失眠主诉，包括入睡困难（30 分钟不能入睡），易醒（超过 2 次），多梦，早醒或醒后入睡困难（30 分钟不能再入睡）等。

2. 社会功能受损，白天头昏乏力、疲劳思睡、注意涣散、工作能力下降。

3. 上述症状每周出现3次以上，持续至少1个月。

4. 多导图提示，睡眠潜伏期＞30分钟，夜间觉醒时间超过30分钟，睡眠总时间＜每夜6小时。

六、治疗

失眠的治疗主要包括药物治疗和非药物治疗。对于急性失眠患者宜早期应用药物治疗。对于亚急性或慢性失眠患者，在应用药物治疗的同时应辅助以心理行为治疗，即使是那些已经长期服用镇静催眠药物的失眠患者亦是如此。针对失眠的有效心理行为治疗方法主要是认知行为治疗。

1. *药物治疗* 应用促进睡眠药物要遵从个体化和按需用药的原则，以低剂量、间断、短期给药为主，注意药物依赖和停药症状反弹，长期用药者应注意逐渐停药。治疗失眠的药物主要有苯二氮䓬类药物和非苯二氮䓬类药物(如吡唑嘧啶类、吡咯环酮类、GABA受体激动药等)及其他有助于睡眠的药物(如抗抑郁药物)等。治疗失眠的药物复杂且繁多，临床应该针对不同的失眠类型选择合适的药物。对入睡困难的患者，可以选用短半衰期镇静催眠药，如唑吡坦、三唑仑及水合氯醛；对维持睡眠困难的患者，应该选用延长NREM睡眠第3、4期和REM睡眠期的药物，上半夜易醒者可选用三唑仑、阿普唑仑等，下半夜易醒者可选用艾司唑仑、氯硝西泮和氟西泮等，对晨间易醒者可以选用长或中半衰期的镇定催眠药，如地西泮、艾司唑仑、氯硝西和氟西泮等。合并抑郁者可以选用增加睡眠的抗抑郁药物，如米氮平等。

2. *物理治疗* 重复经颅磁刺激是目前一种新型的失眠治疗非药物方案，经颅磁刺激是一种在人头颅特定部位给予磁刺激的新技术，指在某一特定皮质部位给予重复刺激的过程。重复经颅磁刺激能影响刺激局部和功能相关的远隔皮质功能，实现皮质功能区域性重建，且对脑内神经递质及其传递、不同脑区内多种受体包括5-羟色胺等受体及调节神经元兴奋性的基因表达有明显影响。其可以和药物联合治疗迅速阻断失眠的发生，尤其适用于妇女哺乳期间的失眠治疗，尤其是产后抑郁所导致的失眠。

3. *心理行为治疗* 本质是改变患者的信念系统，发挥其自我效能，进而改善失眠症状。心理行为治疗对于成人原发性失眠和继发性失眠具有良好效果，通常包括睡眠卫生教育、刺激控制疗法、睡眠限制疗法、认知疗法和松弛疗法。这些方法或独立，或组合用于成人原发性或继发性失眠的治疗。

(1)睡眠卫生教育：大部分失眠患者存在不良睡眠习惯，破坏正常的睡眠模式，形成对睡眠的错误概念，从而导致失眠。睡眠卫生教育主要是帮助失眠患者认识不良睡眠习惯在失眠的发生与发展中的重要作用，分析寻找形成不良睡眠习惯的原因，建立良好的睡眠习惯。一般来讲，睡眠卫生教育需要与其他心理行为治疗方法同时进行，不推荐将睡眠卫生教育作为孤立的干预方式应用。

(2)松弛疗法：应激、紧张和焦虑是诱发失眠的常见因素。放松治疗可以缓解上述因素带来的不良效应，因此是治疗失眠最常用的非药物疗法，其目的是降低卧床时的警觉性及减少夜间觉醒。减少觉醒和促进夜间睡眠的技巧训练包括渐进性肌肉放松、指导性想象和腹式呼吸训练。患者计划进行松弛训练后应坚持每天练习2～3次，环境要求整洁、安静，初期应在专业人员指导下进行。

(3)刺激控制疗法:是一套改善睡眠环境与睡眠倾向(睡意)之间相互作用的行为干预措施,恢复卧床作为诱导睡眠信号的功能,使患者易于入睡,重建睡眠-觉醒生物节律。

(4)睡眠限制疗法:很多失眠患者企图通过增加卧床时间来增加睡眠的机会,但常常事与愿违,反而使睡眠质量进一步下降。睡眠限制疗法通过缩短卧床清醒时间,增加入睡的驱动能力以提高睡眠效率。

(5)认知行为治疗:失眠患者常对失眠本身感到恐惧,过分关注失眠的不良后果,常在临近睡眠时感到紧张、担心睡不好,这些负性情绪使睡眠进一步恶化,失眠的加重又反过来影响患者的情绪,形成恶性循环。认知行为治疗的目的就是改变患者对失眠的认知偏差,改变患者对于睡眠问题的非理性信念和态度。认知行为治疗常与刺激控制疗法和睡眠限制疗法联合使用,组成失眠的CBT-I。

七、健康指导

1. *环境及饮食方面* 睡前数小时(一般下午4点以后)避免使用兴奋性物质(咖啡、浓茶或吸烟等);睡前不要饮酒,乙醇可干扰睡眠;规律地体育锻炼,但睡前应避免剧烈运动;睡前不要大吃大喝或进食不易消化的食物;睡前至少1小时内不做容易引起兴奋的脑力劳动或观看容易引起兴奋的书籍和影视节目;卧室环境应安静、舒适,光线及温度适宜;保持规律的作息时间。

2. *重新建立睡眠链接* 此方法主要改善睡眠环境与睡眠倾向(睡意)之间相互作用的行为干预措施,恢复卧床作为诱导睡眠信号的功能,使患者易于入睡,重建睡眠-觉醒生物节律。具体内容:只有在有睡意时才上床;如果卧床20分钟不能入睡,应起床离开卧室,可从事一些简单活动,等有睡意时再返回卧室睡觉;不要在床上做与睡眠无关的活动,如进食、看电视、听收音机及思考复杂问题等;不管前晚睡眠时间有多长,保持规律的起床时间;日间避免小睡。

3. *适当睡眠限制* 很多失眠患者企图通过增加卧床时间来增加睡眠的机会,但常常事与愿违,反而使睡眠质量进一步下降。睡眠限制是通过缩短卧床清醒时间,增加入睡的驱动能力以提高睡眠效率。具体方式为:减少卧床时间以使其和实际睡眠时间相符,并且只有在1周的睡眠效率超过85%的情况下才可增加15～20分钟的卧床时间;当睡眠效率<80%时则减少15～20分钟的卧床时间,睡眠效率在80%～85%则保持卧床时间不变;避免日间小睡,并且保持起床时间规律。

4. *调整对睡眠的认知,建立合理期待* 基本内容是:保持合理的睡眠期望;不要把所有的问题都归咎于失眠;保持自然入睡,避免过度主观的入睡意图(强行要求自己入睡);不要过分关注睡眠;不要因为一晚没睡好就产生挫败感;培养对失眠影响的耐受性。

八、园林康养方案

1. *芳香疗法* 大脑中的氨基丁酸(GABA)、褪黑素、谷氨酸等神经递质的含量水平及其受体功能,对调节睡眠发挥着不同作用。这些神经递质彼此紧密联系,相互影响,共同维持着睡眠-觉醒行为。GABA作为一种中枢神经系统抑制性神经递质,能在GABA转氨酶作用下,发挥对中枢神经系统兴奋性神经元的抑制作用,进而对机体产生镇静催眠等效果。戊巴比妥诱导的睡眠时间的增减是一种用于检测中枢神经系统刺激或抑制作用的方法,但戊巴比妥睡眠是麻醉模式，而不是自然睡眠，会抑制快速眼动睡眠、各种反射和感觉等自然睡眠中存在的反应。戊巴比妥被认为可以增强 GABA 的作用，研究证明吸入缬草气味和玫瑰气味会显著延长戊巴比妥睡眠时间，而吸入柠檬气味则显著缩短戊巴比妥睡眠时间。

芳香疗法也成为一种常见的护理干预手段，因为它经济实惠，不良反应比药物疗法小，而且能提高幸福感。香薰疗法是从各种植物的花、茎、叶、根和果实中提取精油，通过皮肤或呼吸系统被人体吸收，以改善身心健康。芳香疗法的效果是通过吸入、沐浴或按摩来达到的。芳香疗法使用简单，不需要特殊仪器，即使使用时间很短也能产生积极的效果。气味粒子通过嗅觉神经到达边缘系统，可以产生镇静和放松作用，进而影响血压、心率、生殖、记忆和应激反应。植物精油是一种纯天然且简便有效的方式，可以改善睡眠障碍者的睡眠状况的途径，连续嗅吸含薰衣草和芳樟精油为主的复方精油，可以缩短睡眠潜伏期，延长深度睡眠时间，使睡眠质量得到有效改善。绿色处方产生的镇静催眠效果在改善睡眠障碍患者睡眠质量方面具有安全有效的特点。

芳香植物用于镇静平气、安神助眠的使用历史已经非常悠久，如薰衣草、香紫苏、檀香等，它们都含有镇静、助眠作用的芳香化合物（表 7-6，图 7-3）。

表 7-6　睡眠障碍绿色处方植物选择

植物分类	植物选择	功效特点
芳香疗法植物	蔷薇科蔷薇属（如玫瑰、月季、蔷薇等）	蔷薇属植物气味降低酶活性，提高了氨基丁酸活性，延长戊巴比妥诱导的睡眠时间
	败酱科缬草属（如缬草、中国缬草、宽叶缬草、黑水缬草、蜘蛛香等）	缬草属植物气味及植物提取液具有镇静催眠活性，其中宽叶缬草和蜘蛛香活性较强
	唇形科薰衣草属（如薰衣草、薄荷、百里香、迷迭香等）	唇形科植物气味及植物提取液是一种温和的镇静剂，可通过嗅觉刺激，调节睡眠和情绪
	混合香（如含有玫瑰、鸢尾、檀香的混合香气）	可通过植物混合香气产生嗅觉刺激，调节睡眠和情绪。测试得出玫瑰、鸢尾、檀香混合香气的戊巴比妥诱导睡眠时间延长了 37%
	混合植物精油（如含有罗勒、刺柏和薰衣草的混合精油）	混合植物精油具有催眠、镇静作用，可改善睡眠，降低脑 α 波、收缩压、呼吸率，减少皮肤的传导率，有利使用者入睡

有研究表明，柠檬植物的气味或者提取液的吸入可能会导致失眠症状的恶化，在芳香疗法的香味选择中尽量避免相关气味。

2. *园艺疗法*　除芳香植物及植物提取物之外，一定强度的园艺操作活动也有助于改善睡眠质量（图 7-4）。有研究表明，室内园艺明显改善了患者的睡眠质量，活动内容包括挑选豆类、植物根部进行种植，清空浇灌容器、浇水、清洁和排列浇灌容器，收割，洗涤等。

3. *森林疗法*　森林康养在缓解压力、改善失眠等方面同样具有良好的效果（图 7-5），通过森林漫步、森林浴、森林冥想等活动，可以缓解睡眠障碍症。

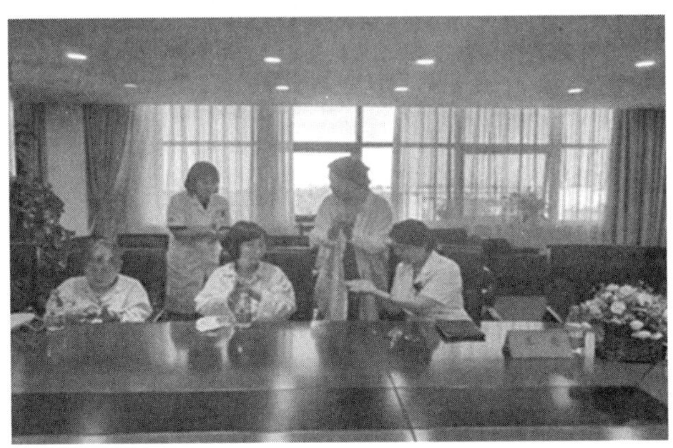

图 7-3 芳香疗法

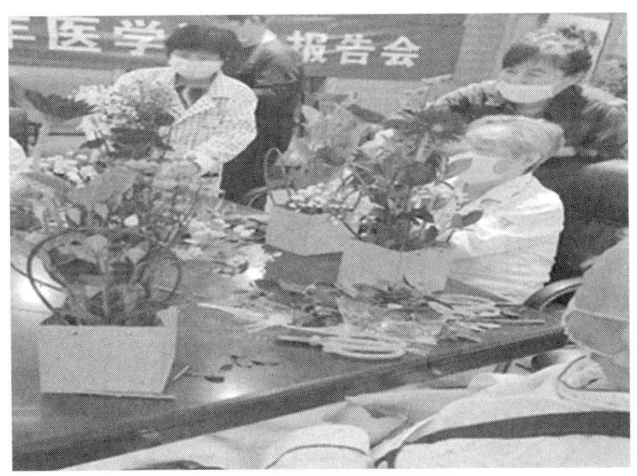

图 7-4 园艺疗法

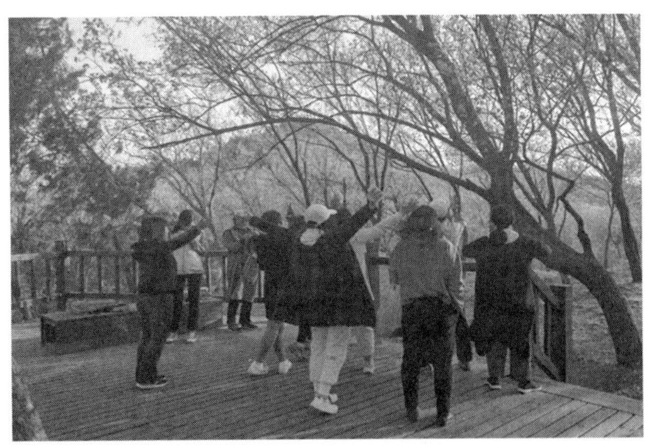

图 7-5 森林疗法

（戚晓慧 郑媛媛 张 璐 张 明）

参考文献

[1] Dopheide JA. Insomnia overview:epidemiology,pathophysiology,diagnosis and monitoring,and nonpharmacologic therapy[J]. Am J Manag Care,2020,26(4):S76-S84.

[2] Perez MN,Salas RME. Insomnia [J]. Continuum (Minneap Minn),2020,26(4):1003-1015.

[3] Patel D,Steinberg J,Patel P. Insomnia in the Elderly:A Review[J]. J Clin Sleep Med,2018,14(6):1017-1024.

[4] 李雪丽,张斌. 睡眠障碍与焦虑抑郁障碍的联系[J]. 中国临床医生杂志,2018,46(02):131-133.

[5] 朱映波,陈庆伟,周菊燕,等. 睡眠障碍的音乐疗法[A]. 中国心理学会. 第二十一届全国心理学学术会议摘要集[C]. 中国心理学会:中国心理学会,2018:2.

[6] 谢潇萌. 以失眠疗愈为导向的森林疗养基地规划设计研究[D]. 北京:北京林业大学,2020.

[7] Teruhisa Komori et al. The Sleep-Enhancing Effect of Valerian Inhalation and Sleep-Shortening Effect of Lemon Inhalation[J]. Chemical Senses,2006,31(8):7.

[8] Namni Goel and Hyungsoo Kim and Raymund P. Lao. An Olfactory Stimulus Modifies Nighttime Sleep in Young Men and Women[J]. Chronobiology International,2005,22(5):889-904.

[9] 黄宝康,黄流清,赵忠新,等. 国产缬草属 4 种药用植物镇静催眠作用的比较研究[J]. 时珍国医国药,2008(11):2710-2711.

[10] Song Xin et al. Effects of aromatherapy on sleep disorders:A protocol for systematic review and meta-analysis[J]. Medicine,2021,100(17):e25727-e25727.

[11] 叶盛,陈利群. 阿尔茨海默病相关睡眠障碍的非药物干预研究进展[J]. 护理研究,2016,30(22):2707-2710.

[12] Ackley D,Cole L. The Effect of a Horticultural Therapy Program on Children with Cerebral Palsy. Journal of Rehabilitation,1987;53(4). Accessed June 21,2021.

[13] Komori T,et al. 'Letter:Effects of odorant inhalation on pentobarbital-induced sleep time in rats',Human Psychopharmacology:Clinical & Experimental,1997,12(6):601. doi:10. 1002/(SICI)1099-1077(199711/12)12:6＜601:AID-HUP919＞3. 0. CO;2-S.

[14] 张熙. 军事睡眠医学[M]. 北京:科学出版社,2019.

[15] 张如意,王平,张舜波,等. 褪黑素治疗睡眠障碍的作用机制探讨[J]. 中华中医药学刊,2018,36(02):308-310.

[16] 陈蕙芳. 改善睡眠、降低脑 α 波的植物香水[J]. 国外医药(植物药分册),2008,23(06):284.

[17] 李科,俞兰秀,刘小雨,等. γ-氨基丁酸改善睡眠作用机制的研究进展[J]. 食品工业科技,2019,40(14):353-358.

[18] 陈冬晶,姚雷. 一种复方植物精油改善睡眠质量的功效性评价[J]. 上海交通大学学报(农业科学版),2016,34(02):69-74.

[19] Hwang E,Shin S. The effects of aromatherapy on sleep improvement:a systematic literature review and meta-analysis. Journal of Alternative & Complementary Medicine,2015,21(2):61-68. doi:10. 1089/acm. 2014. 0113

第8章 内分泌代谢系统常见疾病园艺治疗方案

第一节 糖尿病

糖尿病是一组由于胰岛素分泌缺陷和(或)胰岛素作用障碍所致的以高血糖为特征的代谢性疾病。持续高血糖与长期代谢紊乱等可导致全身组织器官,特别是眼、肾、心血管及神经系统的损害及其功障碍和衰竭。严重者可引起失水,电解质紊乱和酸碱平衡失调等。急性并发症有酮症酸中毒和高渗性昏迷。

糖尿病是最常见的慢性非传染性疾病之一,2017 年全球约有 4.51 亿糖尿病患者。流行病调查显示,我国糖尿病的患病率为 11.2%,患病的总人数居世界第一。老年期是患糖尿病的高风险期,国内外报道糖尿病发病最高的年龄段是 65—79 岁,80 岁后趋于平缓。我国老年糖尿病患者知晓率、诊断率、治愈率均不高,血糖总体水平控制不理想。按照现有资料估计,糖尿病和糖尿病前期影响我国 1.0 亿~4.5 亿老年人晚年生活。

一、病因

主要是胰岛素分泌缺陷和(或)胰岛素作用缺陷。凡是能影响胰岛素分泌及作用的因素都可能参与糖尿病的发病。由于影响因素的作用环节较为复杂,因此糖尿病的机制至今尚未完全阐明。

1. *遗传因素* 近年研究结果显示,糖尿病是一种多基因遗传性疾病,但未查清导致发病的特异性基因。

2. *影响胰岛素分泌的因素* 影响胰岛素分泌和糖代谢的因素很多,包括神经递质、体液及胰岛内分泌各激素等,但这些因素在糖尿病发病中的作用复杂,有些机制尚不清楚。近年研究发现,游离脂肪酸水平增高可增加胰岛素抵抗和引起高胰岛素血症。游离脂肪酸在 B 细胞中堆积与 B 细胞数减少及纤维化有关,从而容易发生糖尿病。高血糖本身有损于胰岛素分泌及组织对胰岛的反应能力。胰岛 B 细胞分泌的胰淀素可抑制肌肉对葡萄糖的利用,抑制骨骼肌糖原合成,并对胰岛 B 细胞有直接的毒性作用,它可能在 2 型糖尿病的胰岛素抵抗及胰岛素分泌缺陷中产生一定影响。

3. *胰岛素抵抗* 是 2 型糖尿病发病的机制之一,推测其多与受体后缺陷有关,这些引起受体后缺陷的诸多因素的作用机制尚待进一步研究,但目前发现其作用机制可能与下面三个环节相关。

(1)受体前因素:如结构异常的胰岛素、胰岛素抗体、胰岛素受体抗体等。

(2)受体缺陷:如胰岛素受体功能与结构异常。

(3)受体后缺陷:指胰岛素与受体结合后信号向细胞内传递所引起的一系列代谢过程,包括信号传递、放大、蛋白质-蛋白质交联反应、磷酸化与脱磷酸化,以及酶联反应等诸多效应异常。

二、分型

初诊的老年糖尿病患者以FBG正常、餐后高血糖、胰岛素抵抗为特征。老年糖尿病分为1型、2型和特殊类型糖尿病,2型糖尿病约占95%。

三、临床表现

1. 1型糖尿病　发病年龄通常<30岁,起病迅速,有中度至重度的临床症状,体重明显减轻或体型消瘦,常有自发酮症。空腹或餐后血清C肽浓度明显降低或缺失,自身免疫抗体一般呈阳性。多数患者起病初期都需要胰岛素治疗。某些成年人早期临床症状不明显,甚至可能不需要胰岛素治疗,称为成人隐匿性自身免疫性糖尿病。

2. 2型糖尿病　可发生在任何年龄,多见于40岁以上成人和老年人,但近年来发病趋向低龄化,尤其在发展中国家儿童发病率上升。多数起病隐匿,症状相对较轻,半数以上患者可长期无任何症状,常在体检时发现高血糖,随着病程进展,出现各种急、慢性并发症。通常还有肥胖、血脂异常、高血压等代谢综合征表现及家族史。

3. 代谢紊乱症状群

(1)初期:糖尿病多饮、多尿、多食、体重减轻症状加重。继之疲乏无力、食欲缺乏、恶心、呕吐,有时伴有剧烈腹痛,酷似急腹症。

(2)中期:代谢紊乱进一步加重,可出现中至重度脱水征,消化道症状加重,呼气中带有烂苹果味。血糖可高达30 mmol/L或以上,尿糖强阳性。由于高血糖及末梢神经病变导致皮肤干燥和感觉异常,常有皮肤瘙痒;女性可因尿糖刺激局部皮肤,出现外阴瘙痒。

(3)晚期:病情进一步恶化,出现重度脱水,休克,血尿素氮及肌酐升高,昏迷,心律失常,呼吸深快,严重代谢性酸中毒(pH<7.1)。

此外,由感染所诱发或伴有并发症者则其临床表现视感染部位的不同而定。

四、辅助检查

1. 尿糖测定　尿糖阳性只提示血糖值超过肾糖(约10 mmol/L),尿糖阴性不能排除糖尿病可能。如并发肾疾病时,肾糖阈升高,虽然血糖升高,但尿糖阴性;而妊娠期肾糖阈降低,虽然血糖正常,尿糖可阳性。

2. 血糖测定　方法有静脉血浆葡萄糖测定、毛细血管血葡萄糖测定和24小时动态血糖测定3种。前者用于诊断糖尿病,后两种仅用于糖尿病的监测。24小时动态血糖监测是指通过葡萄糖感应器监测皮下组织间液的葡萄糖浓度而反映血糖水平的监测技术,可以提供全面、连续、可靠的全天血糖信息,了解血糖波动的趋势,发现不易被传统监测方法所测得的高血糖和低血糖。

3. 葡萄糖耐量试验　当血糖值高于正常范围而又未达到糖尿病诊断标准或疑有糖尿病倾向者,需进行口服葡萄糖耐量试验。

4. 糖化血红蛋白(HbA1c)　可反映取血前8～12周血糖的平均水平,以补充一般血糖测定只反映瞬时血糖值的不足，成为糖尿病病情控制的监测指标之一。但其不能反映血糖波动情况，也不能确定是否发生过低血糖。

5. 胰岛素和胰岛素释放试验　主要用于评价基础和葡萄糖介导的胰岛素释放功能。

五、诊断

糖尿病的诊断不受年龄影响。FBG、标准餐后 2 小时及口服 75 g 葡萄糖耐量试验（OGTT）2 小时血糖或随机血糖、HbA1c 是糖尿病诊断的主要依据，没有糖尿病典型临床症状时必须复检，以确认诊断。糖尿病的诊断一般不难，空腹血糖≥7.0mmol/L，和（或）餐后 2 小时血糖≥11.1mmol/L 即可确诊。

1. 1 型糖尿病　发病年龄轻，大多＜30 岁，起病突然，多饮、多尿、多食、消瘦症状明显，血糖水平高，不少患者以酮症酸中毒为首发症状，血清胰岛素和 C 肽水平低下，ICA、IAA 或 GAD 抗体可呈阳性。单用口服药无效，需用胰岛素治疗。

2. 2 型糖尿病　常见于中老年人，肥胖者发病率高，常可伴有高血压、血脂异常、动脉硬化等疾病。起病隐袭，早期无任何症状，或仅有轻度乏力、口渴，血糖增高不明显者需做糖耐量试验才能确诊。血清胰岛素水平早期正常或增高，晚期低下。

六、治疗

目前尚无根治糖尿病的方法，但通过多种治疗手段可以控制好糖尿病。主要包括糖尿病患者的教育，自我监测血糖，饮食治疗，运动治疗和药物治疗。

1. 一般治疗

（1）教育：要教育糖尿病患者懂得糖尿病的基本知识，树立战胜疾病的信心，如何控制糖尿病，控制好糖尿病对健康的益处。根据每个糖尿病患者的病情特点制定恰当的治疗方案。

（2）自我监测血糖：随着小型快捷血糖测定仪的逐步普及，患者可以根据血糖水平随时调整降血糖药物的剂量。1 型糖尿病进行强化治疗时每天至少监测 4 次血糖（餐前），血糖不稳定时要监测 8 次（三餐前、后、晚睡前和凌晨 3：00）。强化治疗时空腹血糖应控制在 7.2mmol/L 以下，餐后 2 小时血糖＜10mmol/L，HbA1c＜7%。2 型糖尿病患者自我监测血糖的频度可适当减少。

2. 药物治疗

（1）口服药物治疗

①磺脲类药物：2 型 DM 患者经饮食控制、运动、降低体重等治疗后，疗效尚不满意者均可用磺脲类药物。因降糖机制主要是刺激胰岛素分泌，所以对有一定胰岛功能者疗效较好。对一些发病年龄较轻、体型不胖的糖尿病患者在早期也有一定疗效。但对肥胖者使用磺脲类药物时，要特别注意饮食控制，使体重逐渐下降，与双胍类或 α-葡萄糖苷酶抑制药降糖药联用较好。下列情况属禁忌证：严重肝、肾功能不全；合并严重感染，创伤及大手术期间，临时改用胰岛素治疗；糖尿病酮症、酮症酸中毒期间，临时改用胰岛素治疗；糖尿病孕妇，妊娠高血糖对胎儿有致畸形作用，早产、死产发生率高，故应严格控制血糖，应把空腹血糖控制在 5.8mmol/L 以下，餐后 2 小时血糖控制在 6.7mmol/L 以下，但控制血糖不宜用口服降糖药；对磺脲类药物过敏或出现明显不良反应。

②双胍类降糖药：降血糖的主要机制是增加外周组织对葡萄糖的利用，增加葡萄糖的无氧

酵解,减少胃肠道对葡萄糖的吸收,降低体重。适应证:肥胖型 2 型糖尿病,单用饮食治疗效果不满意者;2 型糖尿病单用磺脲类药物效果不好者,可加双胍类药物;1 型糖尿病用胰岛素治疗病情不稳定者,用双胍类药物可减少胰岛素剂量;2 型糖尿病继发性失效改用胰岛素治疗时,可加用双胍类药物,能减少胰岛素用量。禁忌证:严重肝、肾、心、肺疾病,消耗性疾病,营养不良,缺氧性疾病;糖尿病酮症,酮症酸中毒;伴有严重感染、手术、创伤等应激状况时暂停双胍类药物,改用胰岛素治疗;妊娠期。不良反应:一是胃肠道反应:最常见,表现为恶心、呕吐、食欲缺乏、腹痛、腹泻,发生率可达 20%。为避免这些不良反应,应在餐中或餐后服药。二是头痛、头晕、金属味。三是乳酸酸中毒,多见于长期、大量应用苯乙双胍,伴有肝、肾功能减退,缺氧性疾病,急性感染,胃肠道疾病时,二甲双胍引起酸中毒的机会较少。

③α 葡萄糖苷酶抑制药:1 型和 2 型糖尿病均可使用,可以与磺脲类、双胍类或胰岛素联用。伏格列波糖餐前即刻口服。阿卡波糖餐前即刻口服。主要不良反应有腹痛、肠胀气、腹泻、肛门排气增多。

④胰岛素增敏药:有增强胰岛素作用,改善糖代谢。可以单用,也可与磺脲类、双胍类或胰岛素联用。有肝疾病或心功能不全者不宜应用。

⑤格列奈类胰岛素促分泌药:瑞格列奈为快速促胰岛素分泌药,餐前即刻口服,每次主餐时服,不进餐不服。那格列奈作用类似于瑞格列奈。

(2)胰岛素治疗:胰岛素制剂有动物胰岛素、人胰岛素和胰岛素类似物。根据作用时间分为短效、中效和长效胰岛素,并已制成混合制剂,如诺和灵 30R,优泌林 70/30。

①1 型糖尿病:多发生于青少年,因自身免疫而使 B 细胞功能缺陷,导致胰岛素分泌不足。需要用胰岛素治疗。非强化治疗者每天注射 2~3 次,强化治疗者每日注射 3~4 次,或用胰岛素泵治疗。须经常调整剂量。

②2 型糖尿病:口服降糖药失效者先采用联合治疗方式,方法为原用口服降糖药剂量不变,睡前晚 10 点注射中效胰岛素或长效胰岛素类似物,一般每隔 3 天调整 1 次,目的为空腹血糖降到 4.9~8.0mmol/L,无效者停用口服降糖药,改为每天注射 2 次胰岛素。

3. *运动治疗* 增加体力活动可改善机体对胰岛素的敏感性,降低体重,减少身体脂肪量,增强体力,提高工作能力和生活质量。鼓励所有糖尿病患者进行运动锻炼,且要综合考虑患者的疾病和失能情况,制订个体化的运动方案,运动方案应循序渐进,从低、中强度开始,以一种没有损伤且可持续的运动时间和频率长期坚持,建议每周运动至少 3 次,每次 20~45 分钟,最长不超过 1 小时,累计每周 150 分钟以上为宜,运动形式应该包括有氧运动和抗阻运动等,运动宜在餐后 1~3 小时进行,应以避免发生低血糖为首要原则,避免运动量过大或过猛的剧烈运动。

4. *饮食治疗* 是各种类型糖尿病治疗的基础,一部分轻型糖尿病患者单用饮食治疗就可控制病情。按照糖尿病饮食计算方法和患者实际情况安排饮食方案,可以咨询营养师协助调整;每餐应包括适量的糖,但糖、软饮和果汁不要过量;蛋白摄入应以优质蛋白为主,如鱼类、肉类、牛奶等,推荐每周吃鱼 2~4 次;限制饮酒,建议每周饮酒不超过 2 次,以减少低血糖的风险,避免空腹饮酒。

七、健康指导

1. 营养指导

(1)控制总热能,根据患者的标准体重,按照标准来计算饮食中的蛋白质、脂肪和糖类的量。

(2)合理配餐,保证各种营养成分比例适宜,保证优质蛋白的供应,每天要有一定量的牛奶、鸡蛋和瘦肉摄入,但应避免热能过多。患者若仍有饥饿感,可由绿色蔬菜补充。

(3)少量多餐,避免一顿吃得太多。

(4)饮食清淡,避免油腻、含糖量高和太咸的饮食。多吃粗粮(玉米、燕麦、荞麦等)、蔬菜,高纤维饮食,利于降低血糖,减轻体重,保持大便通畅。

2. 运动指导

(1)运动方式:有氧运动为主,如快走、骑自行车、做广播操、练太极拳、打乒乓球等。最佳的运动时间是餐后 1 小时(从进食开始计时)。如无禁忌证,每周最好进行 2 次抗阻运动。若有心、脑血管疾病或严重微血管病变者,应按具体情况选择运动方式。

(2)运动量的选择:合适的运动强度为活动时患者的心率达到个体 60%的最大耗氧量(心率=170-年龄)。活动时间为每周至少 150 分钟,每次 30～40 分钟,包括运动前准备活动及整理运动时间,可根据患者具体情况逐渐增长。肥胖患者可适当增加活动次数。用胰岛素或口服降糖药者最好每天定时活动。

(3)注意事项:运动前评估糖尿病的控制情况,根据患者具体情况决定运动及运动量;运动中需注意补充水分;在运动中若出现胸闷、胸痛、视物模糊等应立即停止运动并及时处理;运动后应做好运动日记,以便观察疗效和不良反应;运动前后要加强血糖监测。当空腹血糖＞16.7 mmol/L 时,应减少活动,增加休息。运动不宜在空腹时进行,防止低血糖发生。

八、园林康养方案

1. 气候疗法

(1)疗法概述:气候是指一个地区天气状况的总和或平均,即长期的大气平均状况,包括气温、湿度、气流和热辐射。气候疗法即利用特定的气候条件作用于机体,以进行保健和医疗的一种方法。微小气候亦称小气候,是指小范围区域或建筑内的气候。微小气候疗法是在局部范围内通过人工手段对空气质量和气候条件进行良性干预,以达到气候疗养目的的方法。气候与健康密切相关。刺激气候可产生不良影响,舒适气候可产生良好的治疗效果,增强机体的免疫力,出现使各种代谢正常化的趋向。

(2)疗养方法:糖尿病(轻型)患者宜选择空气浴疗法、山地气候疗法。宜选择山地、湖滨、矿泉等类型的疗养地,适合的疗养区类型包括高山气候疗养区、湖滨(江滨)气候疗养区、森林气候疗养区。需注意的是,暖锋及冷锋的气象状况易引起糖尿病疾病恶化。

(3)具体治疗方式:在经过选择的良好自然环境和设计的路线上定量步行;在室外空气浴场,做一定时间的停留,阅读或做游戏。根据适应证及不同的目的,可采取全身性的或部分暴露身体的空气浴;也可采取静态的或与医疗体操相结合的方式。治疗方法包括日常生活式和定点定时活动式,即在选定的气候条件下居住生活一段时间,一般 1 个月左右为宜。在此期间,医务人员要给予指导,注意避免不利气候变化的影响,在气候良好时,鼓励疗养员进行户外活动和体育锻炼等;在选定的气候地域内,选择最佳时间,每日组织疗养员开展各种健身活动,如散步、体操、舞蹈、爬山、游泳、游戏等,以充分发挥良好气候的医疗保健作用。

2. 景观疗养

(1)疗法概述:景观疗养为主的综合护理干预是一种集体育活动、负离子疗养、日光浴等诸多措施为一体的综合护理方式，护理过程中各护理人员须对患者生理、心理素质情况进行评估，依照患者身心状况变化给予及时干预指导，以发挥景观疗养综合护理的最大功效。

(2)实证研究：研究指出，以景观疗养为主的综合护理干预通过将糖尿病患者引入空气清新、富含负离子的景观环境中，对患者大脑及肢体神经产生兴奋刺激，可改善患者焦虑、抑郁等不良心理情绪，对降低糖尿病并发症发生率作用明显。景观疗养能有效改善患者的生活品质，能够帮助糖尿病患者改善睡眠质量，通过神经-内分泌-免疫系统，调节糖尿病患者内分泌，并提高患者的免疫力，对降低糖尿病患者空腹血糖有积极作用。通过组织糖尿病患者于自然景观中开展体育运动活动，使患者加强机体锻炼，可以提高机体对胰岛素的敏感性；同时运动能增强 B 细胞分泌胰岛素的功能，胰岛素则可抑制糖尿病引起的内脂素升高，从而改善血糖、血脂代谢，加强降糖、降压效果。自然疗养因子与景观治疗相互结合对疗养人员血糖的干预效果明显，对其血糖控制有着积极的作用，对于疗养人员的康复、身体状况的改善有显著效果。

(3)疗养方案：宜选取地理位置较近、徒步及行车较有优势的地方开展活动，可选择市内极具代表性的自然风光景点、名胜古迹，或选择疗养院内典型的自然景观作为景观疗养场所，结合自然景观和人文景观，积极地组织相关疗养人员对各个景点进行游览，安排糖尿病患者进行晨起散步、晨间瑜伽、海水浴和日光浴结合、晚间柔和健美操等活动。选取的环境以空气清新、人流量较少且环境较为优美的景点为主。景观疗养过程中，通过爬山、步行、划船等活动锻炼，增加患者日常户外活动时间及日光照射时间，相对于单一的住院调理更为有效。由医师、导游护士陪同患者进行院外景观疗养，由护士陪同患者进行院内景观疗养，患者在欣赏景观时由导游护理人员进行相关知识的介绍，确保患者身心得到放松和休闲。组织景点旅游每周 1～2 次，每次往返 3～4 千米，多以石阶小路或坡道为主。开展院外景观治疗频次为每周 2 次，每次 2 小时，院内景观每日 2 次(早 7:00，晚 19:00)，每次 30 分钟。活动量以患者不感到疲劳为准。

(4)注意事项：每次景观治疗的活动中，都应为疗养人员选派一名护士及一名医师来对其进行保障，随身携带急救的装备及药品，全面观察疗养员的身体状况，在面对突发状况时，应确保第一时间能对其进行救治；糖尿病疗养员需要在身上较为明显的位置佩戴标识牌，标示牌上写明自身的个人信息、护理人员的联系方式及病情摘要，以便能及时与其联系；对于需要服药的疗养人员，应时刻检查其身体状况有无不适状况发生；在旅途中护理人员及导游应为疗养人员介绍沿途的景观。在进行景观治疗模式干预时，会对疗养人员消耗过多的体能，在路途中应适当增加水果和饼干等能量的摄入。

3. 森林浴疗法

(1)疗法概述：森林环境中富含大量的负氧离子及芬多精，具有调节心理、神经、内分泌和免疫等效应，对细胞因子的分泌亦产生影响。树木在生长过程中释放挥发性物质，散发清爽芳香性气味，作用于机体自主神经，产生镇静、催眠作用，再配合景观治疗、音乐治疗，可以改善糖尿病患者的情绪、心理状态和精神行为，并能使交感神经活动相对减弱而副交感神经活动逐渐增强。研究表明，负离子具有较好的生物活性，小粒径负离子可透过人体血脑屏障，可缓解神经衰弱、失眠等机体不良状态。同时，负氧离子可改善机体血液黏稠度，对高血压、糖尿病等病症的防治均具有较好效果。森林康养通过运动本身消耗大量的能量、运动增加外周组织对胰岛素敏感性；康养环境中的有益因素(如负氧离子、芬多精等)减轻糖尿病患者体内的慢性炎症反应，增加外周组织对胰岛素的敏感性，对患者的身心均有裨益；在森林漫步、森林冥想和森林体操等康养课程中，通过吸入负氧离子丰富、芬多精含量高的清洁空气、聆听森林中鸟虫的鸣叫、森林中不同深浅度的绿色、配以各色的野花及潺潺的流水等不同景观，使得视觉、听觉、味觉、触觉和嗅觉受到多方面有益刺激，使交感神经的紧张性减弱，副交感神经活性增强，儿茶酚胺释放量减少，也有助于降低血糖，愉悦身心，提高活力及免疫力等效应。

(2)实证研究：胰岛素抵抗和胰岛素分泌不足是 2 型糖尿病发病的两个关键环节，近年研究认为，细胞因子介导的慢性炎症反应在 2 型糖尿病发病机制中发挥重要作用，许多因子如白细胞介素家族(IL-6、IL-10、IL-12、IL-15 和 IL-18 等)、肿瘤坏死因子-α(TNF-α)、C 反应蛋白(CRP)和纤溶酶原激活物抑制物-1(PAI-1)等参与胰岛素抵抗。刘艳波等(2021)在吉林省长白山和平全季地形公园“美人松”林区组织 2 型糖尿病患者开展为期 8 天的森林康养活动，研究证实 2 型糖尿病患者在康养前其血清 TNF-α 水平增加，而康养后血清水平明显降低，说明森林康养具有减轻炎症反应，可显著降低血清中 IL-6、IL-18 和 TNF-α 的水平，而这 3 种细胞因子与糖尿病发生发展关系密切，参与胰岛素抵抗及减少胰岛分泌等多种效应。

(3)疗养方法：组织糖尿病患者在森林康养区漫步 2 小时，或在休闲活动区漫步、做操 30 分钟，然后行走约 2500 米，在森林瑜伽区进行森林冥想 30 分钟，使身心放松。亦可采用凉爽空气浴法，用呼吸道吸入法，进行时长 30 分钟，建议疗养次数为 14 次。

4. 海滨疗法

(1)疗法概述：海水浴是按一定要求，利用海水锻炼身体和预防疾病的方法。人体在接受海水浴的同时又接受日光、空气及所含有的高浓度负离子、海沙等作用，因此海水浴是具有综合作用的自然疗法。海水的温度、机械、化学等特性所产生的生物学效应作用于机体，具有良好的生理保健、治疗、康复作用。

(2)实证研究：对老年糖尿病患者给予海滨综合疗养因子结合运动疗法治疗，结果发现，老年糖尿病患者组治疗后空腹血糖降低，提示海滨综合疗养因子结合运动疗法有助于降低外周去甲肾上腺素源的神经递质水平从而降低血糖，有助于调整自主神经平衡，达到减少心脏损害事件发生的目的。糖尿病患者经综合疗养治疗后，血浆同型半胱氨酸显著降低，提示海滨疗养因子对糖尿病患者心脑血管并发症的预防有一定的作用。海滨空气中丰富的负氧离子能调节体内糖类、脂肪、蛋白质代谢，降低血糖、血脂，增强酶的活性和血中葡萄糖的利用，一定程度上提高外周组织对胰岛素的敏感性，纠正代谢紊乱，从而降低血糖，减少尿糖出现。辅以海水浴、日光浴、空气浴及太极拳、气功、医疗步行等运动疗法，可以提高机体对胰岛素的敏感性，刺激细胞同化功能，增加骨骼肌细胞对葡萄糖运载体的表达，同时还可调节其他一些生物活性因子的表达，如瘦素、肿瘤坏死因子等。改善外周组织对葡萄糖和游离脂肪酸的摄取和利用，使血糖、尿糖降低，血脂、血液流变学、自觉症状得到改善，从而促进糖尿病康复。糖尿病患者抵达可供开展暖空气浴、凉爽空气浴、日光浴、沙滩浴等的天然场所，当人体接触到海滨空气中的负离子、氧离子和气温、气流、日光等综合作用，通过富有生机的景观对感官的刺激，在人体的中枢神经系统中建立起大自然优势灶，从而抑制了病理灶的兴奋性，可使症状体征改善或消失，促进疾病的康复。景观疗法通过降糖、降压、降脂及抑制血小板黏附及聚集，改善血液黏度，改善肾血液循环，以达到共同降低血尿酸水平的最终目标，说明该疗养地综合疗法对预防和降低糖尿病患者心脑血管并发症有重要意义。

(3)疗养方法：夏季 7—9 月份，组织糖尿病患者到海边进行海水浴 20～60 分钟，日光浴、空气浴30分钟，以不感觉疲劳为宜。其他季节患者自行进行45分钟日光浴和空气浴，每天1次，每周5次。

（4）注意事项：海水浴前均需进行全面的体格检查，首次进行海水浴前应先做海水适应试验，以判断是否对海水过敏。空腹、饱腹及酒后不宜进行海水浴，一般以餐后1小时入浴为宜。海水浴后，应选择空气流通的地方躺卧15～30分钟。既可休息，同时又可以进行日光浴和空气浴。进行泥疗、蜡疗及硫化氢矿泉浴期间禁止海水浴。糖尿病患者参加海水浴运动对降低血糖、血脂非常有利。海水浴的运动虽然便于掌握，容易做到，但有的患者不熟悉海水潮汐的特点，运动过度出现抽筋或疲劳，甚至出现低血糖而造成生命危险。海水浴的护理主要是应该做好下海前的准备工作，包括必备常规急救药品、海上救护人员到位、每个参加海水浴的患者各备有一个救生圈、下海前做预备运动或热身运动等。糖尿病患者的海水浴，要求在餐后1小时开始，运动1个小时，不宜时间过长，运动不宜过于激烈。平时要注意补钙，减少抽筋的发生。海岸上备有葡萄糖水等。

5. 运动疗法

（1）疗法概述：运动治疗以全身均衡性运动、有氧运动为宜，可选择散步、慢跑、骑自行车、游泳及全身肌肉都参与活动的中等强度的有氧体操，如医疗体操、健身操、木兰拳、太极拳等。还可适当选择娱乐性球类活动，如门球、保龄球、羽毛球等。有氧耐力训练和力量性训练是糖尿病患者运动方式的良好选择，完善的力量性练习方案可动员更多的肌群参与运动，建议2型糖尿病患者的最佳运动方案为有氧耐力训练与间歇力量性训练相结合，尤其对于血糖控制不良者。运动强度应根据患者的目标量身定制，2型糖尿病患者运动时的运动强度以中等强度较为适宜。糖尿病患者最适宜的是低至中等强度的有氧运动，即有较多肌群参加的持续性周期性运动，如步行、慢跑、登楼、游泳、划船、有氧体操及球类（篮球、足球、网球）等活动，也可利用活动平板、功率自行车等器械来进行，运动方式因人而异。

（2）实证研究：通过运动干预，促使糖尿病患者多到户外运动，晒太阳等，从而有利于加快患者的新陈代谢，并促进磷、钙及维生素D合成，进而大大提高糖尿病患者的睡眠质量。

（3）疗养方法：①热身期：运动前预热5～10分钟；有氧运动期：40分钟；②恢复期：运动后放松10分钟。不建议餐前运动，餐后0.5～1小时开始运动为宜，每次运动30～40分钟。每周至少150分钟中等强度有氧运动（如每周运动5天，每次30分钟）。但即使一次短时的运动（10分钟），每天累计，也是有益的。

（4）具体方案：①医疗运动：医疗步行慢速方案，每分钟110～115步，运动时最高心率保持在（170－年龄）次/分钟，总行程2000～3000米，每次15～30分钟，每天1～2次。慢跑方案，治疗周期为六周，每周至少3次。每次慢跑时长为10～30分钟。注意事项：选择清晨或晚饭后2小时后为宜；选择空气新鲜的区域。②耐量力运动：球类（排球、篮球、足球、乒乓球、网球、门球、羽毛球）及投掷运动等，每次10～30分钟。划船，每次20～40分钟，每周2～3次。自行车，车速每分钟40～60圈，每次20～30分钟，每日1次。③医疗体操：疗养健身操。④气功：内养功、太极气功，每次锻炼15～30分钟。⑤传统体育运动：简化太极拳、太极剑、八段锦，每次锻炼15～30分钟。

（5）注意事项：运动治疗应遵循持之以恒、量力而行、循序渐进的原则。强调个体化原则，根据年龄、病情、身体承受力设定合理的运动目标。开始运动前应接受医师专业评估，有条件的患者还应根据自身血糖控制、体能、用药和并发症筛查状况决定是否需要进行运动前心电图运动试验，以避免因运动不当诱发心血管疾病急性事件，动态调整运动计划。

6. 日光浴疗法

(1)疗法概述：日光疗法又称日光浴，是一种利用到达地面的日光辐射能进行锻炼或防治慢性病的方法。主要是让日光照射到人体皮肤上，引起一系列理化反应，以达到健身治病的目的。

(2)实证研究：日光中的紫外线杀菌力较强，能提高机体的免疫力，空气中的氧能促进免疫细胞吞噬、杀伤作用和产生抗体，空气中的负离子能增强网状内皮系统的功能，促进骨髓造血功能，增多毛细血管襻数和改善甲皱襞微循环，这与提高细胞的免疫性有关。糖尿病常与自身免疫异常及病毒感染有关，所以景观治疗通过日光浴和空气浴调节机体免疫状态，提高机体免疫力来影响患者的空腹血糖。

(3)疗养方法：秋冬季节期间，糖尿病患者可在凉台或院内行 20 分钟日光浴和空气浴。

(4)注意事项：治疗前对浴者进行健康教育，说明日光浴疗法的作用、方法、注意事项；询问了解光过敏与光敏剂史，初步判定对紫外线敏感情况。合理安排治疗时间，餐前后 1 小时内不宜进行。若气温 33～36℃，湿度＞80％，易发生中暑。若气温＜20℃、达到 1 个生物剂量需 40 分钟以上或气流＞1.5 米/秒，均不宜在户外治疗。每次浴前，浴者应在阴凉处做 5～10 分钟空气浴，并保持皮肤干燥，以防灼伤。日光浴过程中注意观察体温及皮肤变化。夏日应防止中暑和日射病，备用急救物品。治疗后应注意检查浴者的精神状态和皮肤反应。督促浴者去阴凉处休息 5～10 分钟，并用温水冲洗皮肤，饮用含维生素及钠盐的饮料。

7. 矿泉疗法

(1)疗法概述：矿泉是指从地下自然涌出于地表，所含可溶性固体成分超过 1g/L 的地下水。医疗矿泉是指地下自然涌出或人工开采的，含有微量元素、气体、放射性元素中至少一种，或矿化度≥1g/L，或具有 34℃以上温度，用于疾病预防、治疗、康复、保健的矿泉。矿泉疗法是利用矿泉水的化学和物理综合作用，达到治疗疾病和防治疾病的一种疗法。

(2)实证研究：开展氡、硅酸、氯化钠型高热泉的矿泉浴疗法可改善外周组织对胰岛素的敏感性，可纠正代谢紊乱；温热能够引起胆碱能效应，兴奋副交感神经，扩张血管，使血流加快、基础代谢旺盛，发汗增多，利于减肥，进而利于血液稀释，血糖降低，一定程度上提高机体对胰岛素的敏感性，从而达到降糖目的。

(3)疗养方法：①全身浴法，碳酸氢钠泉、碳酸泉、氯化钠泉、硫酸镁泉、氡泉；温度 37～39℃，每次 15～20 分钟。②饮泉法，碳酸氢钠泉、碳酸泉、氯化钠泉、硫酸镁泉、氡泉。③矿泉浴疗法，水温 38～40℃，静卧浸浴，每次 10～15 分钟，一般每日一次，12 次为 1 个疗程。

8. 热疗法

(1)水疗法：一般每日 1 次，12 次为 1 个疗程。①松脂浴疗法：采用全身浴法，水温 37～38℃，浸浴，浓度 0.35g/L，每次 15 分钟，疗养次数为 14 次。②中药浴疗法：温度 39～40℃，浸浴，每次 10～15 分钟。③碳酸气浴：采用全身浴法，温度 36～30℃，每次 15 分钟，疗养次数为 14 次。

(2)(中药)蒸汽浴疗法：温度 50～55℃，每次 20 分钟。

9. 沙浴疗法

(1)疗法概述：沙浴疗法是以天然或人工的细沙，应用其理化作用治疗机体某些疾病的方法。是把身体埋在沙子内通过沙子的传热、渗透和自然界的协同作用下影响代谢功能，调节体内环境，通过体表祛除病原因子而治疗疾病的一种集热疗、磁疗、光疗和自然按摩为一体的传统疗法。

(2)疗养方法：温度40～45℃，每次10～15分钟，一般每日1次，12次为1个疗程。

10. 泥疗法

(1)疗法概述：泥疗法是以各种泥类物质加热后作为介体，涂敷在人体的一定部位，将热传至机体，达到治疗作用的方法。用于治疗的泥类有淤泥、泥煤、腐殖土、黏土和人工泥等。矿泥、海泥、湖泥是比较好的治疗泥源。泥疗法对于神经系统、软组织损伤、骨与关节、内分泌及代谢等多种慢性疾病有明显的预防和治疗作用，被广泛地应用于疗养保健、慢性疾病的康复治疗。而矿泥因其矿物质及微量元素含量较高，在临床实践中应用更广泛，具有更高的医疗价值。

(2)疗养方法：糖尿病患者宜采用如下泥疗方法。①全身泥疗法：温度40～44℃，静卧埋敷，每次10～15分钟，每日或隔日1次，12次为1个疗程。②局部泥疗法：温度46～52℃，局部包裹，每次15～20分钟，一般每日1次，12次为1个疗程。③泥浆浴疗法：温度38～42℃，浸浴，每次15～20分钟，一般每日1次，12次为1个疗程。④短波局部泥疗法：温度46～52℃，剂量80～100mA，每次15分钟，一般每日1次，12次为1个疗程。

11. 芳香疗法

(1)疗养方法：①处方一，玫瑰5滴＋花梨木10滴＋依兰2滴＋山鸡椒5滴＋高地薰衣草10滴，调成复方精油，每日扩香，或是滴1滴在手心凑鼻吸闻，再以顺时针的方向缓缓按摩胸口，可舒缓急躁或愤怒的情绪，心平气和地放下心中所思。②处方二，快乐鼠尾草5滴＋柠檬马鞭草3滴＋姜3滴＋樟树3滴＋安息香5滴＋芝麻油30ml，每日涂抹手、足、肩背，可以促进循环，调整内分泌，提升睡眠质量。③处方三，欧洲赤松10滴＋髯花杜鹃3滴＋榄香脂3滴＋肉桂皮10滴＋甜罗勒4滴＋橄榄油10ml＋荷荷芭油20ml，每日涂抹于脊椎两侧，可促进循环与调整内分泌。④处方四，罗文莎叶(桉油醇樟)1滴＋芳樟1滴＋樟树(本樟)1滴＋苏刚达(灰叶樟)1滴、马达加斯加肉桂1滴＋中国肉桂1滴＋印度肉桂1滴，加入10ml琼崖海棠油，混合均匀。⑤处方五，中国肉桂精油2滴，加入10ml葵花子油，混合均匀。

(2)注意事项：处方三孕妇不宜。糖尿病患者除了有多食、多饮、高血压问题，严重时亦会影响到末梢神经，有手酸脚麻、伤口不易愈合等问题。这类患者也很需要家人的注意及关心，家属或是主要照顾者如能多用精油帮助患者按摩，会很有疗愈力。处方四、五建议：每日早晚涂抹腹部与脚底，睡前还可以在涂抹后做热水足浴10分钟。日常多饮用肉桂纯露。

12. 素食疗法

(1)疗法概述：素食膳食被定义为个人摄入大量的植物性食物和少量的动物性食物。在胰岛素发现和使用前，低糖类膳食是治疗糖尿病的唯一选择。即使目前有多种降糖药物，膳食治疗仍被视为基础治疗。越来越多更为精确的科学饮食概念陆续被引入糖尿病管理，主张根据个人饮食习惯结合专业指导选择合适的膳食方案，帮助1型糖尿病患者达到减少胰岛素剂量、平稳控糖和降低糖化血红蛋白水平的目的，纠正已发生的代谢紊乱，延缓糖尿病及其并发症的发生发展，保证患者正常生活和儿童青少年正常生长发育，使1型糖尿病患者获益。

(2)实证研究：膳食模式不科学是导致肥胖、糖尿病及高脂血症等代谢性疾病的主要原因，合理的膳食模式将成为治疗相关代谢疾病的新途径。美国营养学会强烈推荐素食膳食，认为素食膳食不仅可以减轻体重，而且还能降低缺血性心血管疾病、高血压病和糖尿病的发病风险。研究发现，与普通肉食组相比，素食组糖尿病发生风险较低。长期素食能够降低糖尿病发生风险、改善血糖控制及胰岛素抵抗、调节血脂代谢紊乱。素食者血糖和胰岛素浓度及胰岛素抵抗指数均低于传统西方饮食习惯者，且素食能明显降低糖尿病患者糖化血红蛋白、空腹血糖、低密度脂蛋白胆固醇水平及体质指数。

(3)疗养方法：①谷类及豆类，糖尿病患者应尽量选择杂粮、粗粮等血糖生成指数低的谷类，如燕麦、高粱米、黑米、苡仁、绿豆、红豆等，富含植物纤维的粗杂粮和豆类食品食用后吸收慢，血糖升高缓慢，不会引起血糖水平波动过大。②蔬菜类，糖尿病患者宜选择含糖量较低的蔬菜，如白菜、苦瓜、山药、各种食用菌、玉米须、黄瓜、冬瓜、南瓜、番茄等。③水果类，糖尿病患者宜选用低糖分的水果，如西瓜、乳瓜、甜瓜、圣女果、草莓、柚子、李子、杏等。

13. 音乐疗法　体育锻炼后，组织糖尿病患者在院内休息过程中听背景音乐，取靠背坐位，轻闭双眼，身体放松，时间 30 分钟，音乐结束后，继续休息 5～10 分钟，再睁开双眼，完成一次治疗。音乐处方：《二泉映月》《军港之夜》《春江花月夜》《假日的海滩》《花好月圆》。每天 1 次，15 次为 1 个疗程，共 2 个疗程。

14. 康复景观

(1)实证研究：杨一兵等(2021)研究发现，绿地利用时间越长，调查对象生活方式总体水平越高，高血压、糖尿病患者可通过适度增加对周围绿地的利用频率和强度来改善睡眠。同时，本研究初步分析了绿地利用与蔬菜、水果和油盐糖摄入之间存在相关关系，绿地利用时间越长，油盐糖摄入变少和蔬菜、水果摄入充足的比例越高。陆建城等(2022)研究了健康促进下莫斯维尔社区花园支持性环境营造。其中的功能环境中是以功能与居民健康诉求为导向定制，莫斯维尔社区花园功能环境营造始终以居民健康诉求为核心。初期，管理者对社区居民基础信息进行全面普查并定期更新，具体包括人口规模和每个居民的姓名、年龄、工作地点、身体状况及联系电话等，了解其现实诉求，真正将功能服务落实到“每个家庭和每个居民”。经对管理者进行访谈后得知，2010 年后，功能环境营造重点为老年人糖尿病导向性服务、青年人抑郁症导向性服务和学生健康主题活动。莫斯维尔社区 50 岁以上糖尿病患者比例高达 21%(来源：管理者访谈)。由此，社区花园提高了管理的“导向性”，调整蔬菜种植类型，在花园的西南角划定一片空地种植低糖蔬菜，如黄瓜、空心菜和冬瓜等，并搭建温室保证全年供应。同时，定期邀请医师或营养师举行糖尿病专病讲座，并传授食物烹饪的方法与技巧，如 2019 年开展关于糖尿病的主题活动高达 5 次。此外，花园内增设了有利于糖尿病治疗的咖啡供应场所和缓慢型运动基地。根据某居民访谈，其每周 3 次参与花园活动，且食用蔬菜都在社区花园购买。糖尿病专病服务丰富了糖尿病防治知识，也为日常专病交流及治疗提供了有效路径，进而促进身心健康。

(2)景观设计

①缓慢型运动基地建设：糖尿病患者运动疗法适配的运动场地类型，包括排球场、篮球场、足球场、乒乓球场、网球场、门球场、羽毛球场等，以及划船游船码头、自行车骑行道、练功广场等体育功能场地。其中运动场地跑道应设计有运动量计量标识的指示牌或地标，对慢走或慢跑步道的距离进行定量标识。

②户外运动场地配套基础设施

• 公共厕所、户外饮水设施及户外餐桌：在糖尿病疗养园中，应配备距离主要运动场所较近且数量充足的公共厕所、户外饮水设施及户外餐桌，满足患者在室外绿地空间活动时“多尿”“多饮”“多食”的需求。

• 疾病知识宣教展板：糖尿病疗养园中，应在亭、廊、宣传栏上，布置糖尿病相关的科普宣传板，内容应包含如下几个方面：使患者及家属了解糖尿病的基本知识和慢性并发症的危害，使其知道糖尿病是慢性疾病，需要终身治疗，让其以积极心态配合康复治疗的实施。同时，要宣传饮食控制和运动治疗的目的及重要性，使患者达到理想的体重，以延缓和减轻糖尿病慢性并发症的发生或发展。

• 储物柜：糖尿病患者运动场地附近，应配备储物柜等小品设施，用于存放糖果、水杯、口服用药、胰岛素注射器等患者需随身携带的物品。储物设施内部应避免阳光直射，影响药效。

• 户外私密注射空间：糖尿病患者为了控制血糖，需定时注射胰岛素，通常在私密空间进行腹部皮下注射。因此设计者需在户外绿地活动场所设置相对私密的个人尺度微空间，可用绿篱灌木、景墙等遮挡外部访客的视线。

③糖尿病患者户外康复场所

• 设置可供糖尿病患者开展作业训练及文娱活动的场所，如晨练庭院或露台、户外棋牌桌等。

• 有利于糖尿病治疗的饮品供应场所。

• 社区花园：低糖蔬菜种植园，包含户外种植区及温室，社区定期组织糖尿病居民参与花园活动，提倡糖尿病居民在社区花园购买食用蔬菜。建议种植的植物有生菜、菠菜、西红柿、辣椒、洋葱、芹菜、萝卜、苦瓜、黄瓜、冬瓜、南瓜、香菇、菜花、竹笋等热能较低，维生素、纤维素含量高的蔬菜。

• 糖尿病中医用药药草种植园：建议种植的中药材种类有大黄、黄连、黄芪、黄精、黄柏、百部、山药、当归、赤芍、白芍、白术、苍术、茯苓、泽泻、麦冬、鹿茸、杜仲、知母、木香、川芎、葛根、桂枝、细辛、红花、桃仁、枯矾、马勃、党参、玄参、苦参、丹参、地黄、山茱萸、天花粉、牡丹皮、地骨、菟丝子、桑寄生、益母草、枸杞子、五味子、马齿苋、毛冬青、忍冬藤等。

• 为实施气候治疗需建立专门的设施和条件：如空气浴场、日光浴场、海滨浴场、凉亭、露台、医疗体操和集体运动练习场、医疗步行路线场地、花园、公园等。空气浴场的选点及设施需科学设计。日光浴场地：日光浴可在阳台、庭院、游泳池、海滨及野外进行，最好在室外开阔处。集体治疗时所需面积不少于每人4.5m^2。海水浴场应备有救生设备和各种急救药品，工作人员应熟练掌握溺水急救技术，因海水引起的过敏性休克者应紧急救治。

15. *芳香疗法* 肉桂降低血糖水平、肉桂提取物增强胰岛素敏感性及肉桂提取物降低胆固醇和三酰甘油，维持平稳的血糖。欧洲赤松精油是滋养肾脏的“元阳之气”，利尿排毒，降低血液中的尿酸，经常被用来改善痛风。与此同时，它激励脑下垂体腺体分泌胰岛素，是糖尿病的辅药，有助于1型糖尿病的改善。髯花杜鹃可以抑制食欲，促进新陈代谢和脂肪燃烧。

(1)欧洲赤松5滴＋髯花杜鹃3滴＋榄香脂3滴＋肉桂皮5滴＋甜罗勒2滴＋橄榄油10ml＋荷荷巴油20ml，每日涂抹于脊椎两侧，可促进循环与调整内分泌。

(2)快乐鼠尾草5滴十柠檬马鞭草3滴＋姜3滴＋樟树3滴＋安息香5滴＋芝麻油30ml，每日涂抹手、足、肩、背，可以促进循环，调整内分泌，提升睡眠质量。

(王 亮 颜 倩 张 璐 陈叶姿 魏 滕 黄靖雅)

参考文献

[1] Li Y,Teng D,Shi X,et al. Prevalence of diabetes recorded in mainland China using 2018 diagnostic criteria from the American Diabetes Association:national cross sectional study [J]. BMJ,2020,369:m997.

[2] Wang L,Gao P,Zhang M,et al. Prevalence and ethnic pattern of diabetes and prediabetes in China in 2013 [J]. JAMA,2017,317(24):2515-2523.

[3] 阚芳芳,方福生,孙般诺,等.不同发病年龄老年 2 型糖尿病的临床特点 [J]. 中华保健医学杂志,2015,17(5):360-363.

[4] LeRoith D,Biessels GJ,Braithwaite SS,et al. Treatment of diabetes in older adults:an Endocrine Society clinical practice guideline[J]. J Clin Endocrinol Metab,2019,104(5):1520-1574.

[5] 单守勤,于善良.疗养康复指南[M].北京:人民卫生出版社,2020.

[6] 尹秉安,勾幼卿.实用疗养康复指南[M].哈尔滨:黑龙江科学技术出版社,1991.

[7] 伊宁,王晶,周波,马冬梅.糖尿病康复治疗中实施以景观疗养为主的综合干预效果分析[J].中国疗养医学,2020,29(5):520-521.

[8] 马娜,常雁.景观疗养中负离子对老年慢性病的临床价值[J].中国疗养医学,2017,26(4):372-374.

[9] 马阳,张琛,周超.采用以景观疗养为主的综合护理干预对提高糖尿病患者睡眠质量的影响[J].临床医药文献电子杂志,2017,4(6):1093.

[10] 鲁雪花.精细化护理在糖尿病足患者的康复治疗中效果探讨[J].双足与保健,2018,27(24):53-54.

[11] 袁金丽.景观辅助治疗糖尿病 30 例[J].中国疗养医学,2007(10):585-586.

[12] 程伟,孙贵诚,张颖子.疗养对高血压合并糖尿病患者的影响[J].中国疗养医学,2012(11):967-968.

[13] 朱红宇,王珩.青岛海滨疗养因子对Ⅱ型糖尿病患者血浆同型半胱氨酸水平的影响[J].中国疗养医学,2007(03):133-134.

[14] 张晶晶,周艳芬.自然疗养因子结合景观治疗模式对于糖尿病疗养员的血糖干预的临床疗效[J].按摩与康复医学,2018,9(8):16-17.

[15] 赵冬林.综合疗养因子对糖尿病前期的血糖干预[J].中国疗养医学,2013,22(8):678-680.

[16] 贾文斌,贾文敏.海滨疗养因子结合运动对糖尿病疗养员血清 MMP-9 和 TIMP-1 的影响[J].实用医药杂志,2013,30(2):106-108.

[17] 王秋妹,黄篱.糖尿病肾病血液透析疗养员家庭护理干预的效果研究[J].中国现代医生,2013,51(22):96-98.

[18] 张云梅,王曙晖,邓扬,等.疗养因子结合景观治疗对疗养员的血糖干预[J].中国疗养医学,2019,28(2):141-142.

[19] 朱红宇.青岛海滨疗养因子结合运动疗法对老年糖尿病患者心率变异性的影响[J].中国疗养医学,2010,19(07):577-578.

[20] 刘艳波,王焕琦,安丽萍,等.长白山和平全季地形公园“美人松”林区康养对 2 型糖尿病患者血清细胞因子的影响[J].三明学院学报,2021,38(06):1-6.

[21] 裴金雪,张微,周爽,等.景观疗养为主的综合护理干预对提高糖尿病患者睡眠质量的影响[J].中国疗养医学,2017,26(9):922-923.

[22] 方丽,胡德永,周斌,等.兴城海滨综合疗法对 2 型糖尿病患者血尿酸的影响[J].中国疗养医学,2010,19(03):195-196.

[23] 侯方高.青岛地区自然疗养因子对神经衰弱的疗效观察[J].海军医学杂志,2003,24(3):285-286.

[24] 张福金,邓亚安,韩峪,等.海滨综合疗养治疗老年糖尿病[J].中国康复,2005,20(4):215-217.

[25] 高风,贲学芳,杜春艳,等. 综合疗养因子对亚健康状态的干预作用[J]. 中国疗养医学,2005,14(6):410-411.

[26] 刘西花,李晓旭,刘姣姣. 心肺康复[M]. 济南:山东科学技术出版社,2019.

[27] 孟凡伟,张友娟,吴荔青. 糖尿病疗养员健康指导及康复护理[J]. 中国疗养医学,2003(5).

[28] 杨一兵,王静雷,马吉祥,等. 周围绿地利用与高血压和糖尿病患者生活方式状况的关联分析[J]. 中国慢性病预防与控制,2021,29(4):242-247.

[29] 闫睿杰,张竞雯,张娟,等. 深圳市高血压患者身体活动与绿地特征的关系[J]. 中国慢性病预防与控制,2021,29(4):248-253.

[30] 温佑君. 芳疗养生[M]. 北京:中国友谊出版公司,2009.

[31] 温佑君. 芳疗实证全书[M]. 北京:中国轻工业出版社,2020.

[32] 李晓东,李娟,杨丽霞,等. 中药植物多糖降血糖作用的研究进展[J]. 甘肃中医,2010,23(11):77-80.

[33] 赵荣华,易元琼,李永强,等. 518 个糖尿病处方统计分析[J]. 云南中医学院学报,1997(2):21-24.

[34] TAN W,LU J,LI Y,et al. Anti-cancer natural productsisolated from Chinese medicinal herbs[J]. Chin Med,2011.

[35] CHOI BY,JOO JC,PARK YJ. Anti-cancer effect of Scu-tellaria baicalensis in combination with cisplatin in humanovarian cancer cell[J]. BMC Complement Altern Med,2017.

[36] 范冠杰,赵玲,唐咸玉,等. 糖尿病足中医诊疗标准[J]. 世界中西医结合杂志,2011,6(7):618-625.

[37] 赵倩,彭慧芳,尚丽景,等. 1 型糖尿病膳食治疗的研究进展[J]. 医学综述,2021,27(22):4519-4524.

[38] Papier K,Appleby PN,Fensom GK,et al. Vegetarian diets andrisk of hospitalisation or death with diabetes in British adults:Results from the EPIC-Oxford study[J]. Nutr Diabetes,2019,9(1):7.

[39] Valachovicová M,Krajcovicová-Kudlácková M,Blazícek P,et al. No evidence of insulin resistance in normal weight vegetarians. A case control study[J]. Eur J Nutr,2006,45(1):52-54.

[40] Viguiliouk E,Kendall CW,Kahleová H,et al. Effect of vegetarian dietary patterns on cardiometabolic risk factors in diabetes:A sys-tematic review and meta-analysis of randomized controlled trials[J]. Clin Nutr,2019,38(3):1133-1145.

[41] Theyab AA,Almutairi T,Al-Suwaidi AM,et al. Epigenetic Effects of Gut Metabolites:Exploring the Path of Dietary Prevention of Type 1 Diabetes[J]. Front Nutr,2020,7:563605.

[42] 翁建平. 我国 1 型糖尿病的流行病学研究与疾病负担[J]. 中国科学(生命科学),2018,48(8):834-839.

[43] Seckold R,Fisher E,de Bock M,et al. The ups and downs oflow-carbohydrate diets in the management of type 1 diabetes:A review of clinical outcomes[J]. Diabet Med,2019,36(3):326-334.

[44] 张征,邹大进. 糖尿病治疗历史[J]. 临床药物治疗杂志,2015,13(2):19-23.

[45] 张宇,曾钊宇,骆恒芳,等. 素食膳食对人体生化指标的影响[J]. 齐齐哈尔医学院学报,2017,38(24):2913-2915.

[46] 林小辰,刘芳超,刘思敏. 我们如何才能终结心血管代谢疾病的流行?[J]. 中华内分泌代谢杂志,2017,33(06):453-459.

[47] Craig WJ,Mangels AR,American Dietetic Association. Position of the American Dietetic Association:vegetarian diets[J]. J Am DietAssoc,2009,109(7):1266-1282.

第二节　骨质疏松症

骨质疏松症(OP)是一种以骨量减低、骨组织微结构损坏,导致骨脆性增加、易发生骨折为特征的全身性骨病,多见于绝经后女性和老年男性,受遗传因素、环境因素等影响。骨质疏松症分为原发性骨质疏松症和继发性骨质疏松症两大类。其中，原发性骨质疏松症包括绝经后骨质疏松症（Ⅰ型）、老年骨质疏松症（Ⅱ型）和特发性骨质疏松症（包括青少年型）。继发性骨质疏松症指由任何影响骨代谢疾病和（或）药物及其他明确病因导致的骨质疏松。

随着人口寿命的不断延长及老年人口的不断增加，我国已经成为骨质疏松症患者最多的国家。目前我国居民对骨质疏松症的认知普遍不足，导致大量的患者未能得到正确的诊断及治疗，严重影响老年人群的生活质量和预期寿命。据 2018 年 10 月国家卫健委发布的中国骨质疏松症流行病学调查结果显示，我国 40－49 岁人群骨质疏松症患病率为 3.2％，其中男性为 2.2％，女性为 4.3％。骨质疏松症已经成为我国中老年人群的重要健康问题，65 岁以上人群的发生率最高，约 50％女性和 20％男性在 50 岁后会遭遇初次骨质疏松性骨折，且初次骨质疏松性骨折患者有 50％将会发生再次骨质疏松性骨折。

一、病因

骨质疏松症的发病因素是多方面共同作用的结果。临床上可将骨质疏松症的病因分为不可控因素与可控因素，其中可控因素包括不健康生活方式，如饮食中钙元素的摄取不足、营养不良、高钠饮食、缺乏能够促使皮肤合成维生素 D 的日照、运动或体力活动较少、吸烟、过量饮酒、饮过多含咖啡因的饮料和低体重等；不可控因素主要包括种族、年龄、性别、女性绝经时间、骨质疏松家族史和脆性骨折家族史等。

不健康生活方式和增龄造成的器官功能减退是骨质疏松症高发的主要原因。不健康生活方式、静坐生活方式、日照过少、吸烟、饮酒、药物使用等因素不仅影响基础骨量积累水平，也导致中老年后的骨量流失，增加骨质疏松症发生风险。除可控因素外，多种细胞因子也影响骨代谢，降低成骨活性。钙和维生素 D 摄入不足，皮肤中维生素 D 原向维生素 D 转化不足，肾功能减退，维生素 D 羟化不足；骨髓间充质干细胞成骨分化能力下降；肌肉衰退，对骨骼应力刺激减少，对骨代谢调节障碍。这些因素均可影响骨的代谢，使得成骨不足，破骨有余，骨丢失，骨结构损害，形成骨质疏松。此外，老年人往往是多种器官的疾病共存，这些基础疾病，以及相关的治疗药物，都可能引起继发性骨质疏松症。

二、风险评估

1. 骨质疏松风险一分钟测试题　通过对 19 项骨质疏松危险因素的询问，筛选出风险人群。该测试题简单快速，易于操作，但仅能初步筛查疾病风险，不能用于 OP 的诊断。问卷问题只要其中有一项回答结果为“是”即为阳性，提示存在 OP 的风险，建议进行骨密度检查或 FRAX 骨折风险评估。

2. OSTA　评估了多项骨质疏松危险因素，最后筛选出两项简易指标即年龄和体重。OSTA 是初步筛查绝经后妇女 OP 方便而有效的工具，但特异性不高。计算方法为 OSTA 指数＝［体重（kg）－年龄（岁）］×0.2（结果判定：指数＞－1 为低风险，－4～－1 为中风险，＜－4 为高风险）。

3. 机体功能状态评估

（1）肌少症评估：肌少症与 OP 常常互为影响与并存。肌少症的发病过程可分为以下 3 个阶段：A. 肌少症前期，易发生骨质疏松症或骨折。B. 肌少症期，容易跌倒。C. 严重肌少症期，主要表现为行走、起坐、提物等日常动作完成困难，虚弱无力，严重时出现平衡功能障碍，易跌倒，甚至失能、死亡。肌少症评估的主要指标有肌量减少、肌强度下降、日常活动功能失调等。有氧运动联合抗阻运动可以有效地预防及缓解肌少症。

(2)衰弱综合征评估：衰弱是一组由于机体退行性改变和多种慢性疾病引起的机体易损性增加的综合征，其临床表现包括无意识的体重减轻、肌肉减少、疲惫及行走缓慢等。衰弱评估工具众多，其中骨质疏松性骨折研究指数与骨质疏松症及脆性骨折相关且简单有效，骨质疏松性骨折研究指数内容包括体重减轻>5%、无法5次不依靠手臂从椅子上站起和做每件事都非常费力三项。满足3项标准中的任意2项及2项以上为衰弱，符合1项为衰弱前期。衰弱是老年人失能的前兆，其骨折的发生率明显增高。临床上可以从衰弱的早期筛查和针对性干预中获益。

(3)健康状态综合评估：骨质疏松症多发生在老年人，常合并多种慢性疾病。OP患者常见的共患疾病包括糖尿病、高血压、心血管系统疾病、消化系统疾病、呼吸系统疾病、慢性骨关节疾病、肿瘤、睡眠障碍、衰弱综合征等。对OP患者健康状态的综合评估是制定个体化精准诊疗策略和长期健康管理的基础。健康综合评估的核心内容包括老年人的功能状态、认知和情绪状态、社会支持和经济状况、营养状态、疾病和用药情况以及衰弱综合征的评估等。

三、诊断

老年骨质疏松症的诊断基于全面的病史采集、体格检查、骨密度测定、影像学检查及必要的生化测定。临床上诊断老年骨质疏松症应包括确定是否为骨质疏松症和排除继发性骨质疏松症两个方面。

骨密度是指单位体积(体积密度)或者单位面积(面积密度)所含的骨量。骨密度及骨测量方法较多，不同方法在骨质疏松症的诊断、疗效监测以及骨折危险性评估中的作用有所不同。目前临床和科研常用的骨密度测量方法有双能X线吸收检测法(dual energy X-ray absorptiometry，DXA；表8-1)、定量计算机断层照相术和定量超声等。目前多国指南公认的骨质疏松症诊断标准是基于DXA测量的结果，其主要测量部位为中轴骨。

表8-1 基于DXA骨密度T值骨质疏松症诊断标准

分类	T值[a]
正常	T值≥−1.0
骨量减少	−2.5< T值<−1.0
骨质疏松	T值≤−2.5
严重骨质疏松	T值≤−2.5合并脆性骨折

注：[a]T值是参考认可的中国人群参考数据库。

四、治疗

药物治疗对于改善骨量和减少骨折风险是必要的。治疗骨质疏松症的药物可分为抗骨吸收药物和促骨形成药物。抗骨吸收药物较促骨形成药物应用更广泛。

1. 基础用药

(1)钙剂：骨健康基本补充剂，是治疗与预防骨质疏松症的基础药物，可降低骨质疏松性骨折风险。充足的钙摄入对获得理想骨峰值，减缓骨丢失，改善骨矿化和维护骨骼健康有益。尽可能通过饮食摄入充足的钙，饮食中钙摄入不足时，可给予钙剂补充。钙剂每日推荐摄入量为1000～1200 mg。碳酸钙的含钙量为40%，易溶于胃酸，便于患者吸收，但易引起上腹不适、嗳气和便秘等不良反应，且对于高钙血症、尿钙升高者禁用或慎用钙剂；枸橼酸钙的含钙量为21%，水溶性较好，对胃肠道的不良反应较小，且有可能减少肾结石的发生，可用于胃酸缺乏和有肾石风险者。

(2)维生素 D：主要包括普通维生素 D 和活性维生素 D，其中普通维生素 D 包括维生素 D_2 和维生素 D_3，须经肝、肾代谢活化成 1,25-$(OH)_2D_3$ 才具有生物学活性，因此优先选用维生素 D_3 制剂防治维生素 D 的缺乏；活性维生素 D 如 α-骨化醇、骨化三醇等，可抑制骨吸收、促进骨形成和矿化、减少椎体或非椎体骨折风险，并有免疫调节作用，可用于 OP 的治疗。不能通过日晒获得充足维生素 D 者可使用维生素 D 制剂进行补充，使血清 25(OH)维生素 D 水平达30～50 ng/ml。目前国内外指南中推荐，充足维生素 D 的摄入对于防治骨质疏松症至关重要。考虑 60 岁及以上老年人因缺乏日照以及摄入和吸收障碍常有维生素 D 缺乏的特点，结合 2013 年版中国居民膳食营养素参考摄入量建议及国内外指南推荐意见，老年人群及老年骨质疏松症患者建议维生素 D_3 每日摄入量为 800～1200 U。

普通维生素 D 可和活性维生素 D 联用于 OP 的防治，但不推荐使用活性维生素 D 纠正普通维生素 D 缺乏。对肝肾疾病导致维生素 D 羟化受阻的老年 OP 者，应在补充普通维生素 D 的基础上加用活性维生素 D。

2. 骨吸收抑制药

(1)双膦酸盐类(BPs)：代表药物有阿仑膦酸、唑来膦酸等，BPs 可有效降低骨质疏松性骨折风险，提高骨密度，对于可以口服且依从性较好的患者，给予阿仑膦酸钠可以有效改善腰椎、股骨颈和全髋骨密度，并降低椎体骨折发生风险，而对于不能口服或依从性差的患者，可以选择唑仑膦酸，其可显著降低绝经后骨质疏松患者骨折风险，并增加骨密度，是预防椎体骨折最有效的双膦酸盐类药物。

但长时间使用双膦酸盐类药物会增加非典型性股骨骨折风险，所以口服双膦酸盐 5 年，或者唑来膦酸钠用药 3 年后，要对患者病情进行评估，也不建议长期使用。此外，患有严重口腔疾病或需接受牙科手术者，不建议使用；肌酐清除率＜35 ml/min、骨软化者禁用。

(2)选择性雌激素受体调节药(SERMs)：代表药物有雷洛昔芬等。雷洛昔芬是一种选择性雌激素受体调节药类，可与雌激素受体结合后，在不同靶组织导致受体空间构象发生不同改变，从而在不同组织发挥类似或拮抗雌激素的不同生物效应。在骨骼与雌激素受体结合，发挥类雌激素的作用，抑制骨吸收，增加骨密度，降低椎体骨折发生风险。该药物易发生潮热出汗、腿部痉挛，严重者可出现静脉血栓栓塞、深静脉血栓形成、肺栓塞、脑血管意外，因此禁用于静脉血栓栓塞性疾病者、有静脉栓塞病史及有血栓倾向者、严重肾功能减退者、肝功能减退包括胆汁瘀积者、难以解释的子宫出血者及有子宫内膜癌症状和体征者等。

(3)RANKL 抑制药：代表药物有地舒单抗等。地舒单抗是 2010 年 FDA 批准的第一种旨在靶向骨重建基本生物学途径的药物，属于广谱、强效抗 OP 药物，是一种人源 IgG_2 单克隆抗体，可与 RANKL 结合，阻止 RANKL 激活其破骨细胞表面的受体。在临床试验中，与接受双膦酸盐治疗患者对比，接受地舒单抗治疗的患者中观察到更高的骨矿物质密度增加。该药物可引起低钙血症、肢体骨骼或者肌肉疼痛、严重感染、皮疹、下颌骨坏死或非典型性股骨骨折等，禁用于低钙血症患者。

(4)降钙素类药物:代表药物有鳗鱼降钙素、鲑鱼降钙素等。降钙素是一种钙调节激素,能抑制破骨细胞的生物活性,减少破骨细胞数量,并增加骨量,可降低椎体骨折风险,能明显缓解骨质疏松性骨痛。该药物可引起面部潮红、恶心呕吐、头晕等,使用时间一般不超过3个月。

(5)维生素K_2类药物:代表药物有四烯甲萘醌等。常用于骨折风险较低或肾功能不全的老年OP患者。四烯甲萘醌是γ-羧化酶的辅酶,在γ-羧基谷氨酸的形成过程中起着重要作用。γ-羧基谷氨酸是骨钙素发挥正常生理功能所必需的,具有提高骨量的作用。但是该药物可引起胃部不适、腹痛、转氨酶轻度升高、水肿、皮肤瘙痒等,禁用于服用华法林患者。

3. 促骨形成药物

(1)甲状旁腺激素类似物(PTHa):代表药物有特立帕肽等。PTHa是重组人甲状旁腺素氨基端1-34活性片段,可刺激成骨细胞活性,促进骨形成,增加骨密度,改善骨质量,降低椎体和非椎体骨折的发生风险。使用方法为间断小剂量PTHa(每次20 μg,皮下注射,每日1次)。

网状荟萃分析不同抗骨质疏松症药物治疗绝经后骨质疏松症的有效性及安全性,发现在降低椎体骨折风险方面,PTHa和唑来膦酸在降低骨质疏松症椎体骨折方面更有效;在降低非椎体及髋部骨折风险方面,对于非椎体骨折首选PTHa、氯膦酸二钠及依替膦酸钠;对于髋部骨折首选地舒单抗、唑来膦酸及阿仑膦酸钠;对于腕部骨折首选PTHa、雷洛昔芬+黄体酮及氯膦酸二钠;对于不良反应发生率方面首选雷洛昔芬、阿仑膦酸钠及地舒单抗。

针对男性骨质疏松症患者,研究发现唑来膦酸可能是增加腰椎骨密度的首选用药,PTHa(20μg/d)骨折率发生率最低。

(2)骨硬化蛋白抑制药罗莫索珠单抗:是一种骨硬化蛋白的单克隆抗体,于2019年4月获得FDA批准。

4. 联合用药及序贯治疗　考虑到抗骨吸收及促骨形成药物不同的作用机制,抗骨吸收药物和促骨形成药物的联合使用被认为是预防和治疗骨质疏松症的更有效方法。

根据目前的临床数据,协同作用并不明显,仅限于某些组合。如前所述,应避免长期使用单一的骨质疏松症药物,因为它与几个问题有关,如严重不良反应和抗骨质疏松症的效力减弱。因此,为了避免中断效应,首先要考虑的是序贯治疗。此外,序贯治疗的疗效可能与促骨形成和抑制骨吸收的用药顺序相关,由促骨形成药物转换成抑制骨吸收药物,似乎能够更有效地升高腰椎及全髋骨密度。

五、三级防治体系

1. 防治的总体原则和目标

(1)总体原则:预防为先,防治结合;分期诊断,分层治疗;综合管理,改善预后。

(2)目标:预防或延缓骨质疏松症的疾病进程,减少骨折及其相关的伤残和早亡。

2. 建立三级防控体系的意义　OP的预防贯穿生命整个周期,包括成长期改善骨骼生长发育,促进成年期达到理想的峰值骨量;成年期维持骨量和骨质量;中老年预防增龄性骨丢失,避免跌倒和骨折。因此,建立全生命周期的综合防控体系非常重要。

(1)一级预防:适用于骨折低风险及中风险人群,目标在于预防性干预,减少或延缓老年人群随增龄出现的骨量丢失进程,降低罹患骨质疏松症的风险。在全社会进行骨健康知识宣教,通过普及健康合理的生活方式知识(如合理膳食、日晒、有利于增强骨骼肌肉健康的运动、控制骨质疏松的危险因素等），减少或延缓风险人群骨丢失的进程，降低罹患骨质疏松症的风险。在人群中广泛开展 OP 风险一分钟测试题或 OSTA 评分或超声骨密度等简单易行的检查，可以提高民众对骨质疏松症的防范意识，也可以早期发现风险人群。

（2）二级预防：适用于骨折高风险人群，目的在于有效治疗，延缓骨质疏松症进程，预防骨折。二级预防是在一级预防干预措施的基础上，规律使用抗骨质疏松药物，开展康复治疗。对风险人群进行骨密度的检查，或临床危险因素的综合判断，可以及时发现并诊断骨质疏松症患者。根据未来骨折发生的风险或临床分期进行强度不同的分层干预和治疗；同时评估患者的跌倒风险，制定并实施预防跌倒的措施，以提高治疗效能，降低骨折的发生。

（3）三级预防：适用于骨折极高风险人群，目标在于降低骨折及再次骨折的发生，降低骨折导致的伤残和死亡。三级预防是落实二级预防的措施，制定有效的防跌倒预案。规律使用强效抗骨质疏松药物。已经发生骨折的患者，应采取及时有效的综合治疗措施，多学科联合共管。经过综合评估有手术指征的尽早开展手术，对非手术治疗的患者采用包括强效抗骨质疏松药物在内的各项治疗措施，提高患者的生命质量，降低致残率和死亡率，改善预后。

六、园林康养方案

确定诊断为骨质疏松症的患者可行疗养康复治疗，无论其是否伴发骨折等情况。伴有明确消耗性疾病或异质性疾病的患者以及身体状态差，不能耐受疗养康复治疗的患者不宜进行园林疗养康复治疗。

重症骨质疏松症可有自发性骨折发生，故治疗过程中避免刺激性过强的治疗手段。

1. *气候疗法*

（1）疗法概述：骨质疏松症患者宜选择空气浴疗法、山地气候疗法、海滨气候疗法。骨质疏松的本质是人体对钙盐的吸收和利用障碍。D 族维生素有利于钙盐的吸收和利用。充足的紫外线是促进人体自身产生维生素 D 的有效因子。因此，日照充足的气候和场所对于骨质疏松症疗养康复更为有利。同时该场所应具备开展相关疗养康复的医技人员配置和设备、设施条件，应环境优美、气候宜人。

（2）疗养方法：在经过选择的良好自然环境和设计的路线定量步行；在室外空气浴场，做一定时间的停留，阅读或做游戏。根据适应证及不同的目的，可采取全身性的或部分暴露身体的空气浴；也可采取静态的或与医疗体操相结合的方式。治疗方法包括日常生活式和定点定时活动式，即在选定的气候条件下居住生活一段时间，一般一个月左右为宜。在此期间，医务人员要给予指导，注意避免不利气候变化的影响，在气候良好时，鼓励疗养员进行户外活动和体育锻炼等；在选定的气候地域内，选择最佳时间，每日组织疗养员开展各种健身活动，如散步、体操、舞蹈、爬山、游泳、游戏等，以充分发挥良好气候的医疗保健作用（图 8-1）。

2. *海滨疗法*

（1）疗法概述：如气候适宜可行日光浴及海水浴。通过空气浴，可促进机体新陈代谢过程，改善机体的调节功能，增强机体的适应能力和免疫能力，空气中的负离子可作用于机体的神经体液，通过大脑皮质的功能对皮质下中枢产生影响，起到镇静催眠等作用以改善围绝经期因自主神经功能不稳定引起的心悸、头痛乏力、失眠等症状。适量的日光辐射对自主神经有趋向正常化的调节作用，日光通过神经体液途径影响下丘脑-垂体-性腺的内分泌功能，促进生物节律

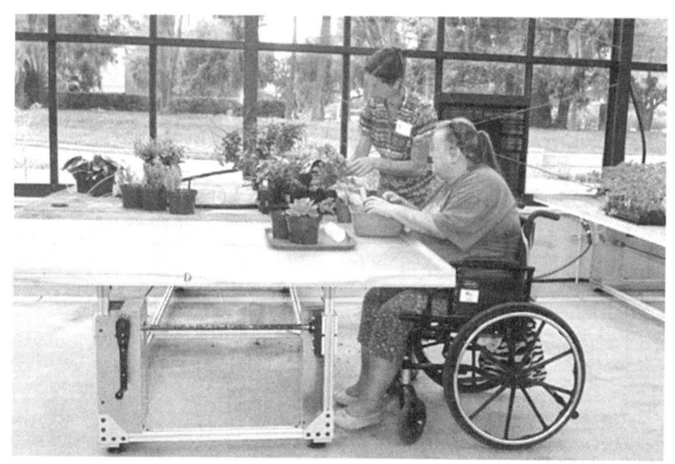

图 8-1　适宜轮椅使用的可移动式升降园艺桌

正常化，且皮肤中的维生素 D_3 原经紫外线辐射后转化成维生素 D_3 进入血液，改善钙磷代谢，促进肠钙吸收和钙离子在骨骼中积聚。

(2)实证研究：海滨景观疗法中可呼吸新鲜空气，在海滨景观的美色中放松身心，心旷神怡；由于海滨大气二氧化碳含量较低，同时空气污染物在海风作用下在海水中沉降，可起到净化空气的作用；并且，在海滨景观疗法中人体大脑皮质会形成一定的兴奋性，利于改善神经功能，亦能发挥促进新陈代谢的作用。长期坚持游泳运动可使绝经后妇女雌激素代谢清除率降低，增加骨密度，延缓绝经后骨质疏松症的发展。海水浴时全身骨骼的收缩及海水的压力产生对骨的机械应力，该应力会通过压电刺激使成骨细胞流行性增加，从而使成骨细胞增多。游泳前后的沙滩活动是极好的日光浴，可使体内维生素 D 增加，改善胃肠功能及钙磷代谢，游泳后食欲增加，营养和钙摄入也增加，促进骨钙化，使骨矿含量增加。

(3)疗养方法：骨质疏松症患者需在海水温度 20℃以上，风速在 4m/s 以下，当日气温高于水温 2℃以上条件下进行海水浴疗法。体健者可行泳浴，体弱者可于海水中坐浴。在疗养期间安排疗养员于早餐后 1～1.5 小时或午饭后 2～3 小时沿海滨行空气浴，每日 1～2 次，每次 20 分钟。

3. 运动疗法

(1)疗法概述：运动疗法可增加骨骼的应力，使骨骼处于受力状态，减少骨钙的丢失，达到治疗和预防的目的。运动还可以使支撑身体的肌肉更加强健，减少摔倒或骨折的风险。根据骨质疏松症的严重程度，将复健人群划分为三个等级，分别进行骨质疏松症运动疗法：①三级运动处方，对于骨质疏松症不太严重，能坚持正常工作、生活的人，可选择活动量较大的运动方式，如长跑、力量训练、游泳、登山、跳舞、打球等。②二级运动处方，对于骨质疏松症比较严重，不能坚持日常工作的人，可以选择活动量较小，以身体上下运动为主的运动项目，如原地踏步、散步、慢跑等，还可做四肢及腰部肌群伸展运动、复合运动(对角线或对角螺旋运动)等。这些活动的共同特点是沿身体纵轴线的方向给骨骼(主要是脊柱和双下肢长管状骨)施以压力和剪切力，促使骨骼中纵向骨小梁的形成，使骨骼的强度增加。③一级运动处方，对于严重骨质疏松症，日常生活不能自理，甚至不得不卧床的人，活动和运动仍然是必要的。可以让患者坐起来，帮助其适当活动肩、肘、腕、手指、髋部及膝等关节。还可以让其坐在一个摇椅上，自己或由家人摇动椅子，达到运动的目的。椅子在摇动时，虽然患者不是在主动运动，但是全身的肌肉和骨骼也随椅子的摇动而不断地调节，也是处于运动状态的。

(2)运动内容：保持太极训练可保障原发性包括绝经后骨质疏松症患者的骨小梁及皮质骨密度的维持，易筋经也可达到良好效果。新编五禽戏有益于骨质疏松症防治。

(3)疗养方法：适当的运动可增加肌力和骨量。对于骨质疏松的治疗有良好的促进作用，也能减少骨质疏松骨折的发生风险。运动治疗包括有氧运动、抗阻运动、冲击性运动、振动运动等。躯干屈曲、旋转动作要少做。适当地进行负荷运动是重要的，有条件的患者还应进行平衡功能训练。骨质疏松症患者如伴有骨折或运动障碍，可以用康复支具辅助治疗。对于脊柱和髋部骨折，在内固定或关节置换术基础上，应鼓励患者在医护人员的指导下尽早坐起和站起。关节部位骨折术后，宜循序渐进地进行关节功能的主动活动和被动运动，尤其是患肢主动活动。脊柱骨折经椎体成形术治疗的患者，腰背部肌肉力量训练和平衡训练有助于患者恢复。五禽戏、太极拳、八段锦等疗法对骨质疏松症有良好疗效。为了提高骨骼的健康，每周至少要做 4 天有氧运动，如步行或跳舞等。每次运动不低于 30 分钟，也可以在一天中分 2～3 次做，每次 10～15 分钟。每周至少做 2 次力量训练，运动之后要拉伸身体。

(4)注意事项：运动疗法应遵循个体化、循序渐进、长期坚持的原则。开始新的运动训练前应进行相关评估(图 8-2)。

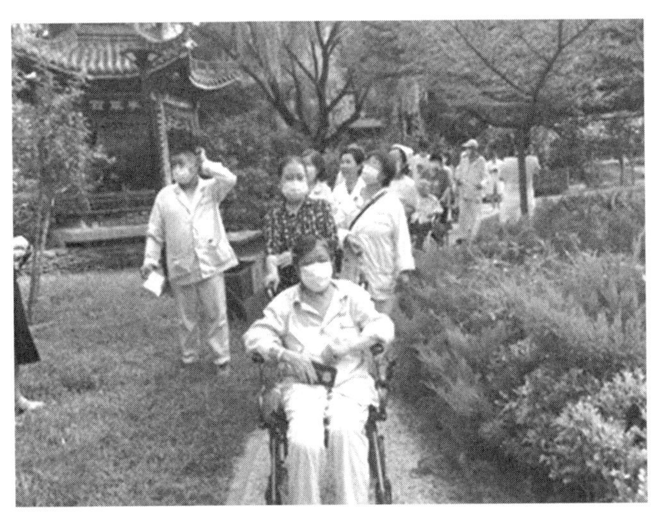

图 8-2　适宜轮椅使用者的无障碍步道

4. 日光浴疗法

(1)疗法概述：日光浴治疗骨质疏松症的机制为，皮肤内维生素 D_3 原经紫外线辐射后转化成维生素 D_3 进入血液，再活化从而调节肠对钙、磷吸收，改善钙磷代谢，促进钙离子在骨骼中积聚，维生素 D_3 具有预防骨质疏松症的作用。

(2)疗养方法：要多引导患者每天都能接受至少 0.5 小时的太阳照射，以便促进身体体质的提高，炎热的夏季，在进行日光浴的过程中，应确保老年患者佩戴遮阳帽和墨镜等，做好相关的防护准备。对于身体健康的骨质疏松症患者，可选用全身照射法。一般首次剂量为 1/8～

1/4 个生物剂量，每日 1 次，每次剂量按身体前后两面各半照射，间隔 1～2 天递增 25%～30%，至 2～3 个生物剂量。身体虚弱者可选用间歇性全身照射法。当照射 1 个生物剂量后，可再照射 1 个生物剂量，或可去遮阴处休息 5～10 分钟后，再回到阳光下照射，直至达到规定剂量。

5. *矿泉疗法*

(1)疗法概述：温泉浴能够帮助其松弛关节、肌肉，起到消除疲劳感的作用。特别是露天温泉的日光浴，因温泉中的钙质与适当的阳光光线的交互作用，对人体极有帮助。并且，温泉浴能够促进患者血液循环，利于加速胃部消化作用。

(2)实证研究：温泉中的硫黄能够起到软化角质，亦可起到软化肌肤的作用。露天温泉浴利用光线的照射作用，可以触发人体皮肤中的 7-脱氢胆固醇产生前维生素 D_3，进而利用皮肤温度最终转化为维生素 D_3；同时，由淋巴等转运作用而吸收入血，进一步利用肝肾中的羟化酶产生活性维生素 D，而此时的活性维生素 D 能够提高磷、钙吸收作用，进而利于提高骨量，减少骨缺失，最终起到预防老年骨质疏松症的效果。其次，温泉浴中可利用汗腺增加皮肤的通透性，亦可扩张血管，促进血液循环，利于改善患者睡眠，提高睡眠质量；同时，患者在浸泡温泉中会消耗体内部分热能，排出水分、皮下脂肪与盐分，并且倡导患者在浸泡温泉浴期间可适当听轻音乐，起到放松身心，缓解身心负担亦可治疗失眠的作用。

(3)疗养方法：骨与关节疾病主要采用矿泉浸浴法。骨质疏松症患者温泉浴主要采用露天温泉的形式，以浸泡 15 分钟、起身 5 分钟，再浸泡 15 分钟为原则，反复浸泡 3～4 次。

6. *热疗法*

(1)对症物理治疗(水疗法)：水温 36～38℃，每日 1～2 次，每次 15～20 分钟。上述治疗 12 次为 1 个疗程。疗程完成后，应行相应评估，并根据结果调整治疗方案。联合治疗方式与治疗剂量需依据患者病情与自身耐受程度选择。

(2)促进骨折、微骨折愈合的物理治疗。漩涡浴疗法：漩涡浴疗法，水温 38～40℃，每日 1 次，每次 15～20 分钟。上述治疗 12 次为 1 个疗程。疗程完成后，应行相应评估，并根据结果调整治疗方案。联合治疗方式与治疗剂量需依据患者病情与自身耐受程度选择。

7. *泥疗法*

(1)促进骨折、微骨折愈合的物理治疗：局部泥疗法，泥温 46～52℃，每次 20～30 分钟，每日 1 次。

(2)蜡疗法：包裹法，温度 48～56℃；浸法，52～56℃。均 20～30 分钟，每日 1 次。

上述治疗 12 次为 1 个疗程。疗程完成后，应行相应评估，并根据结果调整治疗方案。联合治疗方式与治疗剂量需依据患者病情与自身耐受程度选择。

8. *芳香疗法*　黑胡椒、香蜂草、百里香、古巴香脂等。丁香花苞含有丰富的酚类化合物、丁香酚和丁香酚衍生物，相关实验证实，对于初级和中级的骨质疏松症，具有保护及改善的效果。由于骨质疏松由多重因素导致，我们提出预防衰退的建议，您还要咨询您的医师。

冷杉、丝柏、檀香、德甘、罗甘、柠檬、甜茴香、安息香、天竺葵、肉豆蔻、罗勒、杜松等都是备选，有益于肌肉骨骼，而乳香、没药、柠檬香茅、永久花、姜精油则可以促进血液循环。

我们可以选择适合自己几种精油，记住不超过 5%。稀释后调配成按摩油，涂抹在容易出现骨质疏松的关节，如髋部、膝盖、手肘、手腕以及脚腕，脊椎两侧或关节退化疼痛的部位。另外也可以在沐浴前再多涂抹一些，加入不超过 8 滴复配油泡澡。

9. 草药疗法

(1)康照宁等(2022)对单味中药治疗骨质疏松症的机制展开研究,研究发现,杜仲能够对骨转化进行抑制、抑制骨吸收、提高骨密度、调节骨代谢功能;怀牛膝含有丰富的生物碱,能有效保护骨中的矿物质不流失,最终达到提升骨密度的效果。研究表明,蛇床子总香豆素可以对抗连续使用糖皮质激素和切除卵巢两种模型的动物骨质疏松,抑制骨高转换,促进雌激素和降钙素的合成,从而防治原发性骨质疏松症;补骨脂所含香豆素类物质和黄酮类化合物为抗骨质疏松的主要有效成分;骨碎补为水龙骨科多年生附生蕨类植物槲蕨的根茎,具有强筋骨、止痛、补肾、治疗跌打损伤等作用。彭斯伟等(2022)对单味中药治疗肾虚型骨质疏松症机制进行了综述,贺龙刚等(2017)发现淫羊藿次苷Ⅰ、淫羊藿次苷Ⅱ通过调控 AP－1/NFATc1 信号通路抑制破骨细胞的生成分化,增强骨保护,防治骨质疏松。川续断的干燥根有补肝肾、强筋骨、续折伤和止崩漏的功效,可用于增强骨骼和治愈骨折,用于治疗外伤性皮下血肿和肌肉骨骼的损伤;山茱萸总苷能够显著升高血清雌二醇和骨骼矿物质密度水平;菟丝子可抑制成骨细胞凋亡,具有骨保护的作用;将当归磨成细小颗粒后给药,能更好地治疗雌激素缺乏引起的骨质疏松。

(2)疗养方法:针对骨质疏松症患者具体情况,目前采用中药加电疗、中药热敷、中药熏洗、中药热奄包、通络仪治疗等,均达到祛风除湿、消肿止痛,温通经络,改善局部血液循环的作用。骨质疏松症中药治疗多根据“肾主骨、肝主筋”的理论,采用补肾健骨、健脾补肾或补益肝肾的方法,在增加骨量的同时,对机体的其他系统也具有调节作用。常用方剂有左归丸或滋阴大补丸,十全大补汤或归脾汤加减,右归丸、参苓白术散。

10. 作业疗法　根据骨质疏松症患者的功能及个人爱好选择适当作业疗法与文娱疗法。①日常生活活动:基本日常生活活动,如主动移动、进食、个人卫生、更衣、洗澡、步行和如厕等;应用性日常生活活动,如做家务、使用交通工具、认知与交流等。②运动性功能活动:通过相应的功能活动增强患者的肌力、耐力、平衡与协调能力和关节活动范围。③娱乐活动:可进行艺术活动、园艺活动、手工艺活动、游戏活动等。

11. 园艺疗法　当骨质疏松症患者提着喷壶浇花、播种施肥、收拾落叶杂草,做这些琐碎的庭院工作时,对强健骨骼也非常有益,但是这些活动并不适合所有骨质疏松症患者。大多数人脊柱骨折都是在向前弯曲时发生的。如果患者喜欢园艺,请尽量保持脊柱挺直,不要扭到腰部。此外,要小心地举起任何重物,不要试图搬运、手拎任何过重的东西(图 8-3,图 8-4)。

12. 素食疗法

(1)疗法概述:在辨证施治的原则下进行辨证施食,充分发挥饮食疗法的积极作用,调节其骨质代谢。可选用滋补肾阴、温补肾阳、益肝健脾的药食为主,如黄豆、大枣、韭菜、桂圆等,有滋阴补血、益肾强筋的作用,多食含钙丰富的食品,不吸烟和少饮酒,减少咖啡、浓茶及碳酸饮料的摄入,少食肉,减少摄盐量,以免过多的钙质被排出。

(2)疗养方法:由疗养食堂根据医嘱制定出科学合理的食谱,保证营养均衡,还要尽量从食品中补充钙质,扩展食物种类,多食含钙食物,如菠菜、韭菜、蘑菇、动物肝、鱼类、骨汤、牛奶等。为防止夜间禁食情况下骨丢失,宜在每晚睡前喝牛奶或服钙剂。

13. 康复景观　医师鼓励骨质疏松症患者多参加室外运动、多晒太阳,因此可在骨质疏松症康复花园中设计日光浴躺椅、半遮阴型休闲座椅、于光照充足的地点设置健身器材区,并且在花园中配备道路扶手和座椅等。对待不同的骨质疏松症患者,应区分其康复需求,分为活动

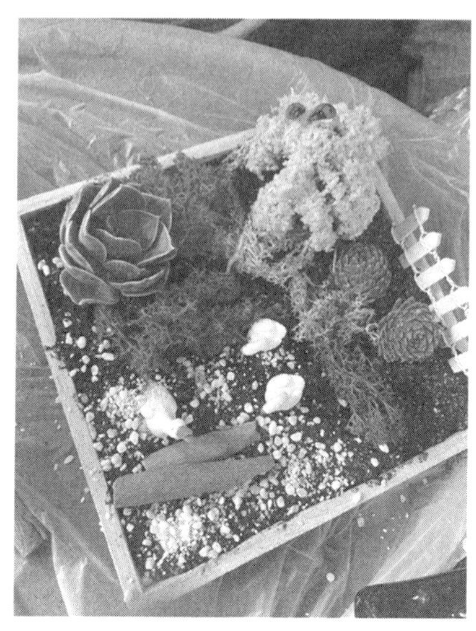

图 8-3 园艺作品

自如型访客和截瘫型访客。面对后者，可在花园景观中设置具有支持功能的支具，康复医师指导患者定时在支具固定下站立，并做一些上肢活动及下肢的被动运动。骨质疏松患者容易跌倒并因此骨折，如果合并高血压、心脏病、视力障碍，也是造成跌倒的危险因素。护理人员应对其进行风险评估，给予合理的指导。康复景观中应设计平整但不光滑的路面，防止患者在游览过程中摔倒。建议并指导骨质疏松症患者对生活用品及家庭设施进行改造，如房间内应适当安装扶手、地毯，地板应平整、牢固，照明充分，活动区域减少障碍物等。

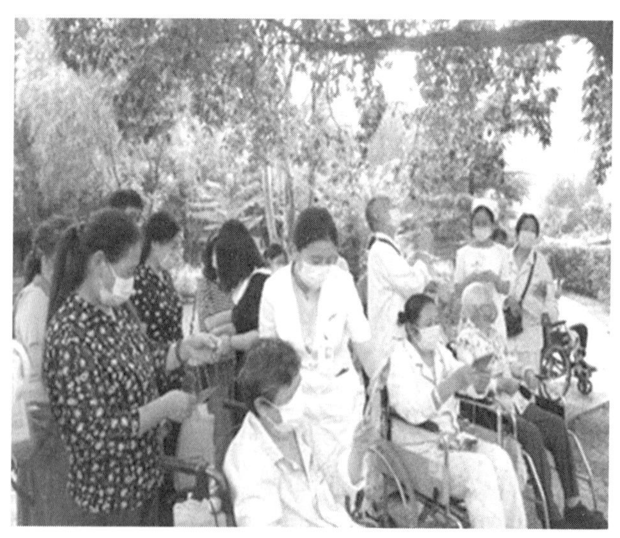

图 8-4 志愿者辅助行动不便的老人进行园艺

（王 亮 王天天 刘 莹 孙 杨 孙 晶 叶妱阳 黄靖雅 韩 悦）

参考文献

[1] 建立中国老年骨质疏松症三级防控体系专家共识编写组,中国老年保健医学研究会老年骨质疏松分会,中国老年保健医学研究会老年内分泌代谢分会,等.建立中国老年骨质疏松症三级防控体系专家共识[J].中华内科杂志,2022,61(06):617-630.

[2] 中华医学会,中华医学会临床药学分会,中华医学会杂志社,等.骨质疏松症基层合理用药指南[J].中华全科医师杂志,2021,20(05):523-529.

[3] Si L,Winzenberg TM,Jiang Q et al. Projection of osteoporosis-related fractures and costs in China:2010-205 [J]. Osteoporos Int, 2015,26(7):1929-1937.

[4] 单守勤,于善良.疗养康复指南[M].北京:人民卫生出版社,2020.

[5] 温佑君.芳疗养生[M].北京:中国友谊出版公司,2009.

[6] 吴刚.中药汤剂对骨质疏松性骨折患者术后骨折愈合的改善作用[J].中国中医药现代远程教育,2022,20(08):98-100.

[7] 施翠芬,杨鹭,谢斌,闵彩云.骨质疏松腰背痛中药热奄包穴位热敷疗法探析[J].江西中医药大学学报,2022,34(02):1-3.

[8] 康照宁,徐林轩,蔡余力.单味中药治疗骨质疏松症的机理研究[J].中医临床研究,2022,14(08):70-72.

[9] 杜丽坤,李佳睿.骨质疏松症的中医认识及防治[J].中国骨质疏松杂志,2022,28(02):296-299.

[10] 彭斯伟,宋敏,范凯,等.单味中药治疗肾虚型骨质疏松症机制研究状况[J].中国临床药理学杂志,2022,38(01):76-80.

[11] 李烨,童杰,周衍晶,等.补肾壮骨中药抗骨质疏松有效成分及其药理作用研究进展[J].中国中药杂志,2015,40(6):1038-1043.

[12] 毕月玲,李晶,李平.单味中药治疗骨质疏松的研究进展[J].天津中医药,2009,26(6):524-526.

[13] 张巧艳,秦路平,田野苹,等.蛇床子总香豆素对成骨细胞产生 NO、IL-1 和 IL-6 的影响[J].中国中药杂志,2003,38(5):345.

[14] 梁秀群,许明睿,刘汝专.补肾健脾中药治疗原发性骨质疏松研究进展[J/CD].临床医药文献电子杂志,2019,6(34):191-193.

[15] 贺龙刚,高奥,邱煌沛,等.淫羊藿次苷Ⅰ及其代谢产物淫羊藿次苷Ⅱ通过 AP-1/NFATc1 信号通路调控破骨细胞生成[J].中华中医药杂志,2017,32(3):1299－1302.

[16] 李晶,武峻艳,王慧明,等.山茱萸总苷对去势大鼠骨组织形态学影响的实验研究[J].上海中医药杂志,2010,44(1):69－72.

[17] 郭晓东.菟丝子黄酮对大鼠激素型骨质疏松症防护作用及机制研究[J].现代中西医结合杂志,2018,27(23):2525－2528.

[18] Chan K,Qin L,Lau M,et al. A randomized,prospective studyof the effects of Tai Chi Chun exercise on bone mineral density inpostmenopausal women [J]. Archives of Physical Medicine and Rehabilitation,2004,85(5):717-722.

[19] 于莹.4 种中国传统健身运动疗法对中老年人骨质疏松症的网状 Meta 分析[J].中国体育科技,2020,56(9):37-44.

[20] 谷磊,刘毅.健身功法新编五禽戏对老年女性骨密度的影响[J].中国老年学杂志,2021,41(1):79-82.

[21] 杜美兰,蒋芳琴.护理干预对老年骨质疏松症患者的影响[J].护士进修杂志,2013,28(06):573-574.

[22] 周奕彤.综合康复护理干预对老年骨质疏松症患者生活质量的影响分析[J].中国实用医药,2021,16(03):189-191.

[23] 吴霞. 中医护理干预对老年骨质疏松症患者的影响[J]. 云南中医中药杂志,2017,38(11):92-93.

[24] 章明放,张乃鑫,谭郁彬. 运动对雌性大鼠去势后骨质疏松症的作用——骨组织形态计量学观察[J]. 中华骨科杂志,1994,14(6):365-369.

[25] 何国英,王诗伟,李丁民,等. 益肾健骨胶囊合补钙口服液缓解骨质疏松性骨痛 710 例[J]. 中国临床康复,2003,7(27):3770.

[26] 汤丽月,陈怡妙,张洋. 温泉浴、海滨景观疗法等自然疗法在老年骨质疏松症患者中的预防作用[J]. 中国疗养医学,2017,26(10):1025-1028. DOI:10. 13517/j. cnki. ccm. 2017. 10. 006.

[27] 孙凯,刘红丽,金社辉. 原发性骨质疏松症的研究新进展[J]. 临床合理用药杂志,2014,7(16):194-195.

[28] Tsugawa N. Clinical Pharmacokinetics of Active Vitamin D3 and its derivatives, and Vitamin K2 (Menatetrenone)[J]. Clin Calcium,2016,26(11):1547-1558.

[29] 黄琪仁. 钙、维生素 D 与原发性骨质疏松症[J]. 中国实用妇科与产科杂志,2014,30(5):336-340.

[30] 杨路昕,郭郡浩,蔡辉. 运动干预原发性骨质疏松症:不同运动方式、强度及频率对骨密度的影响[J]. 中国组织工程研究,2014,18(38):6200-6204.

[31] 李爱民,张荣健. 试论自然疗法[J]. 中国疗养医学,2013,22(6):504-505.

第三节　痛　风

痛风是一种常见的尿酸盐结晶沉积于骨关节、肾和皮下等部位,引起的急、慢性炎症与组织损伤,与嘌呤代谢紊乱或者尿酸排泄减少所致的高尿酸血症直接相关,临床病程常分为 4 个阶段,即无症状期、急性关节炎期、痛风石及慢性关节炎期和肾病变。

痛风是全球最常见的炎症性关节炎,根据不同时间、不同地区统计发现该疾病的患病率为 1%～3%,发病率为 0.1%～0.3%,且随着年龄的增长其患病率和发病率增加,80 岁以上人群的患病率可增加到 11%～13%,发病率可增加到 0.4%,常见于 40 岁以上的男性,女性多在更年期后发病,其影响因素可能与生活习惯、饮食结构存在很大关联。

一、风险因素

1. 遗传因素　痛风具有一定的家族易感性。目前研究发现,与尿酸盐相关的位点大约有 28 个,主要由编码肾和胃肠系统中尿酸转运蛋白的基因控制。

2. 肥胖　是痛风的重要危险因素之一,不仅可增加患者患痛风的风险,而且可较其他患者的发病年龄提前。原因可能为肥胖可造成胰岛素的抵抗,从而影响肾尿酸的排泄;可引起游离脂肪酸的增加,从而影响黄嘌呤氧化酶等关键酶的活性,促进尿酸的合成。

3. 饮酒　酒中含有大量嘌呤成分,可促进胰岛素水平、血尿酸水平升高,抑制肾小管内尿酸的排泄。每日患者饮啤酒或烈性酒的量,与痛风发病和复发风险的增加显著相关。

4. 高血压　为该疾病发作的独立危险因素。其原因可能为高血压患者微血管病变后引起组织缺氧,抑制了肾小管分泌尿酸盐,从而造成尿酸潴留或者患者长期服用利尿药引发血尿酸水平的增加。

5. 高血糖　糖尿病患者对嘌呤的分解代谢能力增强,引起尿酸生成增加,血尿酸水平升高,但血糖与血尿酸水平的关系并非呈现线性相关。

6. 富含嘌呤的食物　是痛风的危险因素,包括风尾鱼、沙丁鱼和扇贝等鱼类和贝类,培根、牛肉、肝、火鸡和牛肉等肉类及维他柠檬茶、脉动、雪碧和可口可乐等高果糖含糖饮料。每天饮用两种或多种含糖饮料与男性痛风风险增加密切相关，这也是痛风的已知风险和致病因素。

7. 药物　小剂量阿司匹林、环孢素、他克莫司和吡嗪酰胺及利尿药等药物的使用可促进血尿酸升高，增加痛风的发生风险。

二、临床表现

1. 无症状期　仅生化检查表现为波动性或者持续性高尿酸血症。

2. 急性关节炎期　常表现为午夜或者清晨突然发病，首次发作 90%为单侧第一跖趾关节剧痛，呈现刀割样、撕裂样或者咬噬样，可于数小时内出现关节的红、肿、热、痛和功能障碍，可伴有高尿酸血症，且关节液或者皮下痛风石抽吸物可见双折光的针形尿酸盐结晶，但常自行于数天或者 2 周内缓解，或者使用秋水仙碱可迅速缓解关节症状。

3. 痛风石及慢性关节炎期　痛风石为痛风的特征性表现，外观为黄白色赘生物，表面菲薄，好发于耳郭和反复发作的关节周围。当痛风石发生于关节内，可造成关节软骨及骨质侵蚀破坏、增生、关节周围组织纤维化，出现持续关节肿痛、强直、畸形，甚至骨折，称为痛风石性慢性关节炎。

大约 1/3 患者在痛风的病程中出现肾的症状。痛风性肾病常表现为夜尿增加、低分子蛋白尿和低比重尿等，严重者可出现肾功能不全、贫血和高血压等。尿酸性肾石病若尿酸结石较小时可无明显症状，较大者可引起肾绞痛、排尿困难等。

三、实验室检查

1. 血尿酸检测　成年男性该值为 3.5～7.0 mg/dl，女性为 2.5～6.0 mg/dl，绝经后接近男性。值得注意的是，血尿酸往往存在较大的波动，应该反复进行检测。

2. 尿尿酸检测　通过限制嘌呤相关的食物的摄入 5 天，然后检测每日尿酸的排出量，若超过 600 mg 可认为患者存在尿酸生成增多的现象。

3. 关节液或者痛风石内容物的检查　偏振光显微镜视野下可观察到双折光的针形尿酸盐结晶。

4. X 线　急性关节炎期可观察到非特征性软组织肿胀，慢性关节炎期或者反复发作后可观察到软骨的边缘遭到破坏，关节面呈现不规则形状。

四、诊断

急性痛风性关节炎的诊断多采用 1977 年美国风湿病学会（ACR）的分类标准或 1985 年 Holmes 标准进行诊断。

1977 年，ACR 的分类标准为关节液中有特异性尿酸盐结晶，或用化学方法或偏振光显微镜证实痛风石中含尿酸盐结晶，或具备以下 9 项（临床、实验室、X 线表现）中的 6 项：①急性关节炎发作＞1 次；②炎症反应在 1 天内达高峰；③单关节炎发作；④可见关节发红；⑤第一跖趾关节疼痛或肿胀；⑥单侧第一跖趾关节受累；⑦单侧跗骨关节受累；⑧可疑痛风石；⑨高尿酸血症。

1985 年 Holmes 标准为滑液中的白细胞有吞噬尿酸盐结晶的现象；关节腔积液穿刺或结节活检有大量尿酸盐结晶；有反复发作的急性单关节炎和无症状间歇期高尿酸血症及对秋水

仙碱治疗有特效。具备其中1项者即可诊断。

准确地诊断需要识别痛风的典型和非典型表现，以及可能影响痛风表现和未治疗疾病自然史的因素。尽管基于显微镜的诊断目前仍被视为黄金标准，但可用于一般临床实践并提供痛风早期和特异性发现的成像技术（如超声）可能是有用的，甚至可以取代显微镜诊断。高尿酸血症是痛风的实验室特征，但不是诊断性的，可能导致误诊。由于高尿酸血症在成年人中常见，一些肌肉骨骼疾病可能被误诊为痛风；相反，非典型痛风可能被误诊为其他疾病。临床诊断被认为对具有痛风典型临床表现的患者最为准确，但对于长期痛风患者，临床诊断和分类标准与金标准、基于显微镜的诊断相比，这种方法似乎不太准确。

五、治疗

治疗的目的为控制高尿酸血症，减少尿酸盐的沉积；及时控制急性关节炎的发作；防止尿酸结石的形成，并减少由此造成的严重关节损伤和肾功能损害。

1. *非药物治疗*　痛风长期治疗的关键措施是宣传痛风相关的知识，调整以往的生活方式及饮食习惯。控制饮食的总热能、限制乙醇、高脂食物、高糖食物及含高嘌呤食物的大量摄入，保持理想的体重等措施可促进尿酸排泄，可预防尿酸的过量产生。指导痛风患者规律运动，减少对关节的损伤。同时应避免受凉受潮、暴食、过度疲劳、酗酒等应激因素，穿舒适鞋，防止关节损伤。此外，由于尿酸在各个脏器均可沉积，引起脏器微循环障碍，因此应积极并及时防治心脑血管和肾的并发症。

2. *药物治疗*

（1）急性关节炎期治疗：痛风急性发作期推荐及早并足量使用非甾体类抗炎药、秋水仙碱和糖皮质激素，可有效抗炎镇痛，提高患者生活质量。但取得疗效后应逐渐减量并停止使用。急性发作期一般不进行降酸治疗，但患者如果已服用降酸药物者则不需停用，以免造成血尿酸的波动，进而造成发作时间延长或再次发作。

①非甾体类抗炎药：为急性关节炎治疗的一线药物，通过抑制环氧化酶的活性，从而抑制前列腺素的合成，进而有效缓解关节的疼痛和肿胀，代表药物有吲哚美辛、双氯芬酸和依托考昔等。禁用于活动性消化性溃疡，慎用于伴有肾功能不全患者。同时禁止使用两种及以上的非甾体类抗炎药，以防加重患者的不良反应。此外，疼痛和炎症缓解后，仍旧继续使用该药物，以防痛风的临床表现再次出现。

②秋水仙碱：为传统治疗急性关节炎的药物，可通过抑制中性粒细胞、单核细胞释放炎症因子，同时抑制炎症细胞的变形、趋化。但该药物对胃肠道有较严重的不良反应，目前使用较少。然而在痛风急性发作期，如果患者属于非甾体类抗炎药的禁忌者，建议单独使用低剂量的秋水仙碱。48小时内使用低剂量的秋水仙碱可发挥较好的疗效且不良反应少。

③糖皮质激素：对于急性关节炎期的患者具有显著的疗效，起效迅速、缓解率高，主要应用于上述两种药物均治疗无效或者不能使用上述两种药物的患者。在痛风急性发作期，短期单独使用中小剂量的糖皮质激素，其疗效、安全性与非甾体类抗炎药类似。

（2）发作间歇期和慢性期治疗：治疗的目的为维持血尿酸的正常水平，降低或者消除患者体内沉积的尿酸盐晶体。目前临床上使用较多的降尿酸药物主要有抑制尿酸生成药和促进尿酸排泄药，两种药物均应在急性关节炎期缓解2周后从小剂量开始逐渐加量，并将患者应该控制的血尿酸的药物水平调整至最小的有效剂量，且终身维持治疗。

①抑制尿酸生成药：主要通过抑制黄嘌呤氧化酶，减少尿酸的生成，适用于尿酸生成过多不适用于促进尿酸排泄药的患者，代表药物有别嘌醇和非布司他等。

②促进尿酸排泄药：主要通过抑制近端肾小管对尿酸盐的重吸收，增加肾对尿酸盐的排泄，代表药物有苯溴马隆和丙磺舒等。值得注意的是，用药期间应尽量多饮水，并服用碳酸氢钠。

③碱性药物：该药物通过碱化尿液，减少尿酸在尿液中的沉积，代表药物有碳酸氢钠等。值得注意的是，长期大量使用该药物可引发代谢性碱中毒和水肿。

3. *手术治疗*　必要时可选择剔除痛风石，对变形关节进行矫形等手术治疗。痛风石的手术主要适用于痛风石导致肢体畸形并引起功能障碍而影响日常生活；压迫皮肤，已经形成或即将出现皮肤破溃；窦道形成，粉笔物质渗出或伴有不同程度的感染；关节活动障碍，神经受压出现卡压症状。

痛风石直径 1.5 cm 者争取尽早手术。大部分痛风患者通过药物即可控制病情发展，而少数患者经内科治疗后，疗效不佳，甚至无效，尿酸盐结晶沉积于关节、肌腱，逐渐形成痛风石。12%～15%的痛风患者罹患痛风石，最终表面皮肤破溃，形成溃疡或窦道。研究表明，痛风创面不愈合发生率高达 23%，伤口换药时间可达 6～8 周。平均愈合时间长达 4 个月，给患者日常生活、心理及肢体功能造成巨大影响。痛风患者若尿酸控制不理想，急性痛风会反复发作，不利于创面愈合。痛风创面由于血供差，细胞再生力弱，创面常常经久不愈。患者入院时条件较差，且常常存在不同程度的感染，局部红、肿、热、痛等炎症表现明显。术前创面每日换药，根据药物敏感试验结果，选用敏感抗生素湿敷创面，同时应用红光治疗仪行物理治疗，必要时联合应用医疗成本较低的简易负压引流装置，改善创基效果显著。血液中尿酸水平升高是罹患痛风的先兆。

六、园林康养方案

康复疗养适宜无严重并发症的血尿酸增高人群。

1. *气候疗法*　痛风患者宜选择风景优美、气候宜人、植被丰富、负氧离子浓度较高的海滨、湖畔及矿泉、森林等疗养康复场所，同时该场所具备开展高尿酸血症与痛风疾病康复的医技人员配置和设备条件。慢性痛风性关节炎宜选择矿泉、山区、草原类型的疗养地。痛风患者宜选择具有寒冷指数小、空气清新、日光充足的疗养区，包括草原气候疗养区和森林气候疗养区。其中草原气候疗养区适应证为各类关节炎，森林气候疗养区适应证为病后恢复期。

2. *海滨疗法*　采用坐式浸泡法进行海水浴，每日于潮水时间下海漂游，运动量达到轻度疲劳，2 周为 1 个疗程。

3. *运动疗法*

(1)疗养方法：适当运动可减少内脏脂肪而预防痛风发作，也可作为一种强身健体的非药物治疗方法。患者可以选择一些简单的、耗氧量适中的有氧运动，50 岁左右的患者运动后心率能达到 110～120 次/分钟，以少量出汗为宜。剧烈运动增加组织耗氧量，可诱使急性痛风发作，故应尽量避免。

①医疗运动：可选用医疗步行、慢跑等，运动频率每周 5 次，运动时间为餐后 60～90 分钟，运动量应逐步增加。急性发作期避免运动，待症状缓解后再进行运动。以动防残，每次活动先从受病影响的关节柔韧性练习开始(拉伸练习)，再做神经肌肉功能练习，再做有氧运动(心肺

耐力)，如病情进一步稳定，则可正常活动。对于功能差的患者应采用5～10分钟的间歇性练习方法，如出现异常或疲劳、关节活动范围缩小、关节肿胀加重等情况，应停止运动。有氧运动推荐传统的运动：散步、气功、太极拳、五禽戏、八段锦等，具有“调身”“调息”“调心”相结合的特点，每日练习1～2次，每次15～30分钟，间隔时间在30分钟以上。医疗步行慢速方案：每分钟110～115步，每次15～30分钟。水中运动：水中体操、游泳、单杠、双杠、水球及被动运动等。

②其他运动：医疗体操，关节操。自我按摩，四肢按摩法。气功，太极气功。传统体育运动。

(2)注意事项：痛风运动的基本原则为个性化、适宜负荷、循序渐进、适时调整、重视“健心”原则。运动应从小运动量开始，循序渐进，持之以恒。能用肩部负重者则不用手提，能用手臂者则不要用手指。不要长时间持续进行重体力的工作，劳逸结合。经常变换姿势，保持受累关节舒适，若有局部胀痛，尽可能避免活动。

4. *日光浴疗法*　采用局部照射法进行日光浴。每天9:00及15:00左右接受阳光照射10～15分钟。夏天防止中暑、日射病。

5. *矿泉疗法*

(1)浴法：①全身浴法，痛风性关节疾病，选氡泉、碳酸氢钙泉、硫酸钙泉或钠泉，温度为38～41℃。每次20分钟。②局部浸浴，采用升温浴，患部浸入水中，由35～36℃于10分钟内升至44～45℃，每次20～25分钟。

(2)饮泉法：痛风性关节疾病，选氡泉、碳酸氢钙泉、硫酸钙泉或钠泉。

(3)矿泉疗法：氡泉浴每日或隔日1次，15～20次为1个疗程。

6. *泥疗法*　局部或全身法，每次30分钟，疗养次数为14次。

7. *芳香疗法*

(1)疗养方法

①按摩油处方：欧洲赤松10滴＋榄香脂5滴＋肉桂皮10滴＋甜罗勒5滴＋橄榄油15ml＋甜杏仁油15ml，涂抹于患部，1天至少4次；野地百里香5滴＋月桂8滴＋安息香5滴＋姜12滴＋圣约翰草浸泡油15ml＋橄榄油15ml，急性期请频繁涂抹。

②橄榄科精油处方：没药2滴＋红没药2滴＋墨西哥沉香2滴＋榄香脂2滴＋印度乳香2滴＋乳香2滴，加入10ml琼崖海棠油，混合均匀，早晚各涂抹患部1次，情况严重者可每2小时涂抹1次；没药精油12滴，加入10ml昆士兰坚果油，混合均匀，早晚各涂抹患部1次，情况严重者可每2小时涂抹1次。

③纯露处方：马鞭草酮迷迭香纯露5ml＋杜松纯露10ml＋胡椒薄荷纯露5ml＋胡萝卜籽纯露10ml，混合以上纯露，加入1000ml水中，一日内喝完，连续饮用3周后停1周。

(2)注意事项：按摩油处方，孕妇不宜。可以多饮用乳香纯露，每天调20ml在1L水中喝完。

8. *作业疗法*

(1)对痛风患者功能障碍进行全面评估后，有针对性地从日常生活活动及职业劳动中选择治疗方案。主要目的是改善患者躯体功能及关节活动范围，提高患者日常生活活动能力，使其早日回归家庭和社会。针对关节功能障碍的患者，选择适合的支具、拐杖等辅助用具，目的在于有效地避免关节负重，减轻关节的肿胀和疼痛。①关节可动范围的运动锻炼：运动至少每日

1 次，每次活动到关节最大功能范围，以稍微超过关节活动范围感到轻微疼痛为限；②伸张运动：做此训练时用力要轻柔，以免引起关节损伤，以患者能忍受为宜；③增加肌力的运动：应尽量在早期进行功能锻炼，且以锻炼后次日不感觉疲劳为度；④日常生活活动训练：在患病早期进行，使之能够独立完成日常生活活动或劳动。

(2)可以根据患者的病情和兴趣选择音乐、跳舞、游戏、书报棋牌、工艺美术和体育方面的文娱活动，有助于提高患者情绪活动、恢复其参与社会活动的正常功能(图 8-5，图 8-6)。

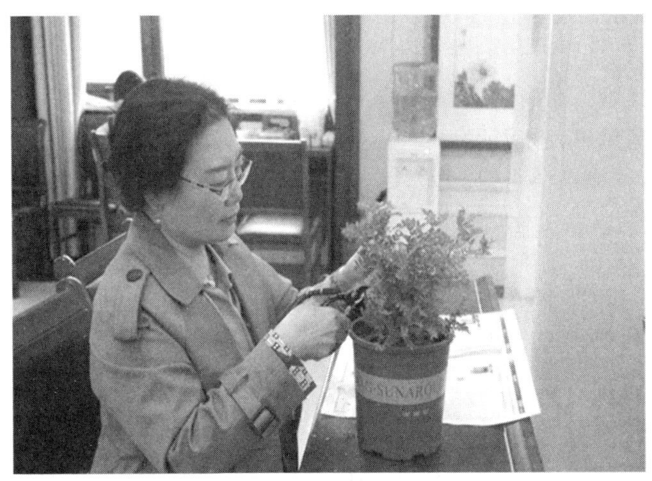

图 8-5　通过修枝锻炼手部力量

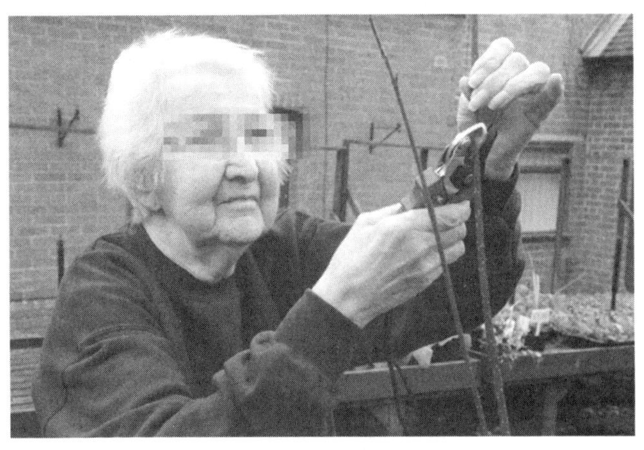

图 8-6　老年人通过修枝锻炼手部力量

9. 康复景观

(1)道路设计：痛风患者行走需用拐杖支持，避免跌倒、损伤，因此在针对痛风患者的景观设计中应注意应用平滑的铺装，尽量避免使用植草砖等带有孔洞的铺砖，路面平整但不宜光滑。一般情况下，医师建议痛风患者出行穿着舒适布鞋，因此在园林铺装中应考虑及时排水，避免路面产生低洼坑塘导致湿鞋的情况发生。

(2)小品设计:痛风患者日常疗养除饮食管理外,还要做好保暖工作,避免感冒、疲劳、过度饮食等诱因引发痛风发作,因此在相应的康复景观中,应配备足够的休憩座椅、户外饮水机、双高度道路扶手等。

(3)花园设计:在痛风患者日常生活管理中,康复医师建议患者每日大量饮水2000ml以上,并增加新鲜蔬菜的摄入,因此可以在痛风康复花园中设计蔬菜种植区,促进痛风患者每日采摘新鲜蔬菜进食。且因痛风患者一般腿脚不适,不便行走于田埂泥土之间,所以适合痛风患者的蔬菜种植区应以抬高型种植台取代贴地型耕田。

(4)防风保温设计:痛风发作期间需注意休息,避免疲劳,防止剧烈运动或突然受凉,此二者是痛风发作的诱因。因此,在痛风患者康复景观设计中,应融入防风屏障、遮雨设施、保温温室花园等的设计,尽量让痛风患者在温度恒温、不受剧烈天气侵扰的园林环境中游览。

10. *芳香疗法* 柠檬精油可排尿酸,每次2滴,每天2～3次;选用罗勒、杜松浆果、冷杉、丝柏、雪松精油补肾气以助气化,促进代谢产物嘌呤的排出。

痛风性关节炎的精油选用,主要针对骨关节和周围结缔组织的炎症、肿痛、水肿,针对骨关节疼痛的,大树类的油比较理想,如冬青、冷杉,舒缓复方,如丝柏,镇痛效果比较好的有牛至。可以结合活血化瘀的柠檬香茅草、乳香、没药。

当痛风发作时,选用以下方法。

(1)乳香2滴+牛至或者马郁兰2滴,每日1～2次外涂。

(2)香蜂草、乳香、牛至、冬青、蓝艾菊、洋甘菊各1～2滴加入20ml基础油中,3小时1次。

(3)乳香、穗甘松、柠檬香茅草、柠檬各1～2滴加入10ml基础油中,每日2次按摩肾区。

(王　亮　李妍妍　李新英　张子旋　朱冰冰　黄靖雅)

参考文献

[1] Sciuller A, Pascart T, Bernard A, et al. La maladie goutteuse [J]. Rev Med Interne, 2020, 41(6): 396-403.

[2] Stamp LK, Dalbeth N. Prevention and treatment of gout [J]. Nat Rev Rheumatol, 2019, 15(2): 68-70.

[3] Punzi L, Scanu A, Galozzi P, et al. One year in review 2020: gout [J]. Clin Exp Rheumatol, 2020, 38(5): 807-821.

[4] Singh JA, Gaffo A. Gout epidemiology and comorbidities[J]. Semin Arthritis Rheum, 2020, 50(3S): 11-16.

[5] 单守勤,于善良. 疗养康复指南[M]. 北京:人民卫生出版社,2020.

[6] 温佑君. 芳疗养生[M]. 北京:中国友谊出版公司,2009.

[7] 尹秉安,勾幼卿. 实用疗养康复指南[M]. 哈尔滨:黑龙江科学技术出版社,1991.

[8] 刘祚燕,吴琳娜. 老年康复护理实践[M]. 成都:四川大学出版社,2017.

第四节　甲状腺功能亢进症

甲状腺功能亢进症,简称为甲亢,是甲状腺本身产生甲状腺激素过多所致的甲状腺毒症。非甲状腺功能亢进症是指服用外源性甲状腺激素或炎症破坏甲状腺滤泡致滤泡内储存的甲状腺激素过量进入血液循环而引起的甲状腺毒症。甲亢的病因包括弥漫性毒性甲状腺肿(简称

Graves病)、多结节性毒性甲状腺肿、桥本甲亢等。其中临床上80%以上甲亢是Graves病引起的,Graves病属于甲状腺自身免疫性疾病,女性较为常见,男女比例为1:(4～6),好发年龄为20—50岁。

甲状腺毒症指的是血液循环中甲状腺激素过多,引起以神经、循环、消化等系统兴奋性增高和代谢亢进为主要表现的一组临床综合征。其病因包括两种,即甲状腺本身功能亢进造成甲状腺激素合成与分泌显著增加,以及甲状腺生理功能被破坏造成甲状腺激素释放入血。根据甲状腺的功能状态,甲状腺毒症可被分为甲状腺功能亢进型和非甲状腺功能亢进型。

一、病因

发病机制目前还尚不明确,目前公认为遗传因素和环境因素共同作用的自身免疫性甲状腺疾病。

1. 遗传因素　Graves病有显著的遗传倾向,部分患者有家族史。研究发现,同胞兄妹的患病率为11.6%,单卵孪生子的发病率具有高度一致性。

2. 免疫因素　Graves病以遗传易感性为背景,在感染、精神创伤等因素作用下可引发体内免疫功能紊乱,主要特征表现为患者血清内存在甲状腺细胞TSH受体的特异性自身抗体(即TSH受体抗体)。

3. 环境因素　细菌感染、应激和精神因素等环境因素对Graves病的发生发展具有很大的影响。Graves眼病的发病危险因素还包括吸烟、局部创伤及药物等。

因此,Graves病是在遗传易感性的基础上,在感染、应激和药物等因素影响下,造成体内的免疫功能紊乱,甲状腺的生理功能异常。

二、临床表现

多数起病缓慢,少数在感染或精神创伤等应激后急性起病。典型表现有甲状腺激素分泌过多所致的高代谢综合征、甲状腺肿和眼征。

1. 高代谢综合征

(1)基础状态:由于甲状腺激素分泌增多导致交感神经兴奋性增高和新陈代谢加速,患者常易出现疲乏无力、多汗、怕热、低热(危象时可伴有高热)、皮肤潮湿;糖耐量异常,负氮平衡,体重下降,尿钙、磷等排出量增加等现象。

(2)精神神经系统:多言好动、紧张失眠、焦虑烦躁、易激动、易怒、注意力不集中,记忆力减退、腱反射活跃、伸舌或双手向前平举时有细微震颤。

(3)心血管系统:心悸、持续性心动过速,睡眠和休息时心率有所降低但仍高于正常。其机制是主要通过增强心脏对儿茶酚胺的敏感性,从而发挥正性肌力作用,扩张外周血管,代偿性增加心排血量,造成甲状腺毒症性心脏病即甲亢性心脏病,主要特征表现为严重的心律失常,如心房颤动、心房扑动和心脏增大、心力衰竭、心绞痛、心肌梗死。近年来,甲亢性心脏病发病率显著增加,占甲亢的10%～22%,其出现的心力衰竭分为两种类型:一类是由心动过速和心排血量增加导致的心力衰竭,又称为“高排血量型心力衰竭”,多见于年轻患者,常随着甲亢的控制,心力衰竭可得到显著缓解;另一类是诱发和加重已有的或潜在的缺血性心脏病而发生的心力衰竭,属于心脏泵衰竭,多见于老年人。此外,收缩压增高、舒张压下降及脉压增大也是甲亢的特征性表现。

(4)消化系统:常表现为食欲亢进,肠蠕动加快,腹泻,排便次数增多。此外,可出现肝大,肝功能异常,转氨酶升高,偶伴黄疸。

(5)肌肉与骨骼系统:主要表现为甲状腺毒症性周期性瘫痪,常见于青年男性,诱因包括运动、高糖饮食、饱餐、注射胰岛素等,病变主要累及下肢,常伴有低钾血症。慢性肌病者主要累及近端肌群的肩、髋部肌群,肌无力为进行性,伴肌萎缩,尿肌酸排泄量增高,还可伴发重症肌无力。甲亢也可影响骨骼脱钙而引发骨质疏松。

(6)生殖系统:女性患者常有月经稀少,月经周期延长,严重者可伴有闭经。男性可出现阳痿,偶见乳腺发育。

(7)皮肤、毛发及肢端表现:皮肤温暖湿润,颜面潮红,部分患者色素减退,出现毛发脱落,白癜风或者斑秃。少数患者可出现杵状指,软组织肿胀,甲床分离的现象,称为指端粗厚症。胫前黏液性水肿为 Graves 病的特异性皮肤损害,常见于白种人,水肿好发于小腿胫前下 1/3 处,偶见于足背和膝部,与浸润性突眼一样属于自身免疫性病变。

2. 甲状腺肿　多数患者有不同程度的甲状腺肿大,常为弥漫性、对称性肿大,质地中等,无压痛,随患者吞咽而上下移动。甲状腺血流增多,可触及震颤,闻及血管杂音,为 Graves 病的特异性体征。

3. 眼部表现

(1)单纯性突眼:其作用机制与甲状腺毒症所引起的交感神经兴奋性增加存在很大联系。轻度突眼临床表现为突眼在 3mm 以内,眼神炯炯发亮,上眼睑挛缩,眼裂增宽,双眼向下看时上眼睑不能随眼球下落,显现白色巩膜,向上看时前额皮肤不能皱起,两眼看近物时,眼球辐辏不良等;重症突眼临床表现与上述症状相反。

(2)浸润性突眼:即 Graves 眼病,与发生于眼组织的自身免疫炎症反应有关。好发于男性,常表现为眼内异物感,畏光,流泪,复视,视力减退,眼睑肿胀,眼睑不能闭合,结膜充血水肿,眼球活动受限,视野缩小,甚至失明。

三、常见特殊甲亢类型

1. 甲状腺危象　也称甲亢危象,是甲状腺毒症急性加重的一个综合征,死亡率可达 20% 以上,常发生于较重的甲亢患者尚未给予治疗或者治疗不太充分的患者,原因可能与较短时间内大量甲状腺激素释放入血存在很大关联。典型临床表现为原有甲亢临床表现基础上加重,高热(体温常在 39℃以上),大汗、心动过速(140 次/分)、恶心呕吐、腹痛腹泻、烦躁不安、谵妄等,严重者可表现出心衰、休克及昏迷等。

2. 甲状腺毒症性心脏病　甲状腺毒症可通过增强心脏的受体对儿茶酚胺的敏感性,直接作用于心肌收缩蛋白,起到正性肌力的疗效。继发于甲状腺激素造成的外周血管扩张,阻力降低,心脏输出量代偿性增加等作用可引起心动过速、心脏排出量显著增加、心房颤动及心衰。

3. 淡漠型甲亢　多发于老年患者,起病较为隐匿,高代谢综合征、体征和甲状腺肿临床表现均不太明显。但患者可出现明显消瘦、心悸、乏力、腹泻、厌食、抑郁淡漠,有时神志模糊,甚至昏迷等全身症状,同时可伴有心房颤动、震颤和肌病等特征,一般无甲状腺肿大。

四、实验室检查

1. 甲状腺激素测定　游离三碘甲腺原氨酸(FT_3)和游离甲状腺素(FT_4)与甲状腺激素密切相关。血清总甲状腺素(TT_4)较为稳定，且重复性较好，也是诊断甲亢常见的指标。血清总三碘甲腺原氨酸(TT_3)约 80%是由 T_4 转换而成，因此检测时该指标常慢于 TT_4。FT_3 和 FT_4 的敏感性和特异性均高于 TT_3 和 TT_4。因此，甲状腺激素的测定是诊断临床甲亢的首选指标。

2. 促甲状腺激素(TSH)的测定　血清 TSH 水平的变化是反映甲状腺功能最敏感的指标。目前测定血清 TSH 的技术为敏感 TSH(sTSH)，是筛查甲亢的第一线指标，可诊断亚临床甲亢(甲状腺激素水平正常，仅存在 TSH 的改变)。

3. ^{131}I 摄取率　是诊断甲亢的传统方法，目前已经被 sTSH 测定技术所代替。^{131}I 摄取率正常值为 3 小时 5%～25%，24 小时 20%～45%，高峰出现在 24 小时。甲亢时 ^{131}I 摄取率增加，摄取高峰前移，在 3～6 小时出现。

4. 人甲状腺自身抗体测定　TSH 受体抗体(TRAb)、甲状腺刺激抗体(TSAb)是诊断 GD 的指标之一，前者包括刺激性抗体(TSAb)和抑制性抗体，但是指标阳性仅代表针对 TSH 受体抗体阳性，测定条件较为复杂，目前临床上检测较少；后者 TSAb 阳性可代表与 TSH 受体结合，以及产生了对甲状腺细胞的刺激功能。临床上绝大多数新诊断的 Graves 病患者血清中 TRAb 和 TSAb 均表达阳性。

5. 影像学检查　彩色多普勒为甲状腺血流的半定量测定，血流信号的增强可呈现片状分布；CT 和 MRI 可排除其他原因引起的突眼症状，可评估眼外肌受累的状况；放射性核素扫描有助于甲状腺、异位甲状腺及球后病变性质的诊断。

五、诊断

甲亢诊断并不困难，通过详细询问病史，依据高代谢症候群、甲状腺肿大及实验室检查发现血清 TT_4、FT_4 显著升高，而促甲状腺激素降低等可确诊为甲亢。众所周知，甲亢的种类中以 Graves 病多见，该疾病的诊断除了确诊患者为甲亢外，还得具备 B 超和颈部触诊甲状腺弥漫性肿大等必备条件，以及眼球突出与其他浸润性眼征、胫前黏液性水肿和抗体指标阳性等辅助条件。

六、治疗

1. 药物治疗

(1)抗甲状腺药物：是通过抑制甲状腺激素的合成发挥治疗作用，使用较为安全。适用于病情轻、中度；甲状腺轻、中度肿大者；年龄在 20 岁以下、妊娠、年老体弱或合并严重心、肝、肾疾病，不能耐受手术者；手术前和 ^{131}I 治疗前的准备；手术后复发且不适合 ^{131}I 治疗的患者。常用药物有硫脲类和咪唑类两种，其中前者的代表药物丙硫氧嘧啶和甲硫氧嘧啶等，后者代表药物有甲巯咪唑和卡比马唑等。目前我国临床上较为常见的是丙硫氧嘧啶和甲巯咪唑。总疗程一般为 1～1.5 年，包括初治期、减量期、维持期 3 个阶段，且使用药物后每两个月进行复查血清甲状腺激素水平。

(2)β 受体阻滞药：阻断甲状腺素对心脏的兴奋作用，还可抑制外周组织 T_4 向 T_3 的转化，用于改善甲亢初期的症状，且疗效较为显著。该药可以和碘剂合用于术前准备。常用药物有普萘洛尔、阿替洛尔、美托洛尔等。

(3)碘剂：主要作用是抑制甲状腺素的释放，由于碘不能抑制甲状腺素的合成，一旦停服药物，会使甲亢症状重新出现或加重，故仅在手术前和甲状腺危象时使用。

2. ^{131}I 治疗　机制是利用^{131}I 被甲状腺摄取后可释放出 β 射线，从而破坏甲状腺组织，减少甲状腺激素的产生。该治疗方法安全简便，费用低廉，且治愈率高。适用于甲状腺肿大Ⅱ度以上；对抗甲状腺药有过敏或治疗无效者；抗甲状腺药治疗或者手术治疗后复发者；甲亢伴有三系减少者；甲亢合并糖尿病或其他心脏病者；拒绝手术或者存在手术禁忌证者；浸润性突眼患者。使用该方法治疗后需定期一个月一次监测甲状腺功能状态，预防甲状腺功能减退的发生。

3. 手术治疗　通过切除甲状腺组织的 80%～90%，减少甲状腺素的产生以达到治疗目的，治愈率可达 90%～95%。适用于中、重度甲亢，长期服药无效，或停药复发，或不能坚持服药者；甲状腺显著肿大，有压迫症状；胸骨后甲状腺肿；结节性甲状腺肿伴甲亢等。

七、园林康养方案

轻症、无严重并发症及术后恢复期者适合园林康养。

1. 气候疗法

(1)疗法概述：甲状腺功能亢进症患者宜选择温度变化小，空气清新的气候疗法气候区。

(2)疗养方法：甲状腺功能亢进症患者宜选择海滨、湖滨、风景区等疗养地类型。①宜选择的疗养地：海洋气候疗养区。适应证，单纯性甲状腺肿；禁忌证，突眼性甲状腺肿。②湖滨(江滨)气候疗养区。适应证，代谢性疾病。不宜选择高山气候疗养区。须注意的是，暖空气活跃的气象状况易引起甲状腺功能亢进疾病恶化。甲状腺功能在寒冷后出现暂时亢进，如反复刺激，则受其影响缩小。

2. 森林浴疗法　①空气浴法：温暖或凉爽空气浴法。②空气离子：采用呼吸道吸入法，时间 30 分钟，疗养次数为 14 次。

3. 海滨疗法　甲状腺功能亢进症患者不宜在海滨暴晒，因过量的紫外线可使病情加重。

4. 运动疗法

(1)甲亢患者不宜从事重体力和剧烈运动，减少心脏负担和氧的消耗，重症患者或合并心脏病者应卧床休息。避免精神刺激、劳累感染、暴饮暴食等诱因加重病情或诱发甲状腺危象。甲亢患者虽多食多饮，但身体消化吸收的功能差，身体较为虚弱。一般来说，轻者不宜经常熬夜、饮食无度和进行长跑、游泳、爬山等剧烈活动；重者则宜静养，甚至卧床休息。患者应每日清晨卧床时自测脉搏，定期测量体重。脉搏减慢、体重增加是治疗有效的重要标志。

(2)疗养方法：①医疗步行慢速方案，每分钟<100 步，每次 15～20 分钟。选择清晨或晚饭后 2 小时后为宜；选择空气新鲜的区域。②医疗体操，疗养健身操。③气功，甲亢选放松功；甲减选强壮功。④传统体育运动，简化太极拳。

5. 日光浴疗法　甲状腺功能亢进症须慎用日光浴疗法。由于甲亢患者常伴有突眼症，使眼外肌麻痹，容易视力疲劳，眼球膨胀。所以，本病患者要少看书报，免看电视，减少眼的刺激和视力疲劳。另外，睡觉时最好抬高床头；眼睑不能闭合者，睡眠时涂眼膏保护，最好戴眼罩；限制盐分和水的摄取，以消除眼睛周围水肿的情况；可点些生理盐水，保持眼潮湿，减少眼的刺激，并保护露出的角膜，以防角膜损伤；平常出门，可以戴上深色眼镜，保护眼睛不受光线和灰尘的刺激。

6. *矿泉疗法*

(1)全身浴法：甲亢选碘、铁、砷、氡泉；甲减选温泉。水温：37～39℃。每次 15～20 分钟。

(2)饮泉浴法：甲亢患者饮泉浴宜选：碘、铁、砷、氡泉。

7. *热疗法*

(1)水疗：在小腿、前臂、躯干位置，采用湿布包裹法，温度为 26～33℃，每次 45 分钟，疗养次数为 14 次。

(2)松脂浴：采用全身浴法，温度为 34～36℃，每次 15 分钟，疗养次数为 14 次。

8. *芳香疗法*

(1)疗养方法：针对长期压力衍生症的芳疗处方笺。①薰香类处方：气味能够直接影响大脑，使用以下处方薰香，有助营造较轻松的氛围，舒缓紧绷的情绪，给人开心的感受。处方一：真正薰衣草 1 滴＋醒目薰衣草 1 滴＋佛手柑 1 滴。处方二：葡萄柚 1 滴＋柠檬 2 滴＋苦橙 1 滴。处方三：柠檬细籽 1 滴＋香桃木 1 滴＋摩洛哥玫瑰 1 滴。②按摩油类处方：早晚涂抹于全身或局部，利用涂油按摩的时间，好好感受身体紧绷僵硬的地方，试着放松。处方一：玫瑰草 3 滴＋暹罗木 4 滴＋花梨木 10 滴＋岩玫瑰 3 滴＋没药 4 滴＋橙花叔醇绿花白千层 6 滴＋甜杏仁油 30ml。处方二：古巴香脂 4 滴＋柠檬马鞭草 10 滴＋花梨木 5 滴＋茴香 5 滴＋快乐鼠尾草 6 滴＋向日葵油 30ml。处方三：玫瑰 8 滴＋茉莉 3 滴＋橙花 5 滴＋柠檬马鞭草 6 滴＋墨西哥沉香 5 滴＋柠檬细籽 3 滴＋荷荷芭油 30ml。③纯露类处方：稀释于 1000ml 的开水中，于一天内饮用完。帮助排水、消化、活动、代谢。处方一：玫瑰纯露 5ml＋迷迭香纯露 5ml＋胡椒薄荷纯露 5ml＋鼠尾草纯露 10ml＋罗马洋甘菊纯露 5ml。处方二：玫瑰纯露 5ml＋香蜂草纯露 10ml＋德国洋甘菊纯露 5ml＋穗甘松纯露 5ml＋檀香纯露 5ml。

甲状腺功能亢进如果伴有甲状腺肿大，是不可以在甲状腺上通过按摩等手法来刺激甲状腺组织的，否则会引起甲状腺细胞分泌异常增多的甲状腺激素，进一步加重甲状腺肿大的情况。

乳香 3 滴＋没药 3 滴＋丁香 2 滴＋柠檬香茅草 2 滴与 10ml 基础油混合后轻轻涂抹于咽喉甲状腺部；没药 3 滴＋岩兰草 2 滴＋马郁兰 5 滴＋柠檬马鞭草 5 滴入 30ml 基础油内涂㟃趾根部反射区。早晚各 1 次。

甲状腺功能亢进情绪不安时任选一个配方扩香使用。罗马洋甘菊 1 滴＋乳香 1 滴＋薰衣草 2 滴香薰机扩香；岩兰草 1 滴＋檀香 1 滴＋葡萄柚 2 滴混合香薰机扩香；马郁兰 1 滴＋依兰 1 滴＋岩兰草 1 滴香薰机扩香。

(2)注意事项：针对长期压力衍生症的芳疗处方笺中，按摩油的处方二，孕妇不宜。

9. *草药疗法*　中医医学对甲亢患者的治疗则主张滋阴、平肝、潜阳，常用中药有生地黄、白芍、天冬、麦冬、知母、黄芩、鳖甲、珍珠母、远志等。

10. *素食疗法*　甲亢患者饮食上可配合进食一些凉性、平性的食品，如水果中可食芦柑、橙子、猕猴桃、苹果、梨等，少食荔枝、橘子、哈密瓜、葡萄等。蔬菜中可食马齿苋、枸杞藤、菊花菜等。伴有甲亢性心脏病者，应禁忌生葱、生蒜、辣椒、酒等刺激性食物。由于甲亢患者常常伴有不同程度的甲状腺肿大，最好不要食用含有导致甲状腺肿的物质的食物，如卷心菜、萝卜、核桃等。另外，甲亢患者不能饮酒，不能喝浓茶和咖啡。饮酒会使甲亢患者出现或加重低钾而导致肢体麻痹，喝浓茶和饮咖啡会加重心脏负担。为防止低血糖和体质量下降太快，甲亢患者每天要保证足量的糖类（比正常人增加50%），可选用含淀粉的食物，如马铃薯、南瓜等；进食富含蛋白质的食物，如大豆等；进食富含维生素的水果和蔬菜，如胡萝卜、芦笋、番茄、青绿色新鲜蔬菜。在合并低钾周期性瘫痪时，应选用一些富含钾、钙、磷的食物，如果仁、柑橘、香蕉等。鼓励患者多饮水，戒烟酒，少喝浓茶、咖啡，少吃含碘食物。处于沿海地区的患者，更应注意避免海产品的食入，必要时停用含碘食盐。

11. 音乐疗法

（1）实证研究：张书娟（2019）研究发现，五行音乐配合调息静坐能够明显改善气郁质甲亢患者的焦虑、抑郁等不良情绪，且效果优于常规治疗护理。同时，五行音乐配合调息静坐可以提高气郁质甲亢患者的生活质量。

（2）疗养方法：①音乐准备，选择中华医学电子音像出版社出版，郝万山老师为中医顾问，石峰老师作曲的《中国传统五行音乐》正调式CD中对应“肝”的“角”调音乐（《春风得意》《姑苏行》《江南好》等），利用音频编辑软件编辑成30分钟的音频。②场所准备，选择位于病区一侧的中医综合治疗室，距离医师办公室和护士站较远，环境安静，房间宽敞。③患者准备，嘱患者着宽松衣裤，排空二便。④用物准备，带扶手的靠背椅、U盘、音频播放器、手机、耳机（耳麦）等。⑤干预时间及疗程，每日集中于19:00—20:00进行干预，每日一次，每次30分钟，14日为1个干预周期。⑥操作流程，干预前，患者提前10～15分钟进入治疗室，引导患者逐渐放松；播放五行音乐，同时指导患者端坐于椅子上，放松肩膀，双手自然放于两腿或扶手上；指导患者有意识地减慢呼吸节奏，以一呼一吸为一息，从1数到10（数息），如此反复；施乐结束后，可引导患者分享感受。⑦注意要点，嘱患者进行治疗前忌饮酒、咖啡、茶等，禁吸烟，避免因摄入刺激物而造成精神兴奋，无法安静；嘱患者在治疗过程中将手机静音或调至飞行模式，避免外界干扰；指导患者在数息时，如因分神而致数息中断，则应返回到1重新开始；音乐播放音量控制：外放音乐控制在40～60分贝，耳机则将音乐控制在20～40分贝，以患者自觉舒适为宜；强调患者用鼻呼吸。

12. 康复景观　甲亢患者易出现心动过速、手抖、激动易怒、乏力、怕热、多汗、食欲亢进、大便次数增多、失眠、眼球突出等症状，针对这些症状，甲亢康复花园中应注意：颜色艳丽的花卉易提高患者心率，避免使用红色等暖色调的植物，多使用冷色调植物，如蓝色、紫色、白色的花卉，使患者的心情变得平和。甲亢患者因身体疲惫感强于常人，比起正常形式的座椅，甲亢患者更为喜欢下蹲式的休息方式。可在甲亢康复花园中，设置部分蹲类姿势操作的园艺活动，设计低矮型花坛，并配备低矮小型可移动座椅供甲亢患者园艺操作中使用。甲亢患者惧怕阳光直射，易出汗，不喜高温环境。因此，在开展园艺活动的空间内，多设计遮阴乔木、遮阴建筑、风雨连廊，有利于避免甲亢患者被阳光直射。设置水景，营造凉爽舒适的甲亢康复景观小气候环境，起到降温、静心的效用，有利于降低患者体感温度和其心跳频率。设置洗漱清洁池等园林小品，便于甲亢患者户外运动后，就近通过洗漱池降温、擦汗。同时，甲亢患者对声音敏感，应多用紧密型灌木绿篱进行隔音。甲亢患者适宜晚上运动，不喜在强日照环境下运动，应在康复景观中开发夜间游览设施，如增加照明灯光、置入荧光夜跑的跑道等。并且应设计足够的遮阴休憩座椅、户外餐桌、厕所，以应对甲亢患者出现的食欲亢进、排便次数增多的情况。

（王　亮　谢金凤　郭　聪　张子旋　范永霞　浦云蓉　黄靖雅）

参考文献

[1] Giovanella L. Update on diagnosis and treatment of hyperthyroidism[J]. Q J Nucl Med Mol Imaging, 2021,65(2):89-90.

[2] Asban A, Dream S, Lindeman B. Is hyperthyroidism diagnosed and treated appropriately in the united states? [J] Adv Surg, 2019, 53:117-129.

[3] Barczyński M. Current approach to surgical management of hyperthyroidism[J]. Q J Nucl Med Mol Imaging, 2021, 65(2):124-131.

[4] McDermott MT. Hyperthyroidism[J]. Ann Intern Med, 2020, 172(7):49-64.

[5] 单守勤,于善良.疗养康复指南[M].北京:人民卫生出版社,2020.

[6] 温佑君.芳疗养生[M].北京:中国友谊出版公司,2009.

[7] 温佑君.芳疗实证全书[M].北京:中国轻工业出版社,2020.

[8] 刘祚燕,吴琳娜.老年康复护理实践[M].成都:四川大学出版社,2017.

[9] 葛均波,徐永健.内科学[M]北京:人民卫生出版社,2017:685.

[10] 张书娟.五行音乐配合调息静坐对气郁质甲亢患者不良情绪的效果观察[D].哈尔滨:黑龙江中医药大学,2019.

[11] 陆秋霞.甲亢病人的健康教育[J].广西医科大学学报,2000(A1):231.

[12] 辛评.甲亢患者的康复调养[J].饮食科学,2017(02):32.

[13] 张戊秋.甲亢病人的饮食适宜[J].上海铁道科技,2003(03):53-52.

[14] 潘银莺.甲状腺功能亢进症患者的家庭护理干预[J].中国校医,2006(01):94-95.

第9章 风湿免疫系统常见疾病园艺治疗方案

第一节 类风湿关节炎

类风湿关节炎是一种病因尚未明了的以关节病变为主的非特异性炎症，以慢性、对称性、多滑膜关节炎和关节外病变为主要临床表现，属于自身免疫性疾病。好发于手、腕、足等小关节，反复发作，呈对称分布，其特点是关节痛和肿胀反复发作、进行性发展，最终导致关节破坏、强直和畸形。

类风湿关节炎可发生在各年龄组，但以中老年女性多见。老年类风湿关节炎和其他老年风湿免疫性疾病一样，年龄对免疫系统的影响可能是导致老年类风湿关节炎和青壮年类风湿关节炎发病机制和临床特点不同的重要原因之一。随着年龄的增加，人体的免疫系统会发生相应改变，包括T细胞免疫表型和功能的改变、免疫反应性降低等，影响老年类风湿关节炎的发生发展。

一、病因

病因尚不清，可能与下列因素有关。

1. *自身免疫反应* 人类白细胞相关抗原HLA-DR4与本病有不同程度的相关性，在某些环境因素作用下与短链多肽结合，激活T细胞，可产生自身免疫反应，导致滑膜增殖、血管翳形成，炎性细胞聚集和软骨退变。

2. *感染* 本病发展过程的一些特征与病毒感染相符。多数人认为，甲型链球菌感染为本病之诱因。

3. *遗传因素* 类风湿关节炎有明显的遗传特点，发病率在类风湿关节炎患者家族中明显增高。

二、分型

目前并没有专门针对老年类风湿关节炎的诊断分类标准，诊断参考目前常用的类风湿关节炎分类标准，对于老年类风湿关节炎患者的诊断，要注意和几种老年常见的以关节病变为临床表现的疾病相鉴别，如骨关节炎、风湿性多肌痛、痛风性关节炎、缓和的血清阴性对称性滑膜炎伴凹陷性水肿(RS3PE)综合征及迟发的脊柱关节炎；临床中注意各种疾病的相关特点及特异的一些实验室检查有助于鉴别诊断。

三、临床表现

多发生在 20—45 岁，女性多见。早期出现乏力，全身肌肉痛，低热和手足麻木，刺痛等全身症状，以及反复发作的、对称性的、多发性小关节炎。受累关节以近端指间关节、掌指关节、腕、肘、肩、膝和足趾关节最为多见，颈椎、颞下颌关节、胸锁和肩锁关节也可受累，并伴活动受限，髋关节受累少见。关节炎常表现为对称性、持续性肿胀和压痛，晨僵常长达 1 小时以上。最为常见的关节畸形是腕和肘关节强直、掌指关节的半脱位、手指向尺侧偏斜和呈“天鹅颈”样表现。

1. *关节疼痛与压痛*　绝大多数患者是从关节肿胀开始发病的。肿胀是由于关节腔内渗出液增多及关节周围软组织炎症改变而致，表现为关节周围均匀性肿大，手指近端指间关节的梭形肿胀是类风湿患者的典型症状之一。关节疼痛的轻重通常与其肿胀的程度相平行，关节肿胀愈明显，疼痛愈重，甚至剧烈疼痛。

2. *关节肿胀*　凡受累的关节均可出现肿胀，关节肿胀提示炎症较重。典型的表现为关节周围均匀性肿大，如近端指间关节的梭形肿胀。反复发作后受累关节附近肌肉萎缩，关节呈梭形肿胀。

3. *晨僵*　是指病变关节在夜间静止不动后，晨起时出现较长时间的受累关节活动受限。常伴有肢端或指(趾)发冷和麻木感。95%以上的患者出现晨僵。病情严重时全身关节均可出现僵硬感。起床后经活动或温暖后症状可减轻或消失。

4. *关节摩擦音*　检查关节运动时常可听到细小的捻发音或有握雪感，此表明关节存在炎症，以肘、膝关节为典型。

5. *多关节受累*　受累关节多为双侧性，对称性，掌指关节或近侧指间关节常见，其次是手、腕、膝等关节。

6. *关节活动受限或畸形*　病变持续发展，关节活动受限，晚期关节出现不同程度畸形，如手指的鹅颈畸形，掌指关节尺偏畸形，膝关节内，外翻畸形等。

老年类风湿关节炎有其不同于青壮年类风湿关节炎的临床表现，主要有以下的特点。

(1)男性患者占比增加。

(2)大关节受累较多，常可累及肩关节、肘关节及膝关节等，普通类风湿关节炎常见的对称性小关节受累的特点在老年类风湿关节炎中常体现不明显，常可伴有手足背凹陷性水肿；部分患者伴发骨关节炎、骨质疏松及痛风性关节炎等，导致临床表现更不典型。

(3)实验室及影像学检查方面，类风湿因子(RF)的检出率和青壮年类风湿关节炎没有明显差别，但抗环瓜氨酸肽抗体(抗 CCP 抗体)的检出率高于普通类风湿关节炎患者。有研究发现，抗 CCP 抗体对老年类风湿关节炎诊断的敏感性、特异性、阳性预测值及阴性预测值均明显高于 RF，在一定程度上抗 CCP 抗体有助于老年类风湿关节炎的早期诊断。老年类风湿关节炎常合并骨关节炎，导致常规的关节 X 线检查不具特异性；关节磁共振检查因具有良好的软组织对比，不仅可更早显示关节骨质侵蚀的改变，而且可显示早期病变关节的滑膜炎症增生、血管翳形成，有助于早期诊断、协助早期治疗及药物疗效评估。因此，对于老年人出现关节病变，X 线检查不能明确诊断且高度怀疑类风湿关节炎者，建议行关节磁共振检查。

(4)关节外表现较常见，由于机体免疫衰老和长期炎症反应，老年类风湿关节炎患者更容易并发血管炎、肺间质病变、继发干燥综合征和淀粉样病变等关节外表现，导致病情复杂化和不易控制。另外,老年类风湿关节炎全身症状如发热、乏力、体重减轻等症状常较明显,部分患者以风湿性多肌痛样表现起病,上肢、臀部肌肉僵硬、疼痛,影响肢体活动,然后才逐渐出现四肢对称性的关节肿痛;这种患者如果血沉和CRP明显增高有时在诊断上可考虑老年类风湿关节炎合并风湿性多肌痛。

四、辅助检查

1. 实验室检查　血红蛋白减少,白细胞计数正常或降低,但淋巴细胞计数增加。70%～80%的病例类风湿因子阳性,但其他结缔组织疾病也可为阳性。血沉加快,C反应蛋白增高,血清IgG、IgA、IgM、CCP增高。关节液浑浊,黏稠度降低,黏蛋白凝固力差,糖含量降低,细菌培养阴性。

2. X线检查　早期关节周围软组织肿大,关节间隙增宽,关节周围骨质疏松,随病变发展关节周围骨质疏松更明显,关节面边缘模糊不清,关节间隙逐渐狭窄。晚期关节间隙消失,最终出现骨性强直。

五、诊断

目前国际上通用的仍是1987年美国风湿病协会修订的诊断标准,以下确认本病需具备4条或4条以上标准。

1. 晨起关节僵硬至少1小时(≥6周);类风湿关节炎X线表现为关节周围骨质疏松,关节面模糊不清,关节间隙消失。

2. 3个或3个以上关节肿胀(≥6周)。

3. 腕、掌指关节或近侧指间关节肿胀(≥6周)。

4. 对称性关节肿胀(≥6周)。

5. 皮下结节。

6. 手、腕关节X线平片有明确的骨质疏松或骨侵蚀。

7. 类风湿因子阳性(滴度>1:32)。

六、治疗

类风湿关节炎治疗的主要目的在于减轻关节炎症反应,抑制病变发展及不可逆骨质破坏,尽可能保护关节和肌肉的功能,最终达到病情完全缓解或降低疾病活动度的目标。

治疗原则包括患者教育、早期治疗、联合用药、个体化治疗方案及功能锻炼。

1. 患者教育　使患者正确认识疾病,树立信心和耐心,能够与医师配合治疗。

2. 一般治疗　关节肿痛明显者应强调休息及关节制动,而在关节肿痛缓解后应注意早期开始关节的功能锻炼。此外,理疗、外用药等辅助治疗可快速缓解关节症状。

3. 药物治疗　方案应个体化,药物治疗主要包括非甾体类抗炎药、慢作用抗风湿药、免疫抑制药、免疫和生物制剂及植物药等。

(1)非甾体类抗炎药:有抗炎、镇痛、解热作用,是类风湿关节炎治疗中最为常用的药物,适用于活动期等各个时期的患者。常用的药物包括双氯芬酸、萘丁美酮、美洛昔康、塞来昔布等。

(2)抗风湿药(DMARDs):又被称为二线药物或慢作用抗风湿药物。常用的有甲氨蝶呤,口服或静注;柳氮磺吡啶,从小剂量开始,逐渐递增,以及羟氯喹、来氟米特、环孢素、金诺芬、白芍总苷等。

(3)云克：是一种非激发状态的同位素，治疗类风湿关节炎缓解症状的起效快，不良反应较小。

(4)糖皮质激素：不作为治疗类风湿关节炎的首选药物。但在下述四种情况可选用激素：①伴随类风湿血管炎，包括多发性单神经炎、类风湿肺及浆膜炎、虹膜炎等。②过渡治疗，在重症类风湿关节炎患者，可用少量激素快速缓解病情，一旦病情控制，应首先减少或缓慢停用激素。③经正规慢作用抗风湿药治疗无效的患者可加用小剂量激素。④局部应用如关节腔内注射可有效缓解关节的炎症。

(5)生物制剂：目前在类风湿关节炎的治疗上，已经有几种生物制剂被批准上市，并且取得了一定的疗效，尤其在难治性类风湿关节炎的治疗中发挥了重要作用。几种生物制剂在类风湿关节炎中的应用：①Infliximab(英夫利昔单抗)也称 TNF-α 嵌合性单克隆抗体，临床试验已证明对甲氨蝶呤等治疗无效的类风湿关节炎患者用 Infliximab 可取得满意疗效。②Etanercept(依那西普)或人重组 TNF 受体 p75 和 IgGFc 段的融合蛋白，Etanercept 及人重组 TNF 受体 p75 和 IgGFc 段的融合蛋白治疗类风湿关节炎和 AS 疗效肯定，耐受性好。③Adalimumab(阿达木单抗)。④Tocilizumab(妥珠单抗)，IL-6 受体拮抗药，主要用于中重度类风湿关节炎，对 TNF-α 拮抗药反应欠佳的患者可能有效。⑤抗 CD20 单抗 Rituximab(利妥昔单抗)治疗类风湿关节炎取得了较满意的疗效。Rituximab 也可与环磷酰胺或甲氨蝶呤联合用药。

(6)植物药：目前，已有多种用于类风湿关节炎的植物药，如雷公藤、白芍总苷、青藤碱等。部分药物对治疗类风湿关节炎具有一定的疗效，但作用机制需进一步研究。

4. *免疫净化*　类风湿关节炎患者血中常有高滴度自身抗体、大量循环免疫复合物、高免疫球蛋白等。因此，除药物治疗外，可选用免疫净化疗法，可快速去除血浆中的免疫复合物和过高的免疫球蛋白、自身抗体等。如免疫活性淋巴细胞过多，还可采用单个核细胞清除疗法，从而改善 T、B 细胞及巨噬细胞和自然杀伤细胞功能，降低血液黏滞度，以达到改善症状的目的，同时提高药物治疗的疗效。目前常用的免疫净化疗法包括血浆置换、免疫吸附和淋巴细胞/单核细胞去除术。被置换的病理性成分可以是淋巴细胞、粒细胞、免疫球蛋白或血浆等。应用此方法时需配合药物治疗。

5. *功能锻炼*　必须强调，功能锻炼是类风湿关节炎患者关节功能得以恢复及维持的重要方法。一般说来，在关节肿痛明显的急性期，应适当限制关节活动。但是，一旦肿痛改善，应在不增加患者痛苦的前提下进行功能活动。对无明显关节肿痛，但伴有可逆性关节活动受限者，应鼓励其进行正规的功能锻炼。在有条件的医院，应在风湿病专科及康复专科医师的指导下进行。

6. *外科治疗*　经内科治疗不能控制及严重关节功能障碍的类风湿关节炎患者，外科手术是有效的治疗手段。外科治疗的范围从腕管综合征的松解术、肌腱撕裂后修补术至滑膜切除及关节置换术。

七、健康指导

对于类风湿关节炎的患者在急性期要卧床休息，缓解期适当活动，避免手指用力提重物等动作，以免加重关节畸形。可做肢体伸展、散步、抓握活动，防止关节失用，要避免过度劳累，要劳逸结合，增强体质，合适的运动有体操、太极拳、散步等。要避免感冒，注意保暖，关节疼痛红肿时可采用热敷、理疗等方法促进血液循环，缓解疼痛。

八、园林康养方案

类风湿关节炎是最常见的风湿病，非药物干预也被用于缓解症状，包括物理治疗和康复练习，如芳香疗法、按摩和反射疗法；认知行为疗法。

1. *芳香疗法* 用精油进行治疗，起源于草药，因此被归类为一种生物疗法。精油在保健中的使用正以指数级的速度增长。然而，支持在特定情况下使用特定油的正式研究仍处于起步阶段。研究人员面临的一个问题是，在临床试验中，触觉和嗅觉很难被蒙蔽。精油是非常有效的，因此它们需要稀释在载体油，如杏仁油或葡萄油，然后应用到皮肤上。精油可以滴在纸巾上（滴 1～5 滴），吸入 5～10 分钟，也可以把精油放在喷雾器里，使气味扩散到更大的空间。

有一些研究支持使用各种精油来控制疼痛。例如，薰衣草被用于治疗偏头痛、骨关节炎、风湿性关节炎和腰痛。其他用于减轻骨关节炎相关疼痛的精油包括桉树、黑胡椒、生姜、洋甘菊、迷迭香和没药。需要进一步的研究来验证精油在缓解疼痛中的有效性（表 9-1）。

表 9-1 芳香疗法处方

植物分类	植物选择	功效特点
芳香疗法植物	桉树、黑胡椒、生姜、洋甘菊、迷迭香	缓解类风湿关节炎疼痛
	薰衣草	薰衣草被用于治疗偏头痛、骨关节炎、类风湿关节炎和腰痛

2. *饮食疗法* 确定能够提供保护或调节关节炎发病和严重程度的常见膳食物质可能具有重要的健康意义。绿茶就是其中一种饮食成分，在过去十年里一直是人们关注的焦点。绿茶是由茶树的叶子制成的。它与红茶的不同之处在于没有发酵过程，因此没有相关的化学成分的变化。在过去的几年里，饮用绿茶的潜在医疗益处受到了广泛的关注，其中大部分都是针对一组被称为儿茶素的多酚化合物。这些物质在红茶中被浓缩成单宁酸，在绿茶之外的其他来源中也能找到，如葡萄皮和种子。绿茶中最丰富的多酚类化合物是表没食子儿茶素没食子酸酯（EGCG），还有其他儿茶素，如表儿茶素（EC）、表没食子儿茶素（EGC）和表儿茶素没食子酸酯（ECG）。

一些绿茶儿茶素对软骨有保护作用，饮用绿茶可能预防关节炎，并可能通过减少炎症和减缓软骨破坏而使关节炎患者受益（图 9-1）。

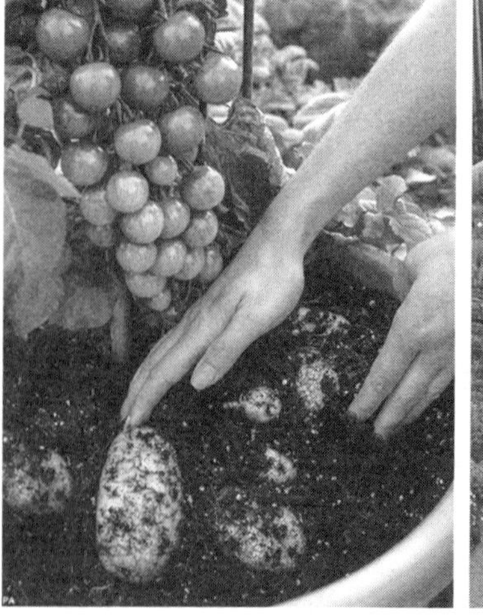

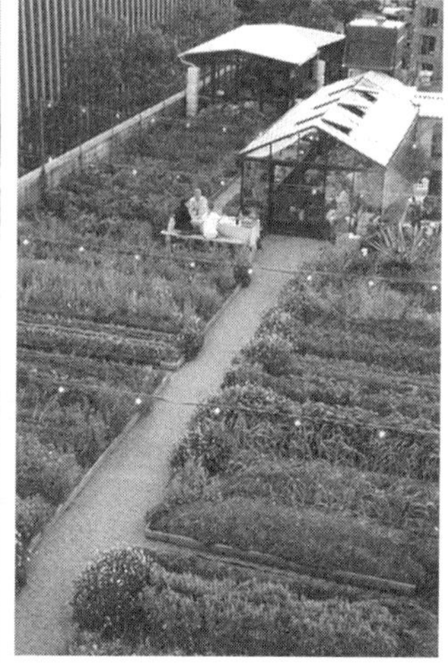

图 9-1 可食用花园

（于　龙　程代玉　彭　聪　戚晓慧）

参考文献

[1] Scherer HU, Häupl T, Burmester GR. The etiology of rheumatoid arthritis[J]. J Autoimmun, 2020, 110:102400.

[2] Lin YJ, Anzaghe M, Schülke S. Update on the pathomechanism, diagnosis, and treatment options for rheumatoid arthritis[J]. Cells, 2020, 9(4):880.

[3] Aletaha D, Smolen JS. Diagnosis and Management of Rheumatoid Arthritis: A Review[J]. JAMA, 2018, 320(13):1360-1372.

[4] Symmons D, Turner G, Webb R, et al. The prevalence of rheumatoid arthritis in the United Kingdom: new estimates for a new century. Rheumatology, 2002(41):793-800.

[5] Theis KA, Helmick CG, Hootman JM. Arthritis burden and impact are greater among U. S. women than men: intervention opportunities. J Women Health, 2007(16):441-453.

[6] Pattison DJ, Silman AJ, Goodson NJ, et al. Vitamin C and the risk of developing inflammatory polyarthritis: prospective nested case-control study. Ann Rheum Dis, 2004(63):843-847.

[7] Boeing H, Bechthold A, Bub A, et al. Critical review: vegetables and fruit in the prevention of chronic diseases. European Journal of Nutrition, 2012, 51(6):637-663. Accessed April 7, 2022. https://search.ebscohost.com/login.aspx? direct=true&db=s3h&AN=78647919&lang=zh-cn&site=ehost-live

[8] Clair Adcocks, Peter Collin, David J. Buttle, Catechins from Green Tea (Camellia sinensis) Inhibit Bovine and Human Cartilage Proteoglycan and Type Ⅱ Collagen Degradation In Vitro, The Journal of Nutrition, Volume 132, Issue 3, March 2002, Pages 341-346, https://doi.org/10.1093/jn/132.3.341

[9] Gok Metin Z, Ozdemir L. The Effects of Aromatherapy Massage and Reflexology on Pain and Fatigue in Patients with Rheumatoid Arthritis: A Randomized Controlled Trial. Pain management nursing: official journal of the American Society of Pain Management Nurses, 2016, 17(2):140-149. doi:10.1016/j.pmn.2016.01.004.

[10] Snyder, Mariah; Wieland, Joanne. Complementary and alternative therapies: what is their place in the management of chronic pain?. Nursing Clinics of North America, 2003, 38(3), 495-508. doi:10.1016/S0029-6465(02)00098-1.

第二节　强直性脊柱炎

强直性脊柱炎(ankylosing spondylitis, AS)是一种以骶髂关节及脊柱中轴关节病为主要病变的慢性进行性炎症性疾病，临床上表现为骶髂关节炎、脊柱和外周关节炎，部分患者可伴有不同程度的眼、肺、心血管、肾、神经系统等脏器损害。本病以青少年男性多发，发病年龄为20—30 岁，40 岁以后较少发病。有明显家族性聚集倾向。患病率依种族的不同而异，但多在0.2%～0.4%。

一、病因

1. 遗传因素　在 AS 发病中发挥重要作用。家系研究发现，本病患者的一级亲属中HLA-B27 阳性者占 10%～20%，患病的风险比一般人群高 20～40 倍。单卵双生的孪生子女中，两人同患病的风险超过 50%。我国 AS 患者的 HLA-B27 阳性率达 90%，欧洲和北美白人患者 HLA-B27 阳性率为 71%～100%，美国黑人患者 HLA-B27 阳性率为 48%。HLA-B27 阳性者发病的相对危险度为 36%。

研究证明，本病的发生与 HLA-B2704、2705 和 2702 亚型呈正相关，而与 HLA-B2709 和 2706 呈负相关，可能与这些 HLA-B27 分子的氨基酸序列的差异有关。

2. 环境因素　肠道及泌尿系统的肺炎克雷伯杆菌、致病性肠道细菌和衣原体等感染与 AS 的发病最为密切。HLA-B27 和肺炎克雷伯杆菌之间存在分子模拟现象，即 HLA-B27 和不同的细菌产物之间存在共同的抗原决定簇。当机体针对病原菌产生免疫应答时，由于二者有共同的抗原决定簇而致交叉免疫反应的发生。

3. 免疫学异常　患者可有血清免疫球蛋白、循环免疫复合物、IL-6、TNF-α、IL-10 等炎性细胞因子水平升高，TNF-α 拮抗药治疗 AS 有明显效果。此外，尚有研究发现，AS 患者血清中可以检测到抗果蝇唾液腺抗体，这些结果均提示免疫反应参与了本病的发生。

二、临床表现

1. 症状　本病缓慢起病，症状隐匿。但少数患者以急性关节炎起病。全身症状轻微，少数重症患者可伴低热、疲劳、厌食或体重下降、贫血。

(1)关节表现

①骶髂关节：早期表现为腰骶、下腰痛或臀部疼痛，查体可以发现骶髂关节压痛。

②脊柱：常由腰椎逐渐向上累及胸椎和颈椎，但亦有以颈椎或胸椎首先起病者。患者多有腰背疼痛及活动受限，以晨起时为著。休息后加重，活动后可减轻。体检可以发现腰部各方向活动受限、腰椎棘突压痛及椎旁肌肉痉挛。随病变进展，腰椎前凸消失和胸椎后凸畸形。晚期脊柱强直，驼背畸形。脊肋和横突关节受累引起扩胸受限。

本病的腰背痛是炎性疼痛，以下 5 项有助于脊柱炎引起的炎性背痛和其他原因引起的非炎性背痛的鉴别：背部不适发生在 40 岁以前；隐匿起病；背部不适在活动后减轻或消失；休息后无改善；夜间痛(起床后改善)。以上 5 项有 4 项符合则支持炎性背痛。

③外周关节：部分患者以外周关节受累为首发症状。以非对称性髋、膝、踝大关节等下肢关节受累者常见，肘、手和足的小关节受累少见。髋关节受累者表现为关节局部或腹股沟处疼痛、活动受限，晚期可以发展为关节强直，是本病致残的主要原因之一。

④肌腱端炎：表现为足跟、足底部及脊柱旁、髂嵴、坐骨结节等肌腱附着点疼痛。

(2)关节外表现：本病除累及脊柱和外周关节外，还可累及其他器官，如虹膜、睫状体、升主动脉及心脏传导系统。

①眼部病变：25%～30%的患者出现虹膜睫状体炎、葡萄膜炎或视网膜炎可出现于病程的任何阶段，多为单侧发病，也可以累及双侧，与疾病活动明显相关。反复发作可导致视力障碍。

②心血管病变：见于 3.5%～10%的患者，表现为升主动脉炎、主动脉瓣关闭不全、心脏扩大及传导障碍，偶有心包炎及心肌炎。可出现胸闷、憋气等症状。偶尔可因完全性心脏传导阻滞出现阿-斯综合征。

③肺部表现：主要为肺间质纤维化，常为双上肺受累。一般无症状，重症患者可表现为咳嗽、咳痰和气促。

④肾病变：较少见，主要表现为淀粉样变及 IgA 肾病。

⑤神经系统病变：可出现马尾综合征，或因脊柱骨折、脱位等导致神经系统病变。晚期严

重骨质疏松，出现颈椎自发性寰枢关节向前方半脱位、脊柱骨折等并发症。

2. 体征　AS的常见体征为骶髂关节压痛，脊柱的前屈、后伸、侧弯和转动受限，以及胸廓活动度减低。

(1)Schober试验：患者直立，在双侧髂后上棘连线中点及向上10cm做出标记点，嘱患者(双腿直立)弯腰至脊柱最大前屈度，测量上下两点间的距离，增加<5cm为阳性。

(2)胸廓活动度试验：患者直立，测量在第4前肋间水平的深呼气和深吸气之胸围差，<2.5cm为异常。

(3)枕壁墙试验：患者背靠墙直立，收颏，眼平视，测量其枕骨结节和墙壁之间的距离。正常时该距离为0，而在颈活动受限和(或)胸椎段后凸畸形者该间隙增大。

(4)骶髂关节按压痛：直接压迫骶髂关节时，患者感到有局部的疼痛。

(5)Pitrick(4字)试验：患者仰卧，一侧膝屈曲将足跟置于对侧伸直的膝关节上，检查者一手压直对侧髂嵴，另一手下压屈曲的膝关节。如屈曲侧髋关节出现疼痛，提示屈曲侧髋关节病变。

(6)骨盆按压实验：患者侧卧，从另一侧按压骨盆可引起骶髂关节疼痛。

三、辅助检查

1. 血液检查　无特异性指标。RF阴性，活动期可有血沉、C反应蛋白、免疫球蛋白(尤其是IgA)升高。90%左右患者HLA-B27阳性。

2. 影像学检查　骶髂关节炎是诊断的关键依据，并有助于病变严重程度的分级与判断。主要包括X线片、CT和MRI等。X线照片经济实惠，应用最广；CT检查能发现骶髂关节轻微的变化，有利于早期诊断；MRI检查能显示软骨变化。因此比CT更早发现骶髂关节炎。典型表现为骶髂关节炎关节面模糊，软骨下骨密度增高。骨质破坏、囊性变，后期可出现节间隙变窄甚至融合；脊柱病变：受累椎体旁韧带钙化、椎体“方形”样变、椎小关节面模糊、脊柱“竹节样”变和脊柱生理曲度改变等。其中骶髂关节X线表现分级为：0级为正常；Ⅰ级为可疑；Ⅱ级为轻度异常，可见局限性侵蚀、硬化，但关节间隙正常，Ⅲ级为明显异常，存在侵蚀、硬化、关节间隙增宽或狭窄、部分强直等1项或1项以上改变；Ⅳ级为严重异常，表现为完全性关节强直。

四、诊断

1984年修订纽约分类标准。

1. 临床标准　①腰背痛、晨僵3个月以上，活动改善，休息无改善：②腰椎额状面和矢状面活动受限；③胸廓活动度低于相应年龄、性别的正常人。

2. 放射学标准　骶髂关节炎X线表现分级：双侧≥Ⅱ级或单侧Ⅱ～Ⅳ级。

3. 诊断标准　①肯定AS：符合放射学标准和1项(及以上)临床标准者。②可能AS：符合3项临床标准，或符合放射学标准而不伴任何临床标准者。

五、治疗

主要治疗目标为通过控制症状和炎症来最大限度地提高生活质量，避免远期关节畸形，保持日常生活和工作能力。治疗方法主要包括非药物治疗、药物治疗及手术治疗。

1. *非药物治疗* 是延缓疾病发展及促进康复的有效措施，包括患者健康指导、功能锻炼及物理治疗。针对脊柱、胸廓、髋关节活动等的功能锻炼尤为有效。水疗、超短波等物理治疗方法，可起到解除肌肉痉挛、改善血液循环及消炎镇痛的作用。

2. *药物治疗*

(1)非甾体抗炎药(NSAIDs)：为缓解关节疼痛和晨僵的一线用药。对此类药物反应良好是本病的特点。对于效果不好、禁忌证和(或)不能耐受的患者，可考虑应用对乙酰氨基酚和阿片类药物等镇痛药。

(2)缓解病情抗风湿药(DMARDs)：无足够证据证实 DMARDs(包括柳氮磺吡啶和甲氨蝶呤)对 AS 中轴病症有效；对外周关节炎患者可考虑应用柳氮磺吡啶。

(3)糖皮质激素：眼急性葡萄膜炎、肌肉关节的炎症可给予局部直接注射激素。

(4)其他：根据国际脊柱关节炎专家评估协会(ASAS)推荐，对于持续高疾病活动性的患者，给予抗肿瘤坏死因子(抗 TNF)治疗。焦虑、抑郁者可试用抗焦虑或抑郁类药物。

3. *外科治疗* 对于髋关节病变导致难治性疼痛或关节残疾及有放射学证据的结构破坏，无论年龄大小都应考虑全髋关节置换术。对脊柱严重畸形的晚期患者可选用脊柱矫形术。急性脊柱骨折的 AS 患者应进行脊柱手术。

六、健康指导

1. *休息与活动* 睡硬板床、低枕，避免过度负重和剧烈运动。鼓励患者根据体能状况和关节疼痛程度，适当进行活动锻炼，劳逸结合。

2. *饮食护理* 冬季寒冷地区患者可适当服用姜汤用以驱寒祛湿。多食用含有丰富植物蛋白和微量元素的食物，如大豆、黑豆、黄豆等，促进肌肉、骨骼、关节、肌腱的代谢，有助于疾病修复。

3. *病情观察* 注意观察并评估晨僵及腰背痛等症状的程度及持续时间；注意活动受限的部位、范围；是否伴有发热、咳喘、呼吸困难等症状，如果发现应警惕脏器受累。

4. *姿势矫正和功能锻炼* AS 患者应坚持进行姿势矫正和关节功能锻炼，保持脊柱及关节的活动度和灵活性，防止关节挛缩畸形。为缓解背部疼痛或疲劳感而长期采取不正确姿势，易加速脊柱及关节畸形。

5. *疾病知识指导* 帮助患者增加对本病的认识，了解防治方法、保持乐观心态，积极配合治疗与功能锻炼，掌握自我护理的方法。日常生活及工作中，均要注意保持行、立、坐、卧的正确姿势，保持最佳的功能位置，防止脊柱畸形。指导患者睡硬板床等，去枕或低枕卧位。避免各种诱因，如疲劳、受寒、感染、过度负重和剧烈运动等。

七、园林康养方案

1. *园艺疗法* 通过园艺活动设计保证患者适当的活动量，舒缓心情，减轻疾病痛苦，使用站立式和坐式相结合的园艺活动来诱导自主的身体关节锻炼(表 9-2)。

2. *芳香疗法* 芫荽、生姜各 8 滴，牛至 5 滴，岩兰草 10 滴，黑胡椒精油 6 滴，稀释于 70ml 椰子油中每日脊椎、腿部脚部、关节处按摩。

牛至在突发疼痛时可以快速消炎止痛；芫荽调理净化消化系统；生姜促进血液循环，温经通络；岩兰草健脾促进血红细胞稳定；黑胡椒促进血液循环，温暖心脏。

表 9-2　园艺疗法处方

活动内容	材料选择	疗程设计	疗法设计	对应疗效
灌木盆栽种植养护	杜鹃花、山茶、玫瑰、常春藤、玉竹、木槿、紫茉莉、芭蕉，青钱柳	每周 1 次，每次 30 分钟	观赏灌木盆栽的园艺操作和养护能够锻炼更多的肢体关节	通过园艺操作帮助多活动肢体，减缓坏疽。在遵循安全监护的情况下每周 3 次进行园艺活动，每次持续时间 45～60 分钟
藤本盆栽的种植养护	吊兰、藤本蔷薇、花叶满长春、炮仗花等	每周 1 次，每次 30 分钟	为藤本搭建盆栽的攀爬架，能够全方位地锻炼关节和心肺功能	这些植物的栽植养护能够激起患者的兴趣，积极参加相关的活动，达到促进全身活动或针对性的腰部、手部活动及手眼协调的目的

（罗展鹏　龚文平　林松栩）

参考文献

[1] Hwang MC, Ridley L, Reveille JD. Ankylosing spondylitis risk factors: a systematic literature review [J]. Clin Rheumatol, 2021, 40(8): 3079-3093.

[2] Garcia-Montoya L, Gul H, Emery P. Recent advances in ankylosing spondylitis: understanding the disease and management [J]. F1000Res, 2018, 7: 1000-1512.

[3] Hanson A, Brown MA. Genetics and the causes of ankylosing spondylitis [J]. Rheum Dis Clin North Am, 2017, 43(3): 401-414.

第10章 骨科常见疾病园艺治疗方案

第一节 颈椎病

颈椎病是指由多种原因导致颈椎退行性改变及其继发病理改变累及周围组织结构(神经根、脊髓、椎动脉、交感神经等)所引起的临床表现。仅有颈椎的退行性改变而无临床表现者则称为颈椎退行性改变。

颈椎病是导致颈肩臂痛的最常见原因之一,其发病率为3.8%~17.6%,男女比例约6∶1。我国一项对1009名体检患者的研究显示,颈椎病患病率更是高达65.32%以上。而且近年颈椎病呈现年轻化,有研究显示,中青年伏案工作者颈椎病发病率为19.22%。

一、病因

颈椎病的病因及发病机制尚未完全清楚。一般认为是多种因素共同作用的结果。颈椎间盘的退行性改变及其继发性椎间关节退变是颈椎病的发病基础。针对颈椎病病因,目前有以下3种学说。

1. 机械压迫学说

(1)静态性压迫因素:30岁以后,随着纤维环中弹力纤维含量的逐渐减少、胶原纤维的含量逐渐增多,以及髓核含水量降低,纤维环耐受牵拉压缩能力减退,出现椎间隙减少、椎间盘膨出或突出。同时由于椎间盘突出继发椎间隙变窄,椎间关节周围韧带松弛,脊柱不稳,机体代偿性在椎体上下缘韧带附着处形成增生骨赘,如椎体后方上下缘发生骨赘增生合并椎间盘突出将进一步加剧椎管内神经根或脊髓的压迫程度。

(2)动态性压迫因素:颈椎后伸时脊髓横截面增加、脊髓变粗变短,颈椎后方黄韧带由于颈椎间盘突出、椎间隙变窄变得高度松弛,甚至代偿性黄韧带肥厚,颈椎后伸导致黄韧带产生褶皱从后方突入椎管,加上前方存在的椎间盘突出和(或)椎体后缘增生骨赘,将加剧椎管内脊髓神经受压情况。

2. 不稳定学说　颈椎不稳定主要表现在颈椎屈伸位时角度>11°,和(或)颈椎前后位移>3 mm。此时,脊髓腹侧可能因为不稳定受到椎体后方增生骨赘的反复刺激而出现相关脊髓受损的病理表现。同时颈椎不稳定可导致小关节、纤维环及周围韧带内交感神经末梢受刺激,通过窦椎神经反射引起脊髓及神经根周围滋养血管痉挛收缩导致局部一过性缺血,如反复发生一过性缺血将导致脊髓缺血再灌注损伤,对脊髓和神经根产生病理性损害。

3. 血运障碍学说　椎间盘突出和(或)骨赘增生压迫脊前动脉导致脊髓缺血可引起相应症状,特别是当颈部屈曲,脊髓腹侧受前方突出间盘和(或)增生骨赘压迫后前后径变小,同时脊髓侧方受到间接应力导致横径增加，脊髓前中央动脉横向分支受横向牵拉而变细，导致脊髓前 2/3 缺血，如联合后方黄韧带肥厚使得椎管狭窄，脊髓前后受压缺血，导致相应症状出现。

二、分型

根据受累组织和结构的病理变化不同，颈椎病分为神经根型、脊髓型、交感神经型、椎动脉型、颈型（又称软组织型）、其他型（目前主要指食管压迫型）。如果两种以上类型同时存在，则称为“混合型”。

1. 神经根型颈椎病　发病率最高，占 60%～70%。多为单侧单根发病，也有双侧多根发病者。多见于 30－50 岁，但随着日常生活及工作习惯改变，越来越年轻化。起病缓慢，也有急性发作，多数患者无明显外伤史，多与不良生活及工作习惯相关，男性多于女性。

2. 脊髓型颈椎病　发病率为 12%～30%，致残率高。一般起病缓慢，以 40－60 岁人群为主。多数患者无明显外伤史，可与神经根型颈椎病同时发生。

3. 交感型颈椎病　多数患者表现为交感神经兴奋的症状，少数为交感神经抑制。症状往往与体位或活动有明显关系，坐站时症状加重，卧位时缓解或消失。颈部活动多时加重，休息可缓解。

4. 椎动脉型颈椎病　当头偏向一侧时，同侧椎动脉受压导致椎动脉一过性血供减少，正常情况下对侧椎动脉可代偿。当出现椎间盘突出、椎体后缘及钩椎关节增生时，因椎间隙变窄，椎动脉发生短缩扭曲，此时头偏向一侧，椎体后缘及钩椎关节增生骨赘可直接压迫椎动脉导致一过性痉挛，引起椎-基底动脉供血不足出现相应症状。

5. 颈型颈椎病　又称软组织型，指由于颈椎椎间盘退变、突出导致患者以颈痛为主要临床表现的颈椎病。难以与颈部软组织劳损、炎症相鉴别。由于 $C_{2\text{-}4}$ 神经根前支支配颈长肌、斜角肌和胸锁乳突肌及颈前部皮肤，后支支配枕颈部的韧带、肌肉及皮肤，$C_{2\text{-}4}$ 神经根受累时，可引起上述部分肌肉痉挛及疼痛。

6. 其他型颈椎病　目前主要指食管压迫型颈椎病，指由于颈椎前缘巨大骨赘压迫食管并严重影响食管蠕动的颈椎病，以单间隙多见。

三、临床表现

1. 神经根型颈椎病

(1)症状：早期可出现颈痛和颈部发僵，主要症状是上肢放射性疼痛或麻木。有的患者患侧上肢感觉沉重、握力减退，有时出现持物坠落。可有血管运动神经的症状，如手部肿胀等。晚期可以出现肌肉萎缩。

(2)体征：颈部僵直，活动受限。椎间孔部位出现压痛并伴上肢放射性疼痛或麻木，或者使原有症状加重具有定位意义。椎间孔挤压试验、臂丛神经牵拉试验、椎间孔分离试验可阳性。

2. 脊髓型颈椎病

(1)症状

①一侧或双侧上肢或下肢麻木、无力、沉重感，上肢不能完成精细动作，下肢出现步态不稳、行走困难、有踩棉感。严重者双下肢呈痉挛性瘫痪，卧床不起，生活不能自理。

②感觉异常，躯干部出现“束带感”，下肢可有烧灼感、冰凉感。

③部分患者出现膀胱和直肠功能障碍。

(2)体征：颈部多无体征。上肢或躯干部出现节段性分布的浅感觉障碍区，深感觉多正常，肌力下降，双手握力下降。四肢肌张力增高，可有折刀感；腱反射活跃或亢进；髌阵挛和踝阵挛阳性。病理反射阳性。浅反射如腹壁反射、提睾反射减弱或消失。

3. 交感型颈椎病

(1)症状：出现交感神经支配区域的异常症状，如头晕、头痛等，以及眼耳鼻喉部症状、胃肠道症状、心血管症状、皮肤排汗及感觉异常等。

(2)体征：没有明显特异体征，可有颈椎棘突间或椎旁小关节周围的软组织压痛，有时还可伴有心率、心律、血压等的变化。

4. 椎动脉型颈椎病

(1)症状：发作性眩晕、昏迷，有时伴随恶心、呕吐、耳鸣或听力下降，这些症状与颈部位置改变有关。下肢突然无力猝倒，但是意识清醒，多在头颈处于某一位置时发生。

(2)体征：没有明显特异体征，上述症状可与颈部位置改变、活动有关。

5. 颈型颈椎病

(1)症状：以颈部疼痛为主要临床表现，缺乏特异性表现，难以与颈部软组织劳损、炎症相鉴别。

(2)体征：没有特异性体征，采取牵引、理疗、肌肉松弛等治疗后可缓解症状。

6. 其他型颈椎病

(1)症状：以出现吞咽困难为临床特征，最开始以咽下较干固体食物不顺畅为首发症状。导致吞咽困难与骨赘位置和形状相关。骨赘发生在 $C_{4\text{-}5}$ 和 $C_{5\text{-}6}$ 椎间隙时由于影响喉部上下滑移可出现吞咽困难表现。如增生骨赘不超过 1 cm，则发生在 $C_{3\text{-}4}$ 和 $C_{6\text{-}7}$ 椎间隙的骨赘一般不引起吞咽困难表现，如 $C_{3\text{-}4}$ 和 $C_{6\text{-}7}$ 椎间隙增生骨赘超过 1.5 cm，则也可出现吞咽困难表现。

(2)体征：没有特异体征，上述症状主要发生在吞咽时，从早期对咽下较干固体食物不顺畅，到只能进食半流食甚至流食，个别可发展为滴水不进的程度。

四、辅助检查

X 线检查（如颈椎正侧位片、颈椎伸屈动态侧位片、左右斜位片，必要时拍摄颈 1～2 开口位片）及颈部 MRI、CT；血管检查[如椎动脉超声、椎动脉造影、经颅彩色多普勒、数字减影血管造影技术(DSA)、磁共振血管造影(MRA)可探查椎动脉、基底动脉血流]。

五、诊断

1. 神经根型颈椎病　具有根性分布的症状（麻木、疼痛）和体征；椎间孔挤压试验和(或)臂丛牵拉试验阳性；影像学所见与临床表现基本相符合；排除颈椎外病变所致的疼痛。

2. 脊髓型颈椎病　出现颈脊髓损害的临床表现；影像学显示颈椎退行性改变、颈椎管狭窄，并证实存在与临床表现相符合的颈脊髓压迫；除外进行性肌萎缩性脊髓侧索硬化症、脊髓肿瘤、脊髓损伤、继发性粘连性蛛网膜炎、多发性末梢神经炎等。

3. 交感神经性颈椎病　尚缺乏客观的诊断指标。出现交感神经功能紊乱的临床表现、影像学显示颈椎节段性不稳定。对部分症状不典型的患者，如果行星状神经节封闭或颈椎高位硬膜外封闭后，症状有所减轻，则有助于诊断。

4. 椎动脉型颈椎病　曾有猝倒发作，并伴有颈性眩晕；旋颈试验阳性；影像学显示节段性不稳定或钩椎关节增生；除外其他原因导致的眩晕；颈部运动试验阳性。

5. 颈型颈椎病　具有典型的落枕史及上述颈项部症状体征；影像学检查可正常或仅有生

理曲度改变或轻度椎间隙狭窄，少有骨赘形成。

6. 其他型颈椎病　食管型颈椎病具有明确进行性吞咽困难病史，影像学检查提示颈椎前方巨大骨赘形成；食管镜或影像学检查排除食管和纵隔占位性病变。

六、治疗

1. 非手术治疗

(1)一般治疗

①纠正不良姿势，避免颈椎劳累是治疗颈椎的基础。

②运动方案：包括颈椎柔韧性练习、颈肌肌力训练、颈椎矫正训练等。

(2)药物治疗

①非甾体抗炎药(双氯芬酸钠、塞来昔布、布洛芬等)。

②脱水、减轻神经根水肿：七叶皂苷钠 10～20 μg，每日 1 次；甘露醇 125 ml，每日 2 次；地塞米松 5～10 mg 泵入，每日 1 次。

③营养神经等类药物：甲钴胺、维生素 B_1 等。

④其他：扩张血管、改善微循环，改善骨代谢，中药治疗。

(3)物理治疗：常用中频电疗法、超声波治疗、超声电导靶向透皮给药治疗、直流电离子导入疗法等。

(4)牵引治疗：颈椎牵引治疗时必须掌握牵引力的方向(角度)、重量和牵引时间三大要素，才能取得牵引的最佳治疗效果。年老体弱者宜牵引重量轻些，牵引时间短些，年轻力壮者则可牵引重些长些；牵引过程要注意观察询问患者的反应，如有不适或症状加重者应立即停止牵引，查找原因并调整更改治疗方案。

(5)矫正治疗：最常用的有颈围、颈托，可应用于各型颈椎病急性期或症状严重的患者。

2. 手术治疗　主要是解除由于椎间盘突出、骨赘形成或韧带钙化所致的对脊髓或血管的严重压迫，以及重建颈椎的稳定性。在临床工作中要合理把握手术适应证。可根据具体情况采用颈椎前路手术或后路手术。

(1)前路手术

①颈椎前路椎间盘切除椎体间植骨融合术(ACDF)。

②颈椎前路椎体次全切除椎体间植骨融合术。

③颈椎间盘切除前路非融合手术；前路内固定方法最常用的是颈椎前路钉板系统。

(2)后路手术：颈椎椎板成形术和颈椎椎板切除术。后路内固定方法包括颈椎侧块螺钉固定技术和颈椎椎弓根螺钉固定技术。

七、园林康养方案

1. 中医疗法　颈椎病的中医治疗方法有很多，包括针灸、推拿按摩、牵引、中药外用和内服等。但须注意，并不是所有类型颈椎病都适合中医治疗，建议在正规医院明确诊断之后，到有相关医疗资质的专业机构接受治疗。

(1)针灸治疗：包括针法与灸法，可以取颈项部的夹脊穴及风池、风府、天宗、大椎、外关、合谷穴进行针刺或艾灸。

(2)推拿按摩治疗：以颈项部局部松解为主，配合手法整复，能够使颈部气血得以调畅，肌肉得以松弛。

(3)牵引治疗:一般采用颈椎牵引带牵引治疗,解除颈部肌肉痉挛,松解软组织粘连,改善或恢复颈椎的正常生理曲度。

(4)中药外用:将有行气散瘀、温经散寒、舒筋活络或清热解毒等不同作用的中药制剂,应用在颈椎病患者的有关部位,如苏木、葛根、杜仲、川芎等。常用治法有敷贴药、喷药等。

(5)中药内服:需要根据患者的中医辨证分型给予中药。风寒湿型,可以给予防风汤;气滞血瘀型,可以给予通窍活血汤;痰湿阻滞型可以半夏白术天麻汤。

2. *运动疗法* 加强颈肩部肌肉的锻炼,可在工间或工余做头及双上肢的前屈、后伸及旋转运动,既可缓解疲劳,又能使肌肉发达,韧度增强,提高耐性,从而有利于颈段脊柱的稳定性,增强颈肩顺应颈部突然变化体位的能力。

3. *环境疗法* 由于颈椎病有反复发作的特点,患者一般又难以坚持系统治疗。因此,对有条件的患者,在发现疾病后,最好去疗养地接受系统的诊查、治疗。我们推崇矿泉疗养地。矿泉对骨、关节疾患有良好效果,对调节自主神经功能有着特殊作用。矿泉疗养院中,物理治疗设备均较齐全,有进行系统治疗的客观条件。患者在休息、营养有利的条件下,接受综合治疗,配合医疗体育必将获得满意的效果。

4. *芳香疗法*

(1)天竺葵促进血液循环、滋养神经;薄荷安抚神经痛,消解头疼,排出体内毒素郁积,收缩微血管;甜橙健脾胃,加速身体新陈代谢,舒缓肌肉僵硬、身体疼痛不适;薰衣草促进身体细胞再生,缓解过度疲劳导致的身体肌肉痉挛、酸痛。

天竺葵精油 2 滴+薄荷精油 2 滴+甜橙精油 1 滴+薰衣草精油 1 滴混合溶于 10ml 基础油涂抹颈椎。

(2)古巴香脂精油有极强的修复力,马郁兰、蓝胶尤加利、罗马洋甘菊、薰衣草、丁香,对颈椎病的症状都有缓解作用。

选择涂抹以上精油 3~4 种,每种 1~2 滴稀释在 5~10ml 基础油内。可配合点按肩井、天宗、风池等穴,局部热敷 10~15 分钟,可更快缓解症状。

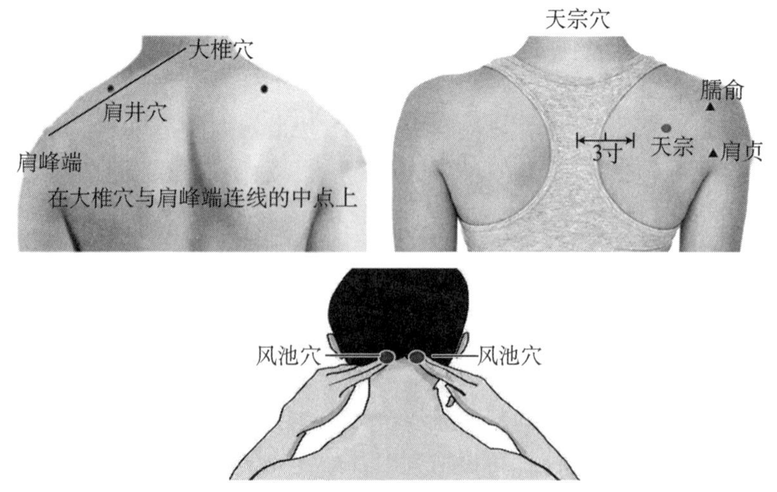

（陶　笙　戚贵舒　孙　杨）

参考文献

[1] Theodore N. Degenerative Cervical Spondylosis [J]. N Engl J Med, 2020, 383(2): 159-168.

[2] Tan HL, Luo C, Zhang R, et al. Diagnosis and treatment of esophagustype cervical spondylosis[J]. Zhongguo Gu Shang, 2017, 30(12): 1165-1170.

[3] McCormick JR, Sama AJ, Schiller NC, et al. Cervical Spondylotic Myelopathy: A Guide to Diagnosis and Management [J]. J Am Board Fam Med, 2020, 33(2): 303-313. https://image.baidu.com/

[4] 王亮，马远征. 骨内科临床实践[M]. 北京：科学技术文献出版社，2019：8-17.

[5] 尤黎明，吴瑛. 内科护理学[M]. 6 版. 北京：人民卫生出版社，2017.

[6] 孙材江，彭力平. 实用骨内科学[M]. 北京：人民军医出版社，2008：326-331.

[7] 罗晓，刘康，杨维新. 某医院 2014—2016 年颈椎病住院患者流行病学现状分析[J]. 解放军预防医学杂志，2018，36(01)：121-126.

[8] 姜红月，王小琼. 某三甲医院 2012 年—2014 年颈椎病住院患者临床流行病学特征分析[J]. 中国病案，2016，17(03)：68.

[9] 刘乐祥. 盐酸氨基葡萄糖片治疗颈椎病疗效观察[J]. 中国实用医药，2017，12(15)：135-136.

[10] 中国康复医学会：颈椎病诊治与康复指南 2010 版.

[11] 北美脊柱外科协会：神经根型颈椎病诊治指南 2010 版.

[12] 陈孝平. 外科学[M]. 2 版. 北京：人民卫生出版社，2005：1036-1040.

[13] 陈仲强，刘忠军，党耕町. 脊柱外科学[M]. 北京：人民卫生出版社，2013：232-292.

第二节　肩周炎

肩周炎，全称为肩关节周围炎，也可称漏肩风、凝肩、关节囊炎，因多发于 50 岁左右的中老年人，故又有人称之为“五十肩”，多表现为肩部疼痛和肩部运动障碍，表现为关节内外逐渐粘连所致，是一种位于肩部肌肉、肌腱、韧带、关节囊等软组织的慢性炎症和退行性疾病。肩周炎并非一种疾病，而是由肩关节周边的滑囊、肌肉、肌腱等软组织的粘连、慢性炎症引起的以肩关节活动障碍、周边疼痛为主要症状的症候群。

肩周炎(SP)是一种常见于中老年人的肌肉骨骼疾病，其发病率为 2%～5%，约占肩部疾病的 42%，女性略高于男性。在中国，约 8%的成年人患有肩周炎，多见于中老年人，目前有年轻化趋势。临床表现是肩部疼痛和肩部活动受限，最初的疼痛是阵发性的，随着病情的进展，可转化为持续剧烈的疼痛，通常在夜间加重，严重影响睡眠。且常伴有运动受限，甚至伴有不同程度的三角肌萎缩。此外，该疾病属于病程长、肩部疼痛剧烈、活动受限、致残率高的慢性疾病，使患者痛苦不堪，容易出现失眠、焦虑等心理问题，严重影响生活质量。

一、病因

1. 肩部原因

(1)本病大多发生在 40 岁以上中老年人，软组织退行病变，对各种外力的承受能力减弱。

(2)长期过度活动，姿势不良等所产生的慢性致伤力。

(3)上肢外伤后肩部固定过久，肩周组织继发萎缩、粘连。

(4)肩部急性挫伤、牵拉伤后因治疗不当等。

2. *肩外因素* 颈椎病,心、肺、胆管疾病发生的肩部牵涉痛,因原发病长期不愈使肩部肌肉持续性痉挛、缺血而形成炎性病灶,转变为真正的肩周炎。

二、分型

根据症状的演变,原发性肩周炎分为3个时期。

1. *疼痛期* 持续2.5～9个月,表现为逐渐加重的肩周围疼痛。

2. *僵硬期* 持续4～12个月,此期肩关节疼痛缓解,而以渐进性肩关节活动度降低为特点,包括主动和被动的肩外旋、内旋和外展活动度全面下降,其中以肩外旋活动度降低最为明显。

3. *缓解期* 持续5～26个月,肩关节活动度逐渐恢复。肩周炎有自限性的特点,未经治疗者整个病程为12～42个月,平均30个月。但即使病情得到最大程度的恢复,仍有约60%的病例不能完全恢复正常,患肩活动度低于对侧正常肩关节。

三、临床表现

1. *肩部疼痛* 起初肩部呈阵发性疼痛,多数为慢性发作,以后疼痛逐渐加剧或钝痛,或刀割样痛,且呈持续性,气候变化或劳累后常使疼痛加重,疼痛可向颈项及上肢(特别是肘部)扩散,当肩部偶然受到碰撞或牵拉时,常可引起撕裂样剧痛,肩痛昼轻夜重为本病一大特点。若因受寒而致痛者,则对气候变化特别敏感。

2. *肩关节活动受限* 肩关节向各方向活动均可受限,以外展、上举、内旋、外旋更为明显。随着病情进展,由于长期失用引起关节囊及肩周软组织的粘连,肌力逐渐下降,加上喙肱韧带固定于缩短的内旋位等因素,使肩关节各方向的主动和被动活动均受限,特别是梳头、穿衣、洗脸、叉腰等动作均难以完成。严重时肘关节功能也可受影响,屈肘时手不能摸到同侧肩部,尤其在手臂后伸时不能完成屈肘动作。

3. *怕冷* 患者肩怕冷,不少患者终年用棉垫包肩,即使在暑天肩部也不敢吹风。

4. *压痛* 多数患者在肩关节周围可触到明显的压痛点,压痛点多在肱二头肌长头肌腱沟处、肩峰下滑囊、喙突、冈上肌附着点等处。

5. *肌肉痉挛与萎缩* 三角肌、冈上肌等肩周围肌肉早期可出现痉挛,晚期可发生失用性肌萎缩,出现肩峰突起,上举不便,后伸不能等典型症状,此时疼痛症状反而减轻。

四、辅助检查

X线在肩周炎诊断中的目的之一是鉴别和诊断肩部骨折、脱位、肿瘤、肺结核、骨关节炎、风湿病、类风湿关节炎等疾病。然而,临床已经确定,大约1/3的患者在肩周炎的不同阶段在X线片上表现出一些特征性的变化。

早期X线特征性改变主要表现为肩峰下方的粗纹已消退、扭曲,甚至消失。所谓肩峰下脂肪线,是指在肩峰下滑囊炎的X线片上,有一薄层脂肪组织的线性投影。如果肩关节过度向内旋转,脂肪组织只是切线,看起来很直。肩周炎早期,当肩部软组织充血肿胀时,X射线片软组织对比度降低,肩峰下脂肪线模糊、扭曲或消失。

中晚期X线特征性改变主要表现为肩部软组织钙化。X线片显示关节囊、滑膜囊、肱骨肌腱和肱骨长肌腱中有明亮的、不均匀的钙化点。在疾病后期，X线片显示密集、尖锐的钙化，在某些情况下有大的结节、增生和骨赘形成。此外，在肩锁关节中观察到骨质疏松、关节末端增生、骨赘形成或关节间隙变窄。

五、诊断

详细询问病史是正确诊断的前提，要求了解症状初发的情况，有无损伤和手术等诱因，症状持续的时间等。如前所述，由于肩周炎发病与某些内科疾病有一定的相关性，需要了解患者有无甲状腺疾患、缺血性心肌病、糖尿病等。体格检查包括患肩外展、外旋和内旋活动度，肩周炎时患肩各个方向的主动和被动活动度均明显降低；了解肩外展、外旋和内旋肌力，肩周炎时肌力降低不明显，但常由于活动度的限制而影响评估。肩周炎的影像学检查一般无明显异常，但最好常规拍摄肩前后位片、腋位片和冈上肌出口位片，与其他相关疾病进行鉴别。

六、治疗

1. *治疗原则*　是根据肩周炎的不同持续时间或不同症状的严重程度采取相应的治疗措施。肩周炎应以非手术治疗为主。一般来说，如果诊断及时，治疗得当，可以缩短病程，早日恢复运动功能。

(1)肌肉痉挛引发的疼痛通常也可引发关节功能的障碍，因此该症状治疗的主要目的是缓解疼痛和预防关节功能障碍。

(2)关节功能障碍，是肩周炎冰冻期最大的问题，也常可引起关节的疼痛，因此该症状治疗的重点是恢复关节的运动功能。目前所采用的治疗方法有理疗、西医推拿、中西推拿、医疗运动等，达到去除粘连、扩大肩关节活动范围、恢复正常关节功能的目的。

(3)恢复期主要是摆脱残留的症状，主要原则是继续加强功能锻炼来建立肌肉力量，早期恢复萎缩的骨骼体验，即恢复三角肌等肌肉的正常弹性，恢复肌肉的收缩功能，达到全面康复和预防复发的目的。

(4)除针对不同病程采取不同治疗方法外，还应根据肩关节周围炎的严重程度考虑治疗。目前，在外国人看来，可以根据被动运动试验中的疼痛和感觉缺乏引起的运动受限来评估运动的严重程度并指导治疗。

2. *缓解疼痛*

(1)手术治疗：虽然该病的自然病程有限，但部分患者非手术治疗达不到预期效果。影响接受手术治疗决定的因素包括症状的严重程度和持续时间及对非手术治疗的反应。手术的一般适应证是持续性疼痛和活动受限，但至少有3～6个月的非手术治疗，包括给药、局部注射或物理治疗。初始症状较严重、发病年龄较轻和活动受限的患者更有可能需要手术。手术治疗包括麻醉下松解和关节镜或开放松解。由于关节镜下松解术(ACR)是一种可靠的治疗方法，与开放手术相比，具有许多优势，目前很少进行开放手术。

(2)非手术治疗：口服药物，如非甾体类消炎镇痛药(NSAIDs)，但疗效有限；局部痛点封闭；降钙素，如“密盖息”，有肌内注射和鼻腔喷雾给药两种剂型。治疗原理是基于肩周炎属于“反射性交感神经营养不良”的理论，尚有待深入研究；局部麻醉，有报道肩胛上神经周围或臂丛神经肌间沟注射局麻药物，可以缓解肩周炎的疼痛症状，然而疗效维持时间短暂，没有证据表明能够改变自然病程；关节扩张法，又称为水成形技术，主要针对关节腔容量的减小，关节内注射 40～50 ml 液体(包括丁哌卡因、利多卡因等局麻药,以及皮质类固醇激素等)。

3. *缓解关节僵硬,恢复关节活动度的治疗* 主要为麻醉下手法松解,即在麻醉状态下,通过手法松解关节周围的粘连组织,以恢复肩关节活动度。然而手法松解有一定难度,不同手法可能疗效不同。另外手法松解有骨折、关节脱位、肩袖损伤、臂丛神经损伤、关节周围软组织损伤等并发症。因此,采用这种治疗方式需要慎重;手术松解,包括开放手术和关节镜微创手术,对生活质量以及自然愈合时程缩短都具有较好疗效。

4. *功能锻炼* 目前,对肩周炎的治疗,多数学者认为,服用镇痛药物只能治标,暂时缓解症状,停药后多数会复发。但立正消痛贴不仅能起到快速缓解疼痛的功效,且对骨病修复效果明显。而运用手术松解方法治疗,术后容易引起粘连。所以采用中医的手法治疗被认为是较佳方案,若患者能坚持功能锻炼,预后相当不错。

5. *运动疗法* 徒手体操、器械体操、下垂摆动练习、点穴按摩与被动运动等运动手法,全过程一定要轻柔,以免症状加重。

七、健康指导

1. 注意保暖。

2. 减少剧烈的活动。

3. 结合消炎镇痛和活血化瘀的中药,局部可以用膏药或者是药膏。

4. 结合理疗或者热疗,或者传统医学的拔罐、艾灸等,能够缓解患者的症状,消除局部炎症。

5. 如果出现关节受限的情况,在专业医师的指导下进行康复锻炼,恢复肩关节的活动能力。

八、园林康养方案

1. *针灸、推拿治疗* 取患者阳陵泉、肩井、肩贞、手三里、后溪、外关、阿是穴,对上述穴位用乙醇消毒后进针,得气后留针 20 分钟,每日 1 次。患者取坐位,首先对患者肩颈部两侧肌肉进行放松,选取列缺、少商、天府、尺泽、中府穴进行点位按摩,每个穴位按摩 1 分钟,按摩完成牵拉患者上肢进行屈肘、后伸运动,每次运动 2 分钟,每日 1 次,连续治疗 2 周。

2. *运动疗法* 以肩部为中心,在肩部自然下垂情况下弯腰前后甩动肩膀,甩动幅度逐渐加大,甩动运动每日 10 分钟;甩动运动完成后由外向内画圈运动,运动 10 分钟;面向墙壁站立,抬起双手扶上墙,手指沿着墙面缓慢向上伸展,以伸展到最大位置保持双上肢上举姿势,每日完成 3～5 次。

辅助以医疗运动和医疗体操,如水中运动、关节操等,也可以尝试太极气功等传统中医运动疗法,条件允许的情况下可以采用四肢按摩法,自我按摩或他人按摩都是可选方案。

3. *环境疗法* 宜选择寒冷指数小、空气清新、日光充足的气候区进行气候疗法,并且采用局部照射的方式用日光浴疗养。也可以采用海水浴和自然沙浴,在使用矿泉疗法时,条件允许可以采取全身浴的方式,需要注意痛风性选择氡泉、碳酸氢钙、硫酸钙或钠泉;其他则是选择碳酸泉、硫化氢泉、氡泉、碳酸氢钠泉、氯化钠泉、碘泉、淡水泉等。

4. *芳香疗法*

(1)疼痛期:行气消炎止痛:冬青、白桦、古巴香脂、茶树、德国洋甘菊、薄荷、蓝艾菊精油(一般外用法）。

（2）僵硬期：活血化瘀，乳香、没药、永久花、古巴香脂、姜黄精油。若肩关节局部有组织液滞留，可用葡萄柚、丝柏、冷杉、罗勒。若仍持续疼痛可合并使用疼痛期的精油。

（3）恢复期：持续使用僵硬期建议精油。

（4）用法：精油选择 3～4 种，依照建议之使用方法，将稀释过后的精油涂抹在肩膀周围、侧颈部及患侧手臂、手肘等，每隔 3～4 小时就可抹 1 次，每日至少 2～3 次（不超过 6 滴加入 10ml 基础油内）。

（程代玉　齐秦甲子　纪冉冉　张子旋）

参考文献

[1] Gao M, Cong H, Li C, et al. Comparison of efficacy and safety of complementary and alternative therapies for scapulohumeral periarthritis: A protocol for Bayesian network meta-analysis [J]. Medicine, 2021, 100 (18): e25769.

[2] 王明远，高云. 肩周炎不可怕，可治可防[J]. 健康世界，2021(10): 1.

[3] 范曼琪，孙健，许能贵，等. 浮针治疗肩周炎的临床思维及作用机制[J]. 世界中医药，2021.

第三节　腰椎间盘突出

腰椎间盘突出症是一种常见的疾病，可导致坐骨神经痛以及可能的腿部疼痛、麻木或无力，其中坐骨神经痛（与下背部相关的腿部疼痛）是腰痛最常见的变异之一，据统计，大约 5%的男性和 2.5%的女性在其一生中的某个时候会经历坐骨神经痛，严重影响了患者的工作与生活。

腰椎间盘突出是目前较为普遍的疾患之一，其部位以 L_{4-5} 和 L_5 至 S_1 突出最常见，其原因为腰椎间盘经受不同程度的退行性改变后，在外力因素的作用下，椎间盘的纤维环破裂，髓核组织从破裂之处突出于后方或椎管内，导致相邻脊神经根遭受刺激或压迫，引发腰部疼痛、一侧下肢或双下肢麻木或者疼痛等一系列临床症状。

一、病因

1. 腰椎间盘的退行性改变　是基本因素，髓核的退变主要表现为含水量的降低，并可因失水引起椎节失稳、松动等小范围的病理改变；纤维环的退变主要表现为坚韧程度的降低。

2. 损伤　长期反复的外力造成轻微损害，加重了退变的程度。

3. 椎间盘自身解剖因素的弱点　椎间盘在成年之后逐渐缺乏血液循环，修复能力差。在上述因素作用的基础上，某种可导致椎间盘所承受压力突然升高的诱发因素，即可能使弹性较差的髓核穿过已变得不太坚韧的纤维环，造成髓核突出。

4. 遗传因素　腰椎间盘突出症有家族性发病的报道。

5. 腰骶先天异常　包括腰椎骶化、骶椎腰化、半椎体畸形、小关节畸形和关节突不对称等。上述因素可使下腰椎承受的应力发生改变，从而构成椎间盘内压升高和易发生退变和损伤。

6. 诱发因素　在椎间盘退行性变的基础上，某种可诱发椎间隙压力突然升高的因素可致髓核突出。常见的诱发因素有增加腹压、腰姿不正、突然负重、妊娠、受寒和受潮等。

二、临床表现

1. 症状

(1)腰痛：大多数患者的临床表现，常为患者首发症状。多数患者先有反复腰痛，之后再出现腿痛，部分是腰腿痛同时发生，也有仅腿痛无腰痛。腰痛主要由于突出的椎间盘刺激椎管内窦椎神经引起，表现为弥漫性钝痛。

(2)坐骨神经痛：由于腰椎间盘突出症好发于 L_{4-5} 及 L_5 至 S_1，因此绝大多数患者可出现坐骨神经痛的表现。典型表现为自腰骶部向臀部、大腿后外侧、小腿外侧(L_5 神经根受累)或后外侧(S_1 神经根受累)至足背(L_5 神经根受累)或足外侧甚至足底放射痛(S_1 神经根受累)。L_{3-4} 椎间盘突出可出现股神经支配区域大腿前方的疼痛或麻木。

(3)马尾神经受累：马尾神经损害可引起便秘、排便困难，尿频、尿急、尿潴留或尿失禁，鞍区感觉减退或消失及性功能障碍。

2. 体征

(1)腰椎代偿性侧弯：侧弯方向与突出椎间盘与神经根位置关系，如突出椎间盘位于神经根肩上，则躯干向健侧弯曲，如突出椎间盘位于神经根腋下，则躯干向患侧弯曲。

(2)腰部活动受限：患者因腰痛可出现不同程度的活动受限，特别是前屈动作可加重患者腰痛及下肢放射痛，导致患者出现明显活动受限。

(3)腰椎棘突间或椎旁压痛：多数患者在突出节段的棘突间或椎旁可出现压叩痛，严重者可诱发坐骨神经放射痛。

(4)神经受损体征：根据突出压迫的不同神经根可出现神经根支配区域皮肤浅感觉减退或消失。L_4 神经根受累，出现小腿内侧皮肤浅感觉减退，股四头肌肌力和(或)胫前肌肌力减退，膝腱反射减弱。L_5 神经根受累，出现小腿外侧及足背第 1～2 足趾间感觉减退，踇背伸和(或)胫前肌肌力减退。S_1 神经根受累，出现足外侧皮肤浅感觉减退，足跖屈肌力下降，跟腱反射减弱或消失。

(5)直腿抬高试验及加强试验：即 Lasegue 征，患者仰卧，检查者站在患者一侧，一手托起患者踝关节，另一只手置于大腿前方保持膝关节伸直，缓慢将下肢抬高，如出现同侧下肢放射性疼痛(＜70°)，则为阳性。当出现阳性时缓慢降低患肢高度，当放射痛消失时维持患肢高度，同时背伸同侧踝关节，如再次出现下肢放射痛，则为加强试验阳性。如抬高一侧下肢，诱发对侧下肢放射痛，则为交叉试验阳性，提示突出较大或中央型突出。主要用于判断 L_4 至 S_1 椎间盘突出患者。

(6)股神经牵拉试验：患者俯卧，患侧髋关节和膝关节保持伸直，将下肢抬起使髋关节过伸，如出现大腿前方放射痛则为阳性。

三、辅助检查

1. 腰椎 X 线平片　X 线片是对腰痛患者进行检查的第一种成像方式，只有在没有神经系统损害的情况下才能在 6～12 周后获得。单纯 X 线平片不能直接反映是否存在椎间盘突出，但 X 线片上有时可见椎间隙变窄、椎体边缘增生等退行性改变，是一种间接的提示。部分患者可以有脊柱偏斜、脊柱侧凸。此外，X线平片可以发现有无结核、肿瘤等骨病，有重要的鉴别诊断意义。因此，除了检测常见的前后位和侧位视图的X线片外，还建议检查屈曲和伸展视图，以评估脊柱不稳定状态时患者症状的变化。

2. CT检查　可较清楚地显示椎间盘突出的部位、大小、形态和神经根、硬脊膜囊受压移位的情况，同时可显示椎板及黄韧带肥厚、小关节增生肥大、椎管及侧隐窝狭窄等情况，对本病有较大的诊断价值，目前已普遍采用。

3. 磁共振(MRI)检查　是评估坐骨神经痛患者最常用的检查方法，诊断准确率可达97%，且无放射性损害，对腰椎间盘突出症的诊断具有重要意义。MRI可以全面地观察腰椎间盘是否病变，并通过不同层面的矢状面影像及所累及椎间盘的横切位影像，清晰地显示椎间盘突出的形态及其与硬膜囊、神经根等周围组织的关系。另外，可鉴别是否存在椎管内其他占位性病变。但考虑到经济负担，对于疑似急性椎间盘突出症且无神经系统损害症状和体征的患者，不推荐在初次就诊时进行MRI检查。

4. 其他　电生理检查(肌电图、神经传导速度与诱发电位)可协助确定神经损害的范围及程度，观察治疗效果。实验室检查主要用于排除一些疾病，起到鉴别诊断作用。

四、诊断

有典型的椎间盘突出的临床症状和体征，且CT扫描或脊髓造影、磁共振成像有明确的椎间盘突出征象，并与临床表现相符合。

1. 在颈部酸胀不适等椎间盘退变的基础上有与外伤有关的突然发病，症状较重的持续神经刺激症状。

2. 有颈髓或颈脊神经根压迫引起的上肢无力、疼痛、麻木、肌萎缩等运动和感觉功能障碍的临床体征。

3. 颈肩部压痛明显。

4. 颈椎间盘突出症的特异性试验阳性，如颈椎挤压试验和颈脊神经牵拉试验阳性等。但在髓核组织脱出游离时，颈椎挤压试验可为阴性或弱阳性。

5. 有与临床症状和体征相符合的CT、MRI、脊髓造影等影像学异常表现。

五、治疗

1. 非手术疗法　是大多数腰椎间盘突出症患者的一线治疗方法。其治疗原理并非将退变突出的椎间盘组织回复原位，而是改变椎间盘组织与受压神经根的相对位置或部分回纳，减轻对神经根的压迫，缓解患者症状。非手术治疗主要适用于年轻、初次发作或病程较短者、症状较轻，休息后症状可自行缓解者及影像学检查无明显椎管狭窄。

(1)一般治疗：绝对卧床休息：初次发作时，应严格卧床休息，强调大、小便均不应下床或坐起，这样才能有比较好的效果。卧床休息3周后可以佩戴腰围保护下起床活动，3个月内不做弯腰持物动作。此方法简单有效，但较难坚持。缓解后，应加强腰背肌锻炼，以减少复发的概率。

(2)物理疗法：理疗和推拿、按摩可缓解肌肉痉挛，减轻椎间盘内压力，但注意暴力推拿按摩可以导致病情加重，应慎重。牵引治疗采用骨盆牵引，可以增加椎间隙宽度，减少椎间盘内压，椎间盘突出部分回纳，减轻对神经根的刺激和压迫，需要专业医师指导下进行。

(3)支持治疗:可尝试使用硫酸氨基葡萄糖和硫酸软骨素进行支持治疗。硫酸氨基葡萄糖与硫酸软骨素在临床上用于治疗全身各部位的骨关节炎,这些软骨保护剂具有一定程度的抗炎抗软骨分解作用。基础研究显示,氨基葡萄糖能抑制脊柱髓核细胞产生炎性因子,并促进椎间盘软骨基质成分糖胺聚糖的合成。向椎间盘内注射氨基葡萄糖可以显著减轻椎间盘退行性疾病导致的下腰痛,同时改善脊柱功能。口服硫酸氨基葡萄糖和硫酸软骨素能在一定程度上逆转椎间盘退行性改变。

(4)皮质激素:硬膜外注射皮质激素是一种长效抗炎剂,可以减轻神经根周围炎症和粘连。一般采用长效皮质类固醇制剂与2%利多卡因行硬膜外注射,每周1次,3次为1个疗程,2～4周可再用1个疗程。

(5)髓核化学溶解法:利用胶原酶或木瓜蛋白酶,注入椎间盘内或硬脊膜与突出的髓核之间,选择性溶解髓核和纤维环,而不损害神经根,以降低椎间盘内压力或使突出的髓核变小从而缓解症状。但该方法有产生过敏反应的风险。

2. 经皮髓核切吸术/髓核激光气化术　通过特殊器械在X线监视下进入椎间隙,将部分髓核绞碎吸出或激光气化,从而减轻椎间盘内压力达到缓解症状目的,适合于膨出或轻度突出的患者,不适合于合并侧隐窝狭窄或者已有明显突出的患者及髓核已脱入椎管内者。

3. 手术治疗

(1)适应证:病史超过3个月,严格非手术治疗无效或非手术治疗有效,但经常复发且疼痛较重者;首次发作,但疼痛剧烈,尤以下肢症状明显,患者难以行动和入眠,处于强迫体位者;合并马尾神经受压表现;出现单根神经根麻痹,伴有肌肉萎缩、肌力下降;合并椎管狭窄者。

(2)操作方法:经后路腰背部切口,部分椎板和关节突切除,或经椎板间隙行椎间盘切除。中央型椎间盘突出,行椎板切除后,经硬脊膜外或硬脊膜内椎间盘切除。合并腰椎不稳、腰椎管狭窄者,需要同时行脊柱融合术。

六、健康指导

1. 保持正确的坐、立、行姿　坐位时选择高度合适、有扶手的靠背椅,保持身体与桌子距离适当,膝与髋保持同一水平,身体靠向椅背,并在腰部衬垫一软枕;站立时尽量使腰部平坦挺直、收腰、提臀;行走时抬头、挺胸、收腹,利用腹肌收缩支持腰部。

2. 经常变换姿势　避免长时间保持同一姿势,适当进行原地活动或腰背部活动,以解除腰背肌肉疲劳。长时间伏案工作者,积极参加课间操活动,以避免肌肉劳损。勿长时间穿高跟鞋立或行走。

3. 合理应用人体力学原理　如站位举起重物时,高于肘部,避免膝、髋关节过伸;蹲位举重物时,背部伸直勿弯;搬运重物时,宁推勿拉;搬抬重物时,弯曲下蹲髋膝,伸直腰背,用抬起重物后再行走。

4. 采取保护措施　腰部劳动强度过大的工人、长时间开车的司机可戴腰围保护腰部。脊髓受压者,也可戴腰围,直至神经压迫症状解除。

5. 加强营养　可缓解机体组织及退行性变。

6. 体育锻炼　适当体育锻炼,增强腰背肌肌力,以增加脊柱稳定性。参加剧烈运动时,运动前应有预备活动,运动后有恢复活动、切忌活动突起突止,应循序渐进。

七、园林康养方案

1. *饮食疗法*　正骨复位后或手术后患者需多进食富含蛋白质、维生素 B_1、胶原纤维、软骨素、钙、磷食物，如瘦肉、鱼、脊骨、蹄爪、皮、尾、骨节、米糠等。

药膳验方一：脊骨 1 条炖煮后，将其椎间盘取下烤干研面，再投入三七面 16g，土鳖面 28g，混匀后贮存，每日 3 次，每次 5g，用脊骨汤或黄酒冲服。

验方二：净水发蹄筋 10 条放入暖瓶开水冲泡 1 次后，换开水，上盖，7～8 小时后倒出，将适合患者口味的佐料与熟软蹄筋拌和，蘸白药精 4g、胡椒面 1g 拌成的混合面吃，晨晚各食 3 条、午 4 条，连服 10 日为 1 个疗程。

验方三：脊骨腰段、补骨脂、伸筋草各 10g，将二药装入纱布小袋，放水中同煮，至汤白腻时放碎葱白 10g 及调味佐料。常喝此汤补腰壮筋骨。

验方四：糯米 50g、黑豆数百克熬粥，净猪腰 1 个，切了，开水冲泡后，放冷水中浸一会取出，放入粥中搅拌，锅开即端下，放少许食盐、味精调味。常喝此黑白腰肾粥可壮腰补肾。

2. *运动疗法*　体育锻炼可改善骨节的血液供应，对骨关节的结构和功能发生良好的作用，可使骨密质增厚，骨小梁整齐而增强抗压、抗拉、抗折、抗扭转的能力，骨骼表面附着的肌肉更加结实，提高了关节的稳固性和灵活性，从而使腰背腹部和下肢坚强、结实、灵活、有力。

锻炼腰背腹和下肢的方式方法众多。从医学和骨生物力学分析，八卦掌套路是值得介绍和推广的一种好方法。它在全身锻炼的基础上重点突出地活动腰背肌和下肢。武术中素以“八卦步”著称，在直径 2 米左右的圆周上做八卦步使脊柱随着不同的格式做着扭转、伸屈、侧弯等左右对称的动作，这对椎间盘及邻近组织是一种良好的全面锻炼。八卦掌的力度、速度、锻炼时间均可随意酌变，而且锻炼场地小，适合男女老幼强身防身防病用。

3. *环境疗法*　本病早期因腰腿剧痛，行动不便，应就近疗养，或到有拉压治疗机的疗养院疗养治疗。康复期可到矿泉、海滨、山地等疗养区疗养，以利于医疗体育锻炼，促使早日恢复功能。

4. *芳香疗法*　椎间盘突出患者保养腰椎颈椎可以在患处涂抹以下任意一款精油。

(1)生姜、冬青、冷杉、永久花、薄荷、迷迭香、牛至、柠檬草、檀香，涂抹后热敷效果会更好(须稀释到 5%浓度)。

(2)椎间盘突出发作时或严重时可以选择骨骼系统的细胞律动法，在椎间盘突出部位涂抹：乳香 10 滴＋生姜 10 滴＋冬青 6 滴＋柠檬草 6 滴＋薄荷 8 滴＋荷荷巴油 50ml。涂抹后背及腰部精油结束后，用 50℃左右的热毛巾热敷，塑料袋覆盖，保暖。

(3)椎间盘突出引起的神经系统循环问题，可以涂抹生姜＋丝柏＋荷荷巴油。平时保养腰椎颈椎可以在患处涂抹以下任意一款精油：生姜、冬青、冷杉、永久花、薄荷、迷迭香、牛至、柠檬草、檀香，涂抹后热敷效果会更好(须稀释到 15%浓度)。

(4)椎间盘突出引起的神经系统循环问题，可以涂抹生姜 2 滴＋丝柏 3 滴＋荷荷巴油 10ml。

(王天天　张　丽　丁晓磊)

参考文献

[1] Benzakour T, Igoumenou V, Mavrogenis AF, et al. Current concepts for lumbar disc herniation [J]. Int Orthop, 2019, 43(4): 841-851.

[2] Theodore N. Degenerative Cervical Spondylosis [J]. N Engl J Med, 2020, 38. https://image.baidu.com/

第四节　骨关节炎

骨关节炎(OA)又名骨关节病、退行性关节炎、老年性关节炎，是由多种因素引起的软骨变性破坏，软骨下骨硬化、骨赘形成，从而导致以关节疼痛为主要症状的退行性疾病，容易累及膝、髋、手、踝和脊柱等部位，其中女性手 OA 较为常见，高龄男性髋关节受累明显高于女性。

骨关节炎是最常见的关节疾病，也是全世界疼痛和残疾的主要原因，全国 40 岁以上人群原发性 OA 患病率为 46.3%，其中男性患病率为 41.6%，女性为 50.4%，60 岁以上人群比 40 岁以上人群的患病率高 1 倍(图 10-1)。

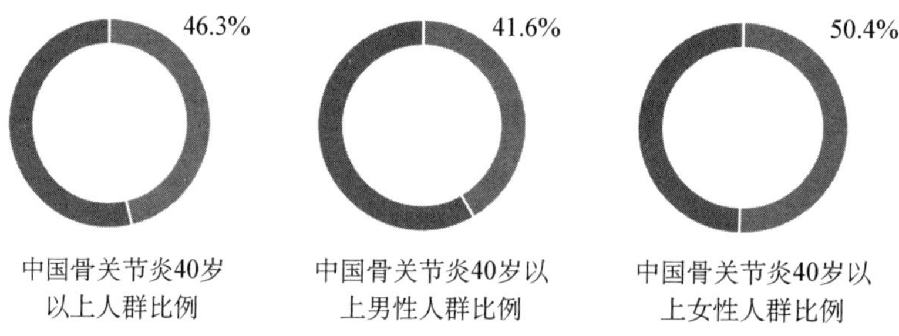

图 10-1　我国 40 岁以上不同性别的骨关节炎人群比例

一、病因

OA 是一种病因目前尚不明确，但病情逐步进展的慢性退行性疾病，可划分为原发性和继发性，其中原发性 OA 与遗传、年龄、性别和肥胖等密切相关。继发性 OA 可能与创伤和炎症等相关。

1. 原发性 OA

(1)遗传因素：30%～65%的 OA 风险是由基因决定的。全基因组相关扫描研究已经确定了 21 个独立的 OA 易感位点。ALDH1A2 基因中的单核苷酸多态性（SNP）rs4238326 与 OA 风险相关。神经激肽 1 受体基因中的 SNPrs11688000 与症状性 OA 的风险降低有关。

(2)年龄：年龄较大是众所周知的 OA 最主要的风险因素，退行性改变的发病率可随年龄的增加而增加，因为老年患者肌肉力量的降低，对关节的保护功能下降。另外，本体感觉的降低导致对关节应急反应下降。

(3)性别：50 岁前男性发病率多于女性，50 岁后女性发病率显著上升，这与女性绝经后雌激素缺乏、肌力不足和韧带松弛等关系密切。

(4)肥胖：是骨关节炎的影响因素之一，尤其是对膝关节和髋关节。长期以来，肥胖一直被认为是OA的一个危险因素，患者体重每增加10磅，OA的发生率大约增加40%。减肥可以显著降低关节炎的发生率。

2. 继发性OA

(1)局部损伤：包括局部冲击伤、重复性损伤、体育运动损伤等。

(2)肌肉萎缩：力量显著降低。

二、临床表现

1. 症状

(1)关节疼痛及压痛：多数骨关节炎患者常以疼痛为主要症状就诊，多为定位不明确的深部疼痛，早期为钝性的关节酸胀，上下楼梯、蹲起、长时间步行、爬山后疼痛加重，休息后缓解。天气寒冷或潮湿时疼痛加重。后期疼痛逐步加重，疼痛发作的次数也不断增加。上下楼梯、蹲起、长时间步行、爬山后膝关节疼痛。并且膝痛逐步加重，疼痛发作的次数也不断增加。

(2)关节晨僵和黏着感：晨僵时间较短，持续时间常不超过30分钟。关节胶化指的是晨起或者久坐后，初站立时感觉关节不太稳定，需要站立并缓慢活动一段时间才能缓解。

(3)其他症状：随着病情的进展，可表现出行走不平衡，下楼或者下蹲无力，不能持重、活动受限等。负重关节受累容易造成关节活动过程出现突然发软现象。

2. 体征

(1)关节肿胀及畸形：主要原因为局部骨性肥大或者渗出性滑膜炎，同时可伴有关节周围皮温增高、积液及滑膜肥厚，甚至可伴有关节畸形与半脱位等。

(2)关节压痛和被动痛：受累关节局部可出现压痛，且于滑膜渗出时更为明显。但有时患者并无压痛症状，仅表现出被动运动时疼痛。

(3)关节摩擦感：活动时触诊可感觉有关节摩擦现象，且以膝关节多见，原因可能是软骨缺失与关节面不光整等。

(4)活动受限：其原因可能为骨赘、关节破坏、软骨丧失及关节肌肉痉挛等。

三、辅助检查

1. 影像学检查

(1)X线片：表现为关节间隙不等宽或变窄、关节处的骨质疏松、骨质增生或关节膨大乃至关节变形，软骨下骨板硬化和骨赘形成等。

(2)CT检查：可以清晰显示不同程度的关节骨质增生、关节内的钙化和游离体，有时也可以显示半月板的情况。

2. 实验室检查　血沉、血象均无异常，凝集试验阳性。关节液一般清晰、微黄且黏稠度高，白细胞计数常在1.0×10^9/L以内，主要为单核细胞。

四、诊断

OA常依据症状与体征及X检查，并排除炎症性关节疾病进行诊断，最常见的膝关节和髋关节炎临床诊断标准(美国风湿病学会标准)。

1. 膝关节炎的临床诊断标准　具有膝痛症状，且年龄≥50岁；晨僵<30分钟；骨摩擦感；骨压痛；骨性肥大；膝部触之不热共6项中，至少3项可诊断为膝OA。

2. 髋关节炎的临床诊断标准　髋关节炎相关的临床表现和放射学标准可确诊即具有髋痛且具备年龄≥40岁;晨僵<30分钟;骨摩擦感3项中至少1项。

五、治疗

OA治疗旨在减轻或者消除关节疼痛、延缓疾病的进展、矫正关节畸形、恢复或者维持患者关节的生理功能、改善患者生活质量。根据患者年龄、性别、体重、自身危险因素及病变的程度等,选择个体化的治疗方案。

1. 基础治疗　骨关节炎的治疗是一个系统工程,要从心理生理、生活习惯、运动及饮食的多方面考虑。对于病变程度不太重和症状较轻的OA患者,基础治疗是首选的治疗方式。

2. 健康教育　首先充分认识到患者与医师的相互配合是治疗膝骨关节炎的关键。骨性关节炎是一种老年病,常见病,是身体老化引起的疾病,并不能治愈或者逆转退变,磨损的软骨和半月板无法再生。所以盲目地大量服用中药,或者针灸,局部用药等听信偏方或者医药广告不能去根,反倒增加对身体的伤害和增加经济上的负担。

3. 药物治疗

(1)解热镇痛抗炎药:该类药物胃肠道不良反应小,对血小板和凝血机制没有影响,所以对于血友病、胃肠道疾病、出血性疾病、抗凝治疗患者可以应用。其代表药物有乙酰氨基酚、盐酸丙帕他莫等,其中美国风湿病学会推荐乙酰氨基酚作为骨关节炎止痛的首选药物。

(2)非甾体抗炎药(NSAIDs):该药物是临床用药量最大的药物之一。国内经常使用NSAIDs的人数达1亿多,对炎症和免疫功能紊乱性疾病均具有较好的临床效果。针对药物最低有效剂量的选择、持续时间及药物种类均应该个性化处理。

(3)关节内注射治疗:操作简单,见效快,具有较多应用。常用药物有皮质激素,如复方倍他米松、醋酸泼尼松龙等,此类药物注射不宜过多,间隔最少一个月以上。可以加用局部镇痛药物。另外,关节腔内注射玻璃酸钠,透明质酸类药物,临床效果得到部分患者认可。透明质酸常用于轻、中度膝关节炎,可较长时间缓解症状并改善关节功能。以上治疗一定要注意严格无菌操作,以防止感染等并发症。

(4)中医中药治疗:中草药治疗骨关节炎有多种,临床效果明确,代表药物有活血止痛胶囊、痹祺胶囊或者外用贴敷类的膏药等。

4. 手术治疗

(1)关节清理术:关节镜下的关节清理术也是一个创伤小的手术,可以清除炎性滑膜、脱落的关节软骨、卡压破损的半月板组织等,结合调整髌骨股骨位置,髁间窝成形,软骨微骨折等有限治疗,可以缓解患者症状,改善功能。

(2)截骨矫形术:对于合并明显畸形,而关节软骨破坏不是很严重的患者可采用截骨矫形手术,改变力学结构,缓解症状改善功能。

(3)人工关节置换术:如果关节软骨破坏明显,关节间隙消失,患者疼痛活动受限,关节置换手术可以明确解除疼痛,改善功能。

六、预防

OA是一种多种病因导致的疾病,预防措施应从避免危险因素入手,但危险因素有的可以避免,有的只能适度限制。对于易感人群,要积极避免可控制的危险因素,老年女性需要避免肥胖，控制体重，减少关节损伤因素，避免过多负重。研究发现，降低体重可以使膝骨关节炎的发生率降低25%～48%。减少关节的损伤因素，对正常人群不建议进行爬山等损伤关节的运动。但要注意加强肌肉力量的训练，尤其是对膝关节骨关节炎患者加强股四头肌力量的训练可以减少膝骨关节炎发生率，缓解其症状。

七、园林康养方案

1. *饮食疗法* 平时饮食要注意适当增加蛋白质和钙、磷及软骨素类食品。

2. *中医疗法*

(1)补骨脂60g，赤芍30g，独活、羌活各36g，川芎40g，乳香、没药各35g，路路通32g，三棱、莪术各30g，山栀子42g，土鳖虫18g，木香80g，细辛15g，白芥子38g。共研细末，用等量的酒醋调成糊膏，装入纱布袋内，用热水袋隔塑料纸将其熨热，药袋热面敷患处，再用热水袋隔塑料纸热敷药袋，每次20分钟，用毕药袋贮瓶内或塑料袋内，每日可做2～3次，药袋干燥时可用等量的酒醋滋润后再用，使用7天后药袋作废(图10-2)。

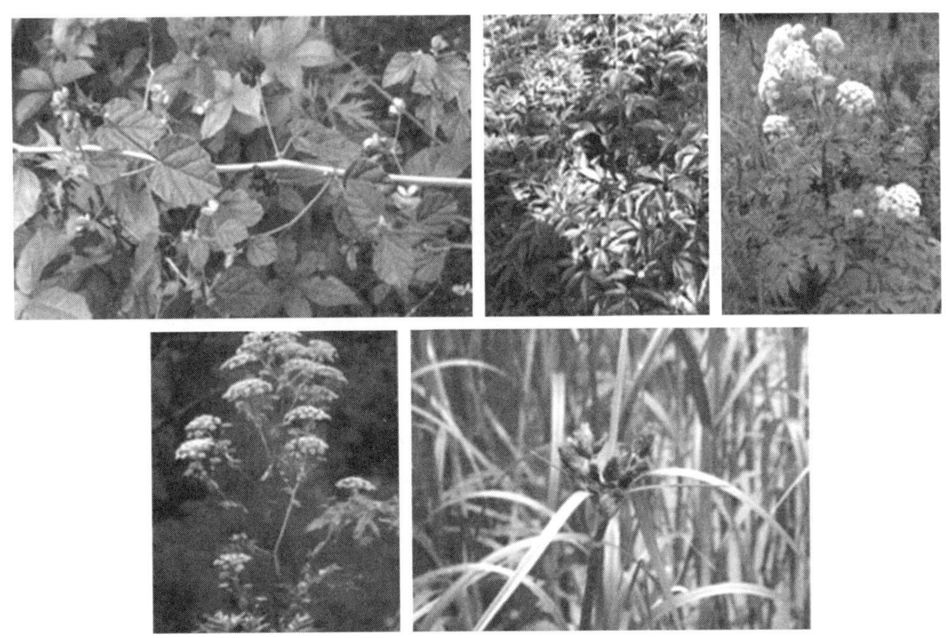

图10-2 从左到右依次为：补骨脂、赤芍、独活、川芎、三棱

(2)膏药外贴为方便计，一般可用麝香虎骨膏、关节止痛膏、祖师麻关节止痛膏，必要时可选用中成药药膏。

(3)伸筋草30g，老鹳草18g，川乌10g，草乌10g，羌活15g，牛膝15g，秦艽25g，木瓜28g，麻黄16g，独活30g，寄生42g，川芎28g，干姜26g，木香50g，杜仲2g，巴戟22g，狗脊26g，陈、桂皮各25g。煎汤热洗患处，此方适用于脊柱、颈、背及腰骶疾患。

3. *运动疗法* 一般应以轻柔而运动幅度较大的关节操为主，病重者可在床上做，辅以太极拳、八卦掌、五禽戏、八段锦、老年迪斯科，锻炼时应重点做与患关节有关的动作，做气功时要牢记“肾主骨”，运气的重点在肾俞穴和丹田穴。

4. 环境疗法　骨关节炎可以进行疗养的场所有：疗养地选择风景优美、气候宜人、植被丰富、负氧离子浓度较高的疗养康复场所，避免寒凉、潮湿环境，同时该场所具备开展风湿性疾病康复的医技人员配置和设备条件。

疗养方法包括：①矿泉疗法，每日 1 次，15～20 次为 1 个疗程；②日光浴、海水浴等；③空气浴疗法：温暖空气浴法、森林浴法。

5. 芳香疗法

(1)杜松子精油 2 滴，丝柏精油 3 滴，茴香精油 3 滴，泡澡。

(2)葵花子油 25ml，特级冷压纯橄榄油 25ml，罗马洋甘菊精油 5 滴(或德国洋甘菊 2 滴)，薰衣草精油 10 滴，柠檬精油 5 滴。将精油滴入一个深色的玻璃瓶内，再倒入植物基础油摇匀。

(3)圣约翰草油 30ml，特级冷压纯橄榄油 20ml，杜松子精油 6 滴，芫荽精油 6 滴。依照配方(2)的方式加以调制。按摩配方(2)、(3)也可用于沐浴。

(4)姜精油 4 滴，迷迭香精油 4 滴，橄榄油 10ml。将以上成分混合均匀，涂抹关节炎发作部位，再泡澡，可减轻关节疼痛。

(5)无香精基底乳霜或软膏 50g，马郁兰精油 10 滴，迷迭香精油 10 滴，杜松子精油 5 滴。将基底乳霜或软膏装入小玻璃罐内，再滴入精油，然后用汤匙柄加以搅拌即可。每天使用 2～3 次。

6. 其他运动　适当的运动可增强肌力和骨量，对于骨科类疾病的治疗有良好的促进作用。也能减少并发疾病的发生风险。

(1)进行运动时应注意个体差异，坚持循序渐进、长期保持的原则。

(2)包括有氧运动、抗阻运动、冲击性运动、振动运动等，减少或避免做躯干屈曲、旋转或蹲伏等对关节造成压力的运动。

(3)适当地进行负荷运动，有条件的患者可以进行平衡性的训练。

(4)伴随有运动障碍的，可以采用康复支具的辅助。

(5)五禽戏、太极拳、八段锦等疗法具有一定的疗养功效。

(周　辉　李妍妍)

参考文献

[1] Thienpont E. Conversion of a unicompartmental knee arthroplasty to a total knee arthroplasty: can we achieve a primary result[J]. Bone Joint J, 2017, 99(01): 65-69.

[2] 张晓盈，任立敏. 2021 年美国骨科学会膝骨关节炎非关节置换治疗推荐意见[J]. 中华风湿病学杂志，2022，26(04)：285-286.

[3] 王亮，马远征. 骨内科临床实践[M]. 北京：科学技术文献出版社，2019：8-17.

[4] 尤黎明，吴瑛. 内科护理学. 6 版[M]. 北京：人民卫生出版社，2017.

[5] 孙材江，彭力平. 实用骨内科学[M]. 北京：人民军医出版社，2008：326-331.

[6] 罗晓，刘康，杨维新. 某医院 2014－2016 年颈椎病住院患者流行病学现状分析[J]. 解放军预防医学杂志，2018，36(01)：121-126.

[7] 姜红月，王小琼. 某三甲医院 2012 年－2014 年颈椎病住院患者临床流行病学特征分析[J]. 中国病案，2016，17(03)：68.

[8] 刘乐祥.盐酸氨基葡萄糖片治疗颈椎病疗效观察[J].中国实用医药,2017,12(15):135-136.
[9] 中国康复医学会:颈椎病诊治与康复指南 2010 版.
[10] 北美脊柱外科协会:神经根型颈椎病诊治指南 2010 版.
[11] 陈孝平.外科学.2 版[M].北京:人民卫生出版社,2005:1036-1040.
[12] 陈仲强,刘忠军,党耕町.脊柱外科学[M].北京:人民卫生出版社,2013:232-292. https://image.baidu.com/